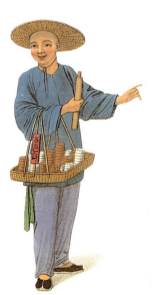

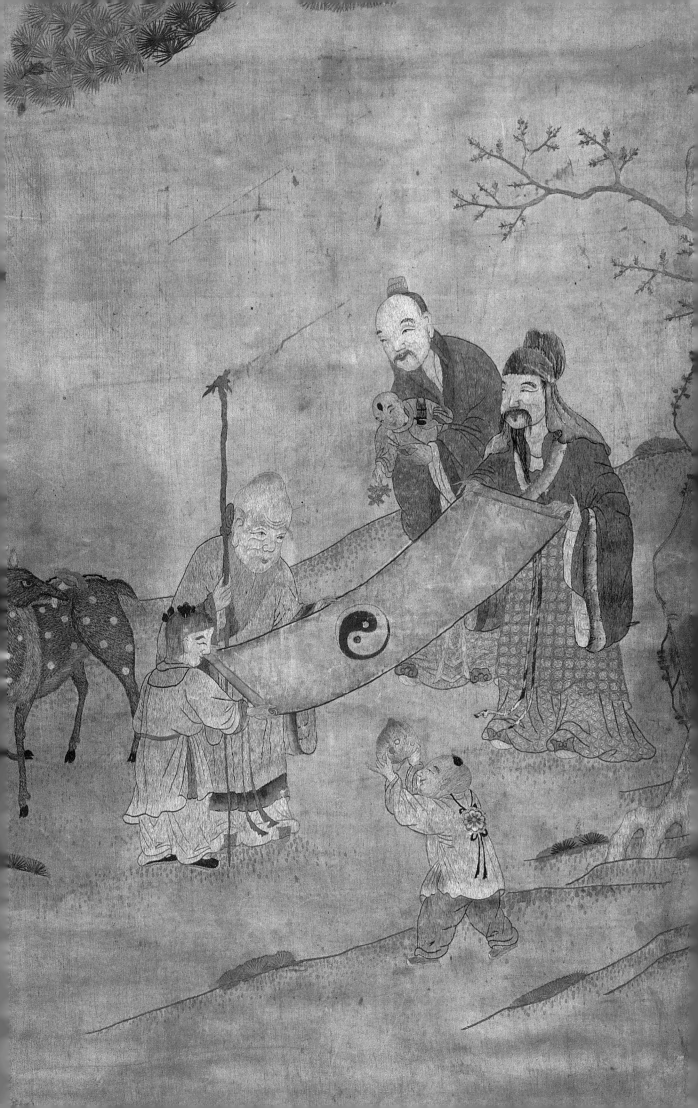

DR. TOM WILLIAMS

CHINESISCHE MEDIZIN

DAS PRAKTISCHE HANDBUCH

*Beschwerden auf
natürliche und sanfte Art behandeln*

Mosaik Verlag

Ein Element Buch

Originaltitel: THE COMPLETE ILLUSTRATED
GUIDE TO CHINESE MEDICINE
Originalverlag: Element Books Limited,
Shaftesbury, Great Britain 1996
Dreidimensionale Modelle: Mark Jamieson
Studiofotografie: Guy Ryecart, Silvio Dokov
Illustrationen: Lorraine Harrison, Andrew Kulman

© Element Books Limited 1996
© Text Tom Williams 1996

Rechte der deutschen Ausgabe:
© 1997 Bertelsmann Club GmbH, Rheda-Wiedenbrück
Buchgemeinschaft Donauland Kremayr & Scheriau, Wien
Bertelsmann Medien (Schweiz) AG, Zug
und angeschlossene Buchgemeinschaften

Der Mosaik Verlag ist ein Unternehmen der
Verlagsgruppe Bertelsmann
Ungekürzte Buchhandels-Lizenzausgabe
der Mosaik Verlag GmbH, München 1998 / 5 4 3 2

Die Anwendung der Empfehlungen in diesem Buch können
eine notwendige ärztliche Behandlung nicht ersetzen. Weder
Autor noch Verlag übernehmen Verantwortung für die Folgen der
Anwendung der empfohlenen Heilmittel und Therapien.

Übersetzung:
Susanne Isphording, Mag. phil., Isen
Dr. med. Andrea Menzl, Gröbenzell
Dipl. Psychologin Ulrike Seifried, Lochhausen
Dr. med. Tanja Zunterer, München

Lektorat:
Heike Kramer, Weißenfels/München
Rolf H. Kramer, Weißenfels/München
Peter Köhler, Augsburg

Fachliche Beratung:
Susanne Isphording Mag. phil., Isen

Satz / Umbruch:
Anja Kramer, Weißenfeld/München
Marianne Mitschke, Weißenfeld/München

Schutzumschlaggestaltung:
Mascha Greune, München

Druck und Bindung:
Mohndruck Graphische Betriebe GmbH, Gütersloh

Printed in Germany

ISBN 3-576-10731-2

DANKSAGUNGEN

Der Verlag möchte sich bei folgenden Institutionen
für die Überlassung von Bildern bedanken:

Archiv für Kunst und Geschichte: Seite 130
e.t. archive: Seite 2, 15 oben, 83, 227
S & R Greenhill: Seite 162
The Hutchison Library: Seite 10 unten, 15 rechts, 25 Mitte,
33 oben, 81, 188, 189, 213
The Image Bank: Seite 12/13, 24 unten, 41, 44, 77, 78,
82 oben, 101, 210, 212
Images Colour Library: Seite 11, 13, 14 unten, 41 kleines Bild,
49, 79 unten, 208, 228 oben, 229 beide
The Mansell Collection: Seite 14 oben, 167, 180/181
The Royal Collection © Her Majesty Queen Elizabeth II: Seite 36
The Science Photo Library: Seite 33 unten, 76, 79 links, 92, 125, 163
Trustees of The Wellcome Institute: Seite 131, 235, 244

Ein besonderer Dank gilt:

Caroline Dorling und Flint House, Lewes, East Sussex, für die
Hilfe und Beratung bei der Vorbereitung dieses Buches
Keith Wright für die Hilfe bei der fotografischen Umsetzung
der Akupunktur- und Akupressur-Themen
Tom Aitken/Rebecca Carver/Ian Clegg/Judith Cox
Nina Downey/Carly Evans/Julia Holden/Simon Holden
Janice Jones/Pippa Losh/Chloe McCausland
Clare Packman/Emma Ridley/Sally-Ann Russell
Sarah Stanley/Stephen Sparshatt/Tony Wiles
Robin Yarnton
für die Hilfe bei der Fotoproduktion
AcuMedic Ltd, London
The Clinic of Chinese Acupuncture, Brighton, East Sussex
Mayway (UK) Company Ltd, London
für die Hilfe mit Requisiten

DANKSAGUNGEN DES AUTORS

Ich möchte mich ganz herzlich bei Han Liping, Charlie Buck und Mike Burgess für ihre Erfahrung
und ihre Unterstützung auf dem weiten Gebiet der chinesischen Medizin bedanken.

Caroline Myss hat wie immer sichergestellt, daß ich mich nicht mit zweitbesten Lösungen zufriedengegeben habe – nochmals danke.

Zum Schluß ein großes Danke allen Lesern der Taschenbuchausgabe meines Buches über chinesische Medizin, die sich die Zeit
genommen und die Mühe gemacht haben, mir zu schreiben. Solch ein Engagement ist immer höchst willkommen.

Ich möchte dieses Buch meiner Mutter, Mary Williams, widmen, die leider starb, bevor sie die endgültige Version
des Buches sehen konnte. Ich danke ihr für ihre Geduld und ihr Verständnis.

TITELSEITE
Diese chinesische Malerei aus dem 17. Jahrhundert zeigt eine Familie, die das Yin- und Yang-Symbol betrachtet,
das die gegensätzlichen, aber auch sich ergänzenden Prinzipien repräsentiert, die sowohl das Universum,
als auch den menschlichen Körper regieren.

INHALT

VORWORT	6	12	GANZHEITLICHE SICHT
ZUR BENUTZUNG DES BUCHES	8	14	HISTORISCHER ÜBERBLICK
EINLEITUNG	10	16	DIE ZUKUNFT

DIE IDEEN HINTER DER CHINESISCHEN MEDIZIN 19

DIE GRUNDPRINZIPIEN	21	50	Die Meridiane
Yin und Yang	21	57	DAS ZANGFU-SYSTEM
Die Fünf Elemente	26	57	Prozeß und Struktur
DIE GRUNDELEMENTE	31	58	Funktionen des Zang
Qi und Energie	34	70	Funktionen des Fu
Jing	36	73	DISHARMONIEN
Blut	38	73	Innere Ursachen
Körpersäfte	42	76	Äußere Ursachen
Shen	44	81	Verschiedene Ursachen
DAS MERIDIANSYSTEM	47	84	Selbsterkenntnis

CHINESISCHE DIAGNOSE-VERFAHREN 87

DIAGNOSE-TECHNIKEN	89	101	DISHARMONIE-MUSTER
Betrachten	89	101	Die Acht Grundmuster
Hören und Riechen	92	102	Diagnose-Verfahren
Befragen	92	106	Selbsterkenntnis
Betasten	97	107	Zangfu-Muster
Zusammenfassung	120		

DIE CHINESISCHE ART ZU BEHANDELN 123

THERAPIEVERFAHREN	125	189	QI GONG
Behandlungsgrundsätze	126	192	Qi Gong-Übungen
Diagnose-Regeln	128	206	Tai Chi, Tai Chi Chuan
Vorbeugung	129	208	Heilen mit Qi Gong
AKUPUNKTUR	131	211	LEBENSWEISE
Moxibustion	142	212	Bewegung
Schröpfen	145	214	Meditation
Akupressur	149	218	Ernährung
Selbsthilfe	150	222	Soziales Verhalten
HEILKRÄUTERKUNDE	163	224	Feng Shui
ZUSAMMENFASSUNG	235		

UND WEITER ... 243

DIE NÄCHSTEN SCHRITTE	244	248	AUF EINEN BLICK
WEITERE LITERATUR	245	250	GLOSSAR
WICHTIGE ADRESSEN	246	254	STICHWORTVERZEICHNIS

VORWORT

VON DR. HAN LIPING

MANCHEM westlichen Leser wird die chinesische Medizin exotisch oder fremd vorkommen. Aber ich glaube, daß dieses Buch Licht in eine Materie bringen wird, die zunächst geheimnisvoll erscheint. Die chinesische Medizin entwickelte sich aus einer tiefgründigen Philosophie und aus einer reichen, aus Erfahrung gewachsenen Tradition.

Ein Arzt der chinesischen Medizin wird vier Methoden anwenden (Sehen, Hören, Fragen und Tasten/Fühlen), um für ihn wichtige Informationen zu erhalten. Diese Informationen helfen ihm, die Diagnose zu stellen, denn diese bestimmt die Behandlung. Wenn die Diagnose beispielsweise „Wind-Hitze-Einfluß" lautet, besteht die Behandlung in der Entfernung der Wind-Hitze.

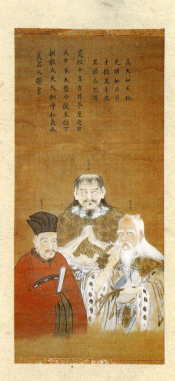

OBEN
Drei wichtige Ärzte der chinesischen Medizin: Huang Ti, Fu Hsi, Chi'en Nung.

Die chinesische Medizin basiert sowohl auf einem durchdachten analytischen Fundament, als auch auf der Erfahrung aus langer Beobachtung. Einige der frühesten chinesischen Schriften beschreiben schon die Anwendung medizinischer Kräuter oder die Wirkung der Ernährung auf die Gesundheit. Das Buch Huang Di Nei Jing („Der innere Klassiker des gelben Kaisers"), das auf das dritte vorchristliche Jahrhundert zurückgeht, aber viel älteres Material enthält, zeigt, wie fortgeschritten das medizinische Wissen schon im Altertum war.

200 Jahre v. Chr. verzeichnete das Shang Han Lun („Über kälteinduzierte Krankheiten") über hundert Extrakte aus pflanzlichen, mineralischen und tierischen Quellen und beschreibt ihre therapeutischen Eigenschaften. Ein Arzt der Tang-Dynastie entdeckte die Ursache für Gicht und die Beri-Beri-Krankheit. Er ver-

schrieb Extrakte aus Hirsch- und Lammschilddrüsen. Im Westen glaubt man, daß die westliche Medizin besser bei akuten Erkrankungen und die chinesische besser bei chronischen Krankheiten hilft.

Langsam erkennt man, daß die chinesische Medizin in beiden Fällen hilfreich sein kann. Im antiken China benutzten Ärzte zum Beispiel Heilkräuter bei Blinddarmentzündung, bei starken Blutungen, hohem Fieber und vielen anderen akuten Erkrankungen.

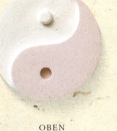

OBEN
Yin und Yang sind ineinander enthalten.

Es freut mich, daß schon Tausende von Patienten aller Nationalitäten im Westen so gut auf chinesische Kräuter, Akupunktur und andere Behandlungsformen ansprechen. Ich bin sicher, daß dieser Führer durch die chinesische Medizin dem westlichen Leser zu einem besseren Verständnis dieses außergewöhnlichen Erbes verhelfen wird. Die Leser werden unsere Vorstellung über die Natur von Körper, Gesundheit und Krankheit kennenlernen. Sie lernen verstehen, welche Behandlung bei einem bestimmten Leiden angemessen erscheint und warum Mediziner bestimmte Dinge verschreiben.

Letztendlich ist die Verantwortung für unsere Gesundheit jedem einzelnen überlassen. Dazu gehören Faktoren wie Essen, Schlafen, Arbeit und genügend Bewegung. Wenn wir ein paar einfache Regeln übernehmen, wie wir mit der Natur und insbesondere mit der menschlichen Natur in Harmonie leben können, haben wir schon viel für unsere Gesundheit getan.

> DR. HAN LIPING
> Dr. Han Liping ist in China aufgewachsen. Sie studierte am College für Traditionelle Chinesische Medizin in Peking und arbeitete lange als Ärztin an der Chinesischen Akademie für Traditionelle Chinesische Medizin in Peking. 1989 ließ sie sich in England nieder, wurde Direktorin der Lehrklinik für Akupunktur und Tutorin der Kräutermedizinkurse des Northern College in Bradford, England. Sie betreibt auch eine Privatpraxis.

ZUR BENUTZUNG DES BUCHS

DIESES BUCH stellt einen kompletten Leitfaden der chinesischen Medizin dar, wie sie heute insbesondere im Westen praktiziert wird. Es ist nicht als Anweisung zur Selbstbehandlung gedacht, sondern will auf eine anschauliche Weise Informationen über die Konzepte und Prinzipien der chinesischen Medizin liefern. Jeder, der die Hilfe eines Heilkundigen der chinesischen Medizin erwägt, erhält eine klare Beschreibung, was zur Diagnose und den verschiedenen Behandlungsmethoden gehört. Mit dem Verständnis von Philosophie und Praxis der chinesischen Medizin werden Sie entscheiden können, ob diese Medizin Ihnen zusagt, und Sie werden wissen, was Sie erwarten können.

Das Buch deckt jeden Bereich der chinesischen Medizin ab und lenkt die Aufmerksamkeit auf die zugrundeliegenden Gedanken, aber es liefert auch detaillierte Beschreibungen einiger therapeutischer Übungen. Außerdem finden Sie viele nützliche Adressen, die Ihnen weiterhelfen können, wenn Sie sich mit der Materie intensiver beschäftigen möchten oder wenn Sie einen Heilkundigen in Ihrer Nähe suchen.

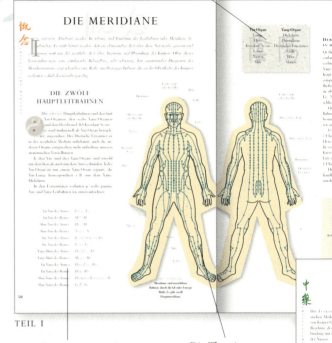

Authentische chinesische Kalligraphie

TEIL I

Die Informationen werden in einfachen Tabellen und Kästchen zusammengefaßt.

Die Theorien werden durch Diagramme oder Fotografien verdeutlicht.

TEIL II

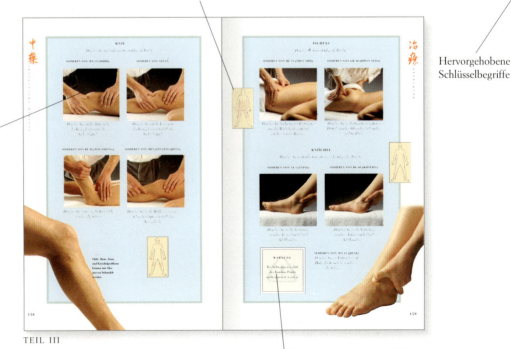

Das zu behandelnde Gebiet wird in der Illustration des menschlichen Körpers farblich hervorgehoben.

Hervorgehobene Schlüsselbegriffe

Schrittweise werden Sie an sichere Akupressurtechniken herangeführt, die Sie bei Beschwerden anwenden können. Jeder einzelne Schritt ist klar beschrieben und illustriert.

TEIL III

Warnhinweise zeigen mögliche Probleme und Gefahren auf.

Ein einfacher Text beschreibt die vielen Konzepte der chinesischen Medizin, die für Menschen aus dem Westen manchmal schwer zu begreifen sind.

Der erste Teil des Buches befaßt sich mit den Theorien der chinesischen Medizin, die aus überlieferten Traditionen der praktischen, aber sehr philosophischen Beobachtung der natürlichen Welt und unseres Platzes in ihr entwickelt wurden.

In der chinesischen Medizin werden die Teile des Körpers auf sehr begriffliche Art als Teile des gesamten Energiesystems gesehen.

Der zweite Teil des Buches erklärt, wie in der chinesischen Medizin eine Diagnose erstellt wird, die auf einer allumfassenden Philosophie der Natur beruht. Diese Diagnose wird ein ganzheitliches Bild des Patienten und seiner Krankheit ergeben.

Fallbeispiele verdeutlichen, wie Diagnosen im wirklichen Leben gestellt werden.

Der dritte Teil des Buches beschäftigt sich mit der Behandlung. Viele Faktoren helfen bei der Suche nach der für die Krankheit des Patienten am besten geeigneten Behandlungsweise. Obwohl die beiden wichtigsten Behandlungsmethoden – Kräuteranwendungen und Akupunktur – oft separat angewandt werden, ist das Prinzip, nach dem sie wirken, immer das gleiche: das dynamische Gleichgewicht der Energien zu fördern und krankheitsbedingte Disharmonien zu beseitigen.

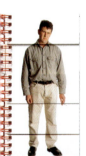

Die Zutaten für die chinesische Medizin wurden extra für das Buch vorbereitet und fotografiert.

Die im Text beschriebenen Instrumente und Hilfsmittel werden in klaren Illustrationen vorgestellt.

Fotos zeigen die Behandlungstechniken.

ZUR BENUTZUNG DES BUCHS

9

EINLEITUNG

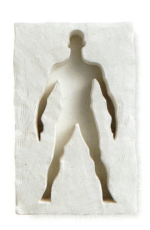

OBEN
Die chinesische Medizin sieht den Körper als Mikrokosmos des Universums.

DIE CHINESISCHE MEDIZIN ist ein System von Diagnose- und Behandlungsformen, das sich in den letzten 3000 Jahren entwickelt hat. Das chinesische Verständnis des menschlichen Körpers ist einzigartig: Leib, Geist und Seele bilden eine Einheit, die Teil des Universums ist. Aus diesen spirituellen Einsichten des Daoismus haben sich hochdifferenzierte Techniken der Behandlung und Vorbeugung entwickelt. Zu diesen Methoden gehören Akupunktur, Heilkräuter, Ernährung, Meditation und Körperübungen.

In den letzten Jahrzehnten wurden bei uns zahlreiche Therapieformen populär, die jenseits der westlichen Medizin liegen (im weiteren Verlauf dieses Buches meint der Ausdruck „westliche Medizin" die im Westen praktizierte Schulmedizin) – insbesondere Akupunktur, Heilkräuterkunde und Qi Gong-Übungen erfreuen sich steigender Beliebtheit nicht nur bei damit erfolgreich behandelten Patienten, sondern auch bei vormals skeptischen Schulmedizinern.

RECHTS
Therapeutische Übungen wie Qi Gong sind ein traditioneller Weg, um bei guter Gesundheit zu bleiben.

Unbeschadet der Erfolge werden sich Patienten irgendwann die Frage stellen: „Wie funktioniert das?" Es ist natürlich und verständlich, wenn man sich fragt, weshalb das Einstechen feiner Nadeln in die verschiedensten Punkte

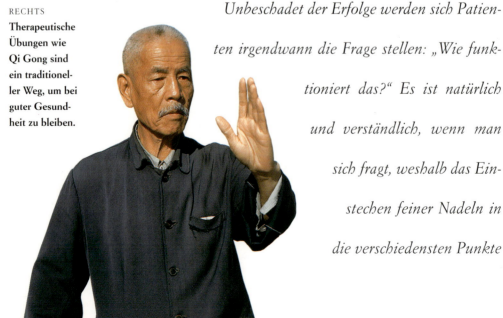

im Körper – die häufig zudem in keiner offensichtlichen Beziehung zum aktuellen Problem stehen – derart dramatische und heilsame Auswirkungen haben kann. Jeder Patient, der mit sich ringt, um eine Kräutermixtur einzunehmen, die den Hexen aus Macbeth alle Ehre machen würde, fragt sich zu Recht, was da eigentlich geschieht.

Hunderte von Menschen, die Nutzen und Wohlgefühl der chinesischen „sanften Übungen" – Tai Chi, Qi Gong und ähnliche – an sich selbst erlebt haben, fragen sich, wo der Unterschied liegt zum westlichen Aerobic. Sie haben am eigenen Körper erlebt, daß sich viele Beschwerden gelindert und sich ihre Gesundheit und ihr Wohlbefinden verbessert haben. In vielen Fällen entwickelte sich

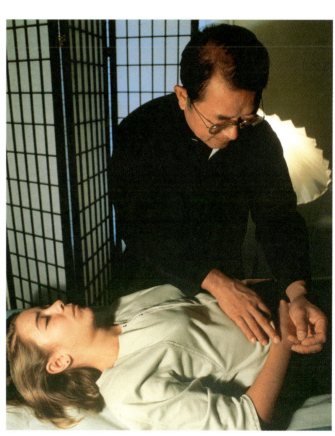

OBEN
Akupunktur – feine Nadeln in bestimmte Punkte gestochen – ist eine Standardbehandlung.

als Ergebnis dieser Übungen eine größere Ausgeglichenheit und eine gelassenere Betrachtung des Lebens und der täglichen Probleme.

Was also steckt in diesem Schatz an Wissen, das im Westen eine solche Wirkung erzielt? Wie unterscheidet es sich von den Systemen, mit denen wir aufgewachsen sind? Was hat es uns zu bieten? Dieses Buch versucht, Ihnen die Antworten zu geben.

GANZHEITLICHE SICHT

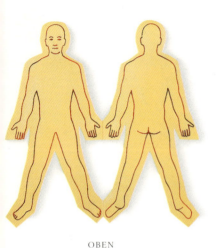

OBEN
Der Mensch wird als Ganzes gesehen.

Um ein Heilungssystem zu verstehen, ist es nötig, die kulturellen Zusammenhänge zu verstehen, in denen es entwickelt wurde. Kultur ist Ausdruck von Philosophie und Anschauung. Beide definieren die Art und Weise, wie das System arbeitet.

Die westlich-wissenschaftliche Weltsicht erklärt ein System, indem sie es in seine Bestandteile zerlegt und auf allgemeingültige Gesetzmäßigkeiten zurückführt. Krankheit wird als Fehler eines Organs verstanden, und Holismus – die Philosophie, die sich dem Menschen als Ganzheit nähert, die Körper, Geist und Seele als Einheit sieht – spielt keine Rolle. Dieses analytische Denken hat viele bedeutende Erkenntnisse über die Behandlung von Krankheiten gebracht, es läßt aber immer noch den Überblick vermissen, der alle Aspekte des menschlichen Wesens miteinander verbindet. Mit der chinesischen Medizin ist es möglich, diese Balance wiederherzustellen.

Die Weltsicht, die der chinesischen Medizin zugrundeliegt, basiert auf dem daoistischen Verständnis eines Universums, in dem alles voneinander abhängt und miteinander verwoben ist. Nichts wird ausgeschlossen, nichts wird analysiert, ohne Bezug zum Ganzen zu nehmen. In der medizinischen Theorie und Praxis benötigt diese Sichtweise bestimmte Annahmen und Normen,

OBEN
Körper, Geist und Seele gelten als Einheit. Qi ist die Lebenskraft von Körper und Universum.

die sich von denen der westlichen Welt sehr unterscheiden. Als menschliche Wesen sind wir Teil eines energetischen – also mit Energie gefülltem – Universums.

Innerhalb dieses Universums sind unser Geist, unser Körper, unsere Seele nur verschiedene Ausprägungen derselben Lebenskraft, daher können sie konsequenterweise nicht getrennt betrachtet werden. Die chinesische Medizin definiert daher die Probleme ihrer Patienten mit Begriffen aus der daoistischen Philosophie.

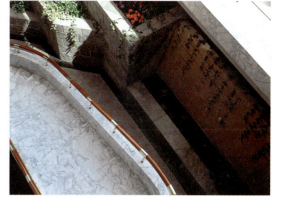

OBEN
Feng Shui lehrt, wie die Umgebung angepaßt wird, um einen ausgeglichenen Energiefluß zu erzielen.

Die Diagnose ordnet Symptome in einer Übersicht gegenseitiger Abhängigkeiten an, in der physische Symptome, emotionale Reaktionen und spirituelle Überzeugungen neben sozialen und Umweltfaktoren aufgezeichnet und gewertet werden. So erkennt der Therapeut, welche Dynamik zu Gesundheit oder Disharmonie führt.

Die Therapien der chinesischen Medizin sind daher auch energetische Eingriffe mit dem Ziel, für jedes Individuum Harmonie und Ausgeglichenheit innerhalb seines speziellen Umfeldes wiederherzustellen. Es ist dabei gleichgültig, ob der Arzt Akupunktur einsetzt, Heilkräuter verschreibt, zu Qi Gong-Übungen rät, Meditation empfiehlt oder eine Feng-Shui-Untersuchung seiner Räume zu Hause oder im Büro zum Erkennen von Energieungleichgewichten vorschlägt.

Die chinesische Medizin will es erst gar nicht zu einer Erkrankung kommen lassen: Die Verinnerlichung der philosophischen Prinzipien und deren Anwendung im täglichen Leben gehören genauso zum chinesischen Gesundheitssystem wie die eigentlichen Behandlungstechniken. Daher sind Prävention und Heilung nicht nur Folge guter Anwendungstechniken – sie sind Grundlage des ganzen Systems.

LINKS
Akupunktur stimuliert den Energiefluß und balanciert ihn wieder neu aus.

HISTORISCHER ÜBERBLICK

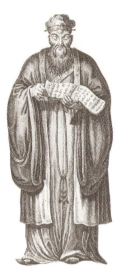

OBEN
Konfuzius (551–479 v. Chr.) hatte großen Einfluß auf die chinesische Denkweise.

ES LOHNT sich, kurz auf die Entwicklung und das Wachstum der chinesischen Medizin über die Jahrhunderte zu schauen. Es gibt Beweise dafür, daß man sich schon während der Shang Dynastie (ca. 1000 v. Chr.) mit medizinischen Problemen näher befaßt hat. Bei archäologischen Ausgrabungen fand man frühe Arten von Akupunkturnadeln und medizinische Beobachtungen, die in Knochen geritzt waren und aus dieser Zeit stammten. Bei der Bedeutung, die die chinesische Medizin auf das Gleichgewicht der Naturkräfte legt, ist es wahrscheinlich, daß alle medizinischen Behandlungen aus der Beobachtung der Natur entwickelt wurden. Viele der anmutigen Bewegungen des Tai Chi und Qi Gong sind Nachahmungen tierischen Verhaltens. Die Bewegungen von Wildgänsen beispielsweise bilden die Basis des Dayan Qi Gong, das diese Bewegungen mit den Akupunkturpunkten und dem Energiekörper verbindet. Es ist bewiesen, daß es in der frühen asiatischen Zivilisation eine schamanistische Kultur gab, und es wird vermutet, daß die chinesische Medizin auf vielen schamanistischen Praktiken basiert. Im 6. Jahrhundert v. Chr. war die Verbindung zwischen Schamanen und Heilkundigen offensichtlich. Konfuzius soll gesagt haben, daß „ein Mann ohne Beharrlichkeit weder ein guter Schamane noch ein guter Arzt werden kann".

Akupunktur und Massage wurden offenbar empirisch entwickelt durch die Beobachtung der Wirkungen, die sie auf bestimmte Teile des Körpers und auf bestimmte innere Leiden ausübten. Anfangs wurden Akupunkturen mit geschärften Knochensplittern durchgeführt.

UNTEN
Der schamanistische Drachenkopf ist immer noch ein starkes Symbol, von dem man glaubt, daß es den Energiefluß beeinflußt.

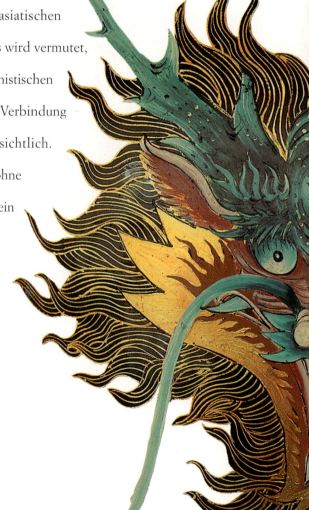

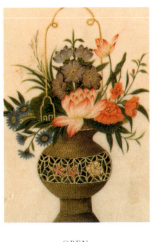

OBEN
Dieses chinesische Aquarell aus dem 19. Jahrhundert drückt vollkommene Harmonie und Gleichgewicht aus.

Bis zum ersten Jahrhundert v. Chr. wurde die erste und wichtigste klassische Schrift der chinesischen Medizin vervollständigt. Dieses Werk, als *Der innere Klassiker* bekannt und wahrscheinlich über mehrere Jahrhunderte von verschiedenen Autoren zusammengestellt, ist ein Dialog zum Thema Medizin zwischen dem legendären Gelben Fürsten und seinem Minister Qi Bo. Während der folgenden Jahrhunderte wurde es erweitert, spezielle Werke über Akupunktur und Heilkräuter kamen hinzu.

Aber auch die westliche Kultur hatte starken Einfluß auf China. Unter dem Druck der westlichen Wissenschaft zogen sich traditionellere Theorien, die auf Yin und Yang und den Fünf Elementen basierten, erst einmal zurück. Als im Jahr 1949 die Kommunisten die Macht über China übernahmen, war das Dilemma perfekt. Man wußte nicht, wie man mit der Spaltung von westlicher und chinesischer Medizin umgehen sollte.

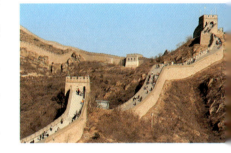

OBEN
Die Chinesische Mauer: ein mächtiges Symbol östlicher Kultur.

1954 erkannte dann die Regierung offiziell an, daß die traditionellen Methoden „das medizinische Erbe des Heimatlandes" repräsentierten – danach begann eine parallele Entwicklung beider medizinischer Richtungen.

Die chinesische Medizin öffnete sich in den folgenden Jahren auch dem Westen. Die überlieferten Texte wurden überarbeitet und übersetzt und auch westlichen Medizinern zugänglich gemacht. Das Interesse im Westen war geweckt und wächst seitdem ständig.

DIE ZUKUNFT

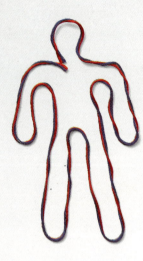

OBEN
Chinesische Medizin sollte mehr Bedeutung erlangen.

Natürlich muß man zurückschauen, um zu verstehen, wo die chinesische Medizin herkam und welche überlieferten Philosophien ihr zugrunde liegen. Dieses Buch möchte allen Menschen helfen, die chinesische Medizin und ihren ganzheitlichen Ansatz zu verstehen. Es möchte ihr den Platz geben, den sie in der Entwicklung von Medizin und Gesundheitsfürsorge im 21. Jahrhundert einnehmen sollte. Patienten von heute werden immer öfter von ihrem Therapeuten – egal, ob für westliche oder chinesische Medizin ausgebildet – fundierte Erklärungen erwarten, was und warum etwas mit ihnen geschieht, und das sollte auch so sein! Dieses Buch möchte daher die Patienten an die Prinzipien der chinesischen Medizin heranführen, damit sie das Gespräch mit einem Arzt der chinesischen Medizin nicht verwirrt.

Lassen Sie uns eine faszinierende und fesselnde Reise unternehmen. Sie werden gebeten, Ihre Welt einmal aus einer ganz anderen Perspektive zu betrachten. Aber sobald

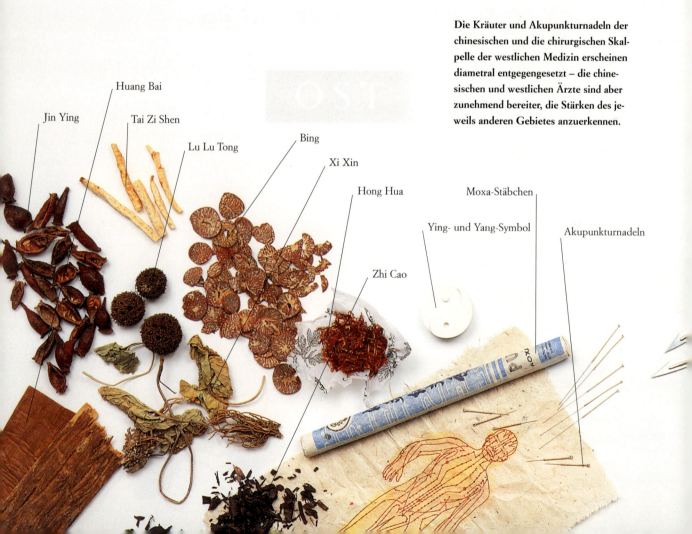

Die Kräuter und Akupunkturnadeln der chinesischen und die chirurgischen Skalpelle der westlichen Medizin erscheinen diametral entgegengesetzt – die chinesischen und westlichen Ärzte sind aber zunehmend bereiter, die Stärken des jeweils anderen Gebietes anzuerkennen.

Sie sich an die neue Landschaft gewöhnt haben, kann Ihnen die Ansicht den Atem nehmen – und die Belohnung ist unvergleichbar. Lesen Sie weiter, und genießen Sie es!

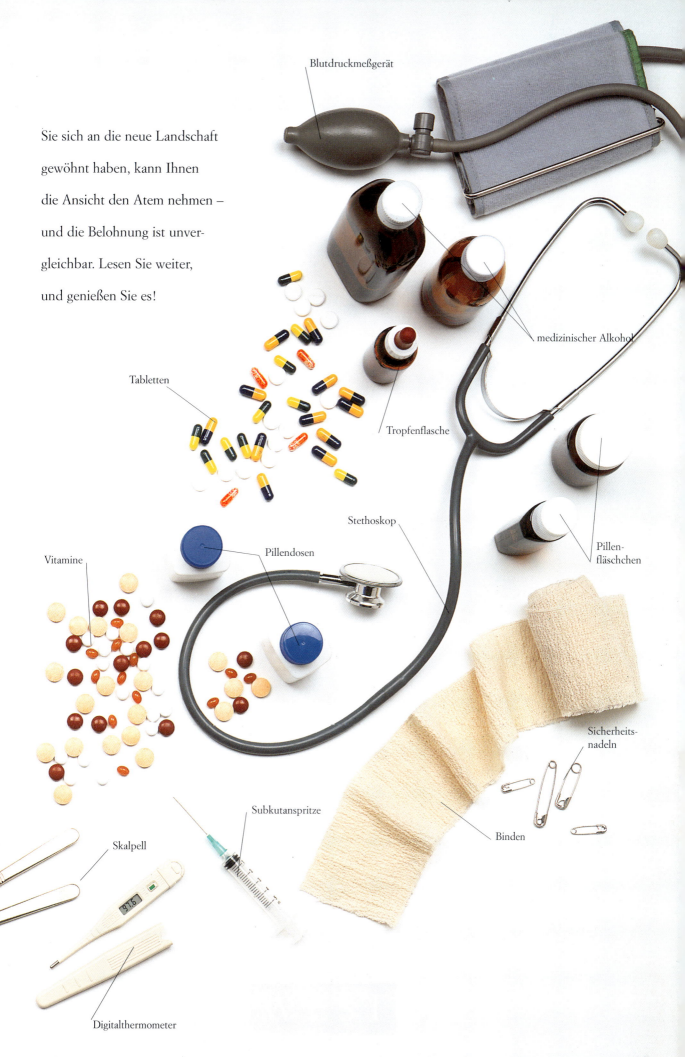

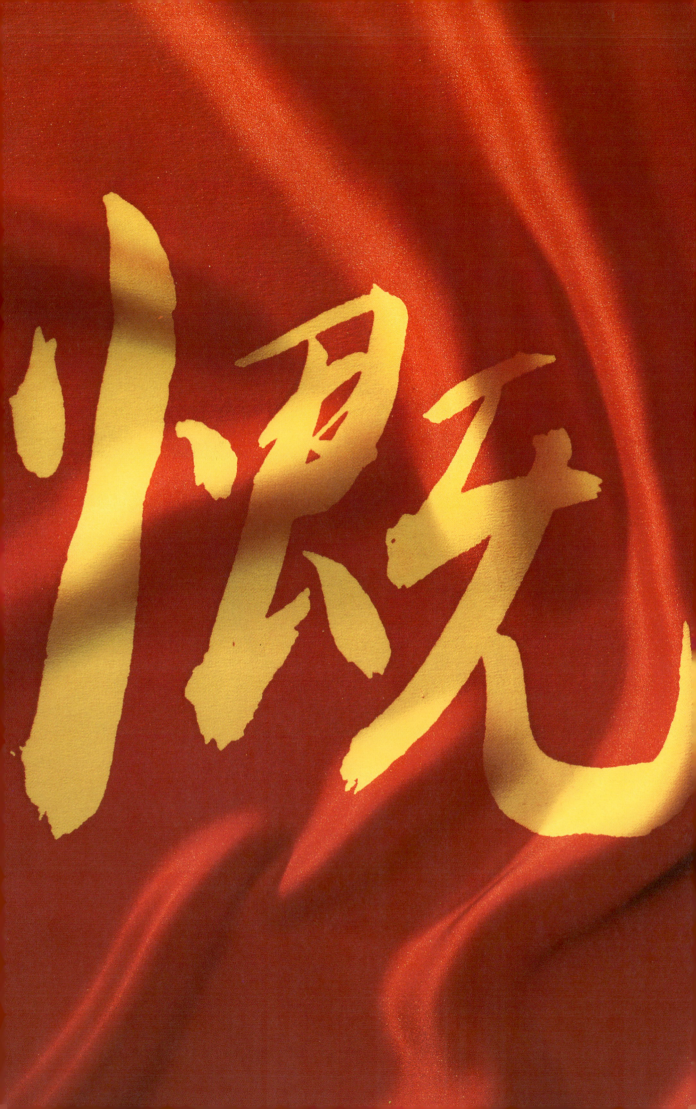

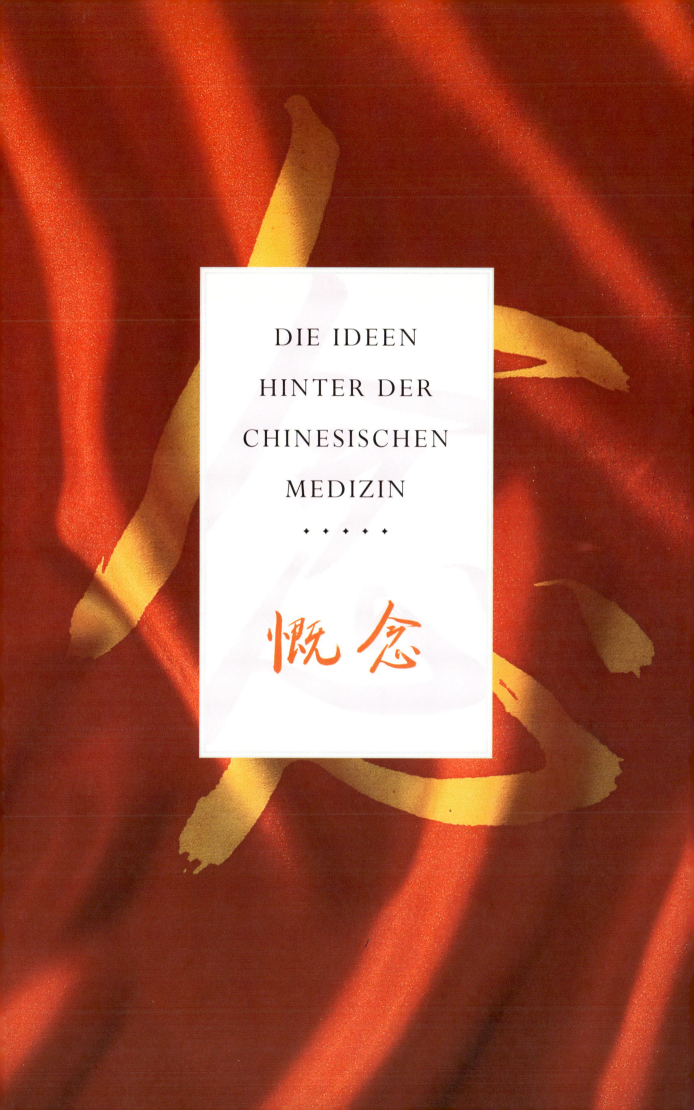

DIE IDEEN
HINTER DER
CHINESISCHEN
MEDIZIN

· · · · ·

慨念

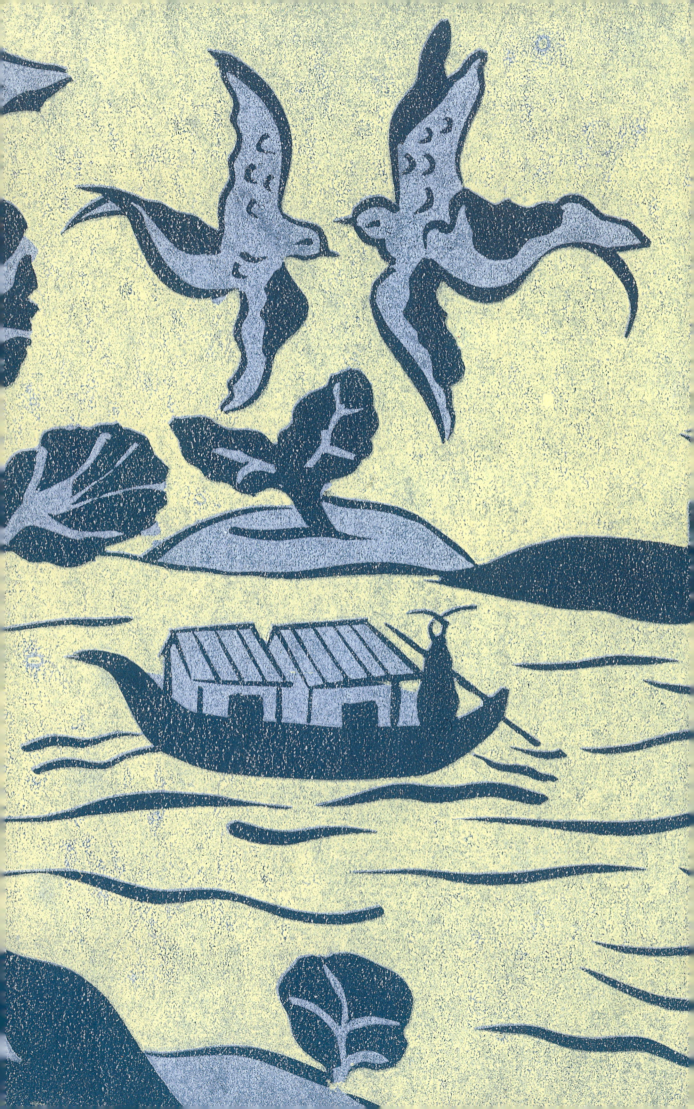

DIE GRUNDPRINZIPIEN

Denken wir an die medizinischen Methoden im Westen, können wir von der Annahme ausgehen, daß die Fertigkeiten des Arztes auf wissenschaftlich begründeter Forschung über die Arbeit des Körpers und den Verlauf einer Erkrankung basieren. Medizin, wie sie der Patient erlebt, beruht also auf einem soliden wissenschaftlichen Fundament.

Auch die Subtilität und Komplexität der chinesischen Medizin basieren auf vergleichbar soliden Philosophien und Grundsätzen, die sich zwar erheblich von denen des Westens unterscheiden, aber genauso streng und verbindlich sind. Um zu verstehen, was chinesische Medizin wirklich ist, muß man zunächst diesen anderen Bezugsrahmen untersuchen. Ohne Verständnis für diese Lehren erscheint das System der Chinesen zur Erklärung von Gesundheit und Krankheit mit Begriffen wie Körperharmonie und Disharmonie eher verwirrend als erhellend. In diesem Kapitel werden wir die Schlüsselkonzepte des YIN UND YANG und der FÜNF ELEMENTE untersuchen.

YIN UND YANG

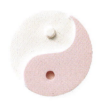

OBEN

Das chinesische Symbol zeigt Yin und Yang.

DAS KONZEPT von Yin und Yang ist die Grundlage für das Verständnis der chinesischen Medizin. Die Ideen wurden aus der Beobachtung der materiellen Welt entwickelt.

Dabei stellte sich heraus, daß die Natur Paare voneinander abhängiger, aber gegensätzlicher Begriffe zusammenstellt, von denen ein jeder den anderen bedingt. So ist zum Beispiel der Begriff „Nacht" ohne den Begriff „Tag", der Begriff „hinauf" ohne „hinunter" sinnlos. Führt man diese scheinbar einfache Beobachtung fort, gerät man in Widerspruch zur Aristotelischen Logik, die dem westlichen Wissenschaftsdenken zugrunde liegt.

Um es mit einem einfachen Beispiel zu illustrieren: Der Westen denkt, daß ein Kreis ein Kreis ist, kein Quadrat. Messungen und Eigenschaften definieren ihn als Kreis. Aus der chinesischen Sicht des Yin und Yang beinhaltet der Kreis das Potential eines Quadrates und umgekehrt, beide sind also keine Gegensätze.

Im chinesischen Denken liegt der Schwerpunkt eher auf Dynamik (Wandel) als auf Struktur. Es ist wichtig zu verstehen, daß Yin und Yang unverzichtbar sind zur Beschreibung der dynamischen Zusammenspiele, die das gesamte Universum antreiben. Daher sollten Yin und Yang nicht als „Dinge" im westlichen Sinne gesehen werden, sondern als Schlüssel zu einem System über die Welt.

Das Zeichen für Yin wird wörtlich als „die dunkle Seite des Berges" übersetzt und steht für Eigenschaften wie Kälte, Ruhe, Passivität, Dunkelheit, innen und (verborgene) Fähigkeiten. Das Yang-Zeichen bedeutet wörtlich „die helle Seite des Berges" und steht für Wärme, Aktivität, Helligkeit, außen und Ausdruck.

OBEN

Die Schriftzeichen für Yin (oben) und Yang (unten).

UNTEN

Dunkel und kalt, hell und warm, Yin (unten) und Yang (rechts) sind komplementäre Aspekte des Ganzen.

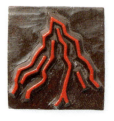

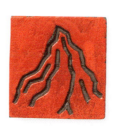

GEGENÜBER

Die chinesische Philosophie, die der chinesischen Medizin zugrunde liegt, entwickelte sich aus der Beobachtung der natürlichen Welt.

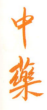

YIN- UND YANG-ASPEKTE

Aus chinesischer Sicht wäre es richtig, zu sagen, daß alles eine physische Existenz besitzt, weil sich in allem Yin- und Yang-Qualitäten manifestieren. Der jeweilige Anteil von Yin und Yang kann variieren, jedoch sind immer beide Bestandteile vorhanden. Bei der Betrachtung der Körperorgane zum Beispiel betont das chinesische System diese beiden Qualitäten. Die Leber wird grundsätzlich als Yin-Organ betrachtet, da sie von massiver Beschaffenheit ist, sie hat jedoch auch die Funktion, den Qi-Fluß zu fördern und besitzt somit auch Yang-Qualität. Der Magen andererseits ist hohl und befördert die Nahrung weiter und wird daher als primär Yang angesehen. Er hat jedoch auch einen aufbewahrenden Aspekt, der die Yin-Funktion repräsentiert. All diese Aspekte des Yin und Yang sind in ihrer Beziehung grundsätzlich gegenseitig voneinander abhängig.

UNTERTEILUNGEN VON YIN UND YANG

Theoretisch können Yin und Yang unendlich in Bestandteile zergliedert werden, die selbst Yin und Yang sind. Bei Dampf wird das Wasser als Yang-Qualität, Eis aber als Yin-Qualität betrachtet. Jedoch können Dampf und Eis wiederum, als Wassermoleküle betrachtet, Yin-Partikel enthalten – Protonen und Neutronen – die in Beziehung zu Yang-Partikeln – Elektronen – stehen. Bis in die Quantenphysik hinein würden uns weitere Aspekte des Yin und Yang begegnen. In der chinesischen Medizin wird die Vorderseite des Körpers als Yin, die Rückseite als Yang betrachtet, jedoch ist der obere Teil der Vorderseite – die Brust – Yang in Beziehung zum unteren Yin-Teil der Vorderseite – dem Abdomen.

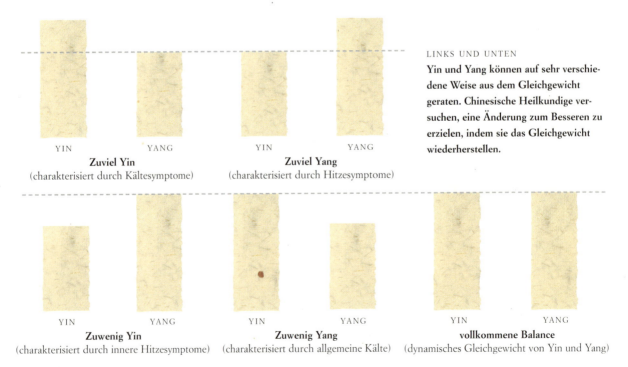

GRUNDMUSTER DES YIN- UND YANG-UNGLEICHGEWICHTS

Zuviel Yin (charakterisiert durch Kältesymptome)

Zuviel Yang (charakterisiert durch Hitzesymptome)

LINKS UND UNTEN
Yin und Yang können auf sehr verschiedene Weise aus dem Gleichgewicht geraten. Chinesische Heilkundige versuchen, eine Änderung zum Besseren zu erzielen, indem sie das Gleichgewicht wiederherstellen.

Zuwenig Yin (charakterisiert durch innere Hitzesymptome)

Zuwenig Yang (charakterisiert durch allgemeine Kälte)

vollkommene Balance (dynamisches Gleichgewicht von Yin und Yang)

YIN- UND YANG-WECHSELWIRKUNG

DIE GEGENSEITIGE ABHÄNGIGKEIT von Yin und Yang deutet auf das dynamische Miteinander der beiden hin. Wandel ist die Wurzel aller Dinge, und er wird sichtbar als Yang, das sich in Yin umwandelt und umgekehrt. Wenn die Yin- und Yang-Aspekte während dieses ständigen Wandels daran gehindert werden, das Gleichgewicht aufrechtzuerhalten, kann dies zu katastrophalen Konsequenzen führen, da die Balance dann gewaltsam wiederhergestellt wird.

So hängt zum Beispiel das einwandfreie Funktionieren eines Reifens vom Verhältnis zwischen dem Druck im Reifen und der Stärke der Reifenwand ab. Ist der Luftdruck zu niedrig, wird der Reifen seine Funktion nicht erfüllen, ist der Druck aber zu hoch, wird es zu einem katastrophalen Ausgleich von Yin und Yang kommen, und der Reifen platzt. Ein Beispiel aus der menschlichen Gesundheit: Wenn jemand unter Fieber leidet, bedeutet dies in der chinesischen Medizin ein relatives Zuviel an Yang. Das Prinzip der Behandlung würde darin bestehen, die Umwandlung des überschüssigen Yang in Yin zu erlauben, um ihr Gleichgewicht und auch die biologische Homöostase wiederherzustellen. Das bedeutet, daß das Fieber nachlassen und sich die Temperatur wieder normalisieren würde – Yang wird zu Yin. Man muß wissen, daß das Frühstadium von Fieber mit Frösteln und Schüttelfrost als relativer Überschuß von Yin betrachtet wird. Wenn dieser Zustand fortschreitet, verwandelt sich das Yin in Yang, und es entwickelt sich Fieber.

Die chinesische Medizin betrachtet den Körper als Yin- und Yang-Muster. Ein dynamisches Gleichgewicht der beiden bedeutet Gesundheit. Umgekehrt weist Krankheit auf eine Disharmonie zwischen Yin und Yang hin.

Grundsätzlich können alle Krankheiten auf ein Ungleichgewicht zwischen Yin und Yang zurückgeführt werden (siehe gegenüber).

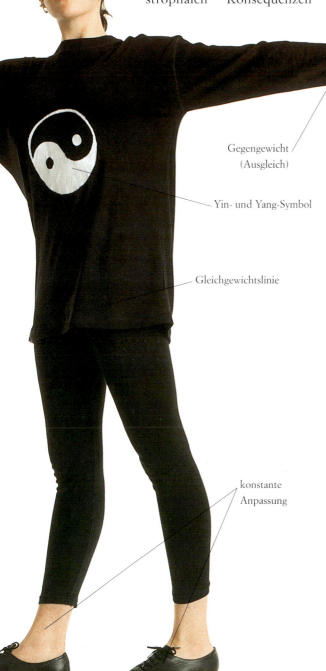

- Gleichgewicht
- Gegengewicht (Ausgleich)
- Yin- und Yang-Symbol
- Gleichgewichtslinie
- konstante Anpassung

LINKS
Balance ist für den Körper genauso wichtig wie für das ganze Universum. Sie beinhaltet konstant ausgleichende energetische Kräfte.

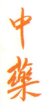

CHINESISCHE MEDIZIN

YIN UND YANG VERSTEHEN

DAS ZIEL dieser Übung – die Sie nicht zu ernst nehmen sollten – ist herauszufinden, ob Sie das Konzept von Yin und Yang verstanden haben. Es ist das zentrale Element der chinesischen Philosophie und der chinesischen Medizin.

Unten sehen Sie eine Liste mit 25 Objekten, Situationen, Ideen etc. Entscheiden Sie jeweils zunächst, ob es etwas darstellt, das überwiegend Yin bzw. Yang ist. Dann überlegen Sie, wie es dahingehend geändert werden könnte, daß es die andere Qualität repräsentiert.

Wenn Sie glauben, daß es im Grunde Yin ist, überlegen Sie sich, wie Sie es ändern müssen, damit es hauptsächlich Yang wird und umgekehrt. Ein Beispiel für diesen Vorgang: Eine heiße Tasse Tee ist grundsätzlich Yang. Wenn sie eine halbe Stunde stehenbleibt und auf Raumtemperatur abkühlt, wird sie Yin.

Denken Sie daran, daß Yin und Yang immer gemeinsam vorkommen, es gibt nur eine relative Balance zwischen den beiden. Yin und Yang bedingen sich gegenseitig. Eines wandelt sich um ins andere. Bei dieser Übung gibt es übrigens keine absolut richtigen oder falschen Antworten.

Vergleichen Sie Ihre Antworten mit denen im Kasten, Sie müssen jedoch nicht in allen Punkten zustimmen.

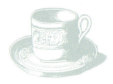

OBEN
Tee kühlt sich ab.
Aus Yang wird Yin.

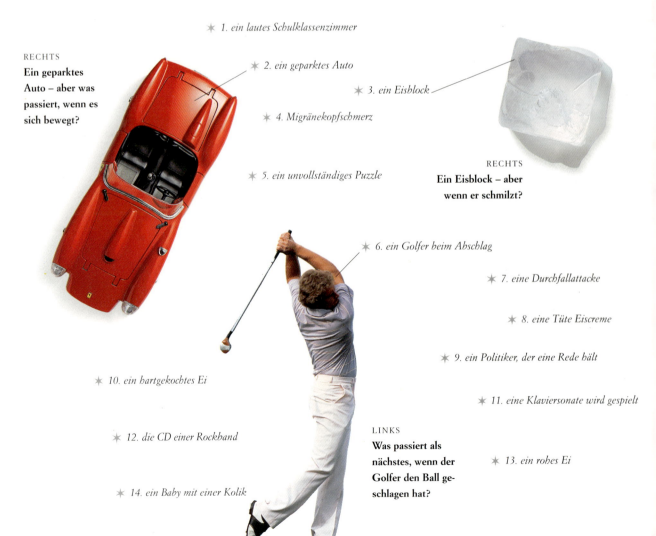

RECHTS
Ein geparktes Auto – aber was passiert, wenn es sich bewegt?

RECHTS
Ein Eisblock – aber wenn er schmilzt?

LINKS
Was passiert als nächstes, wenn der Golfer den Ball geschlagen hat?

* 1. ein lautes Schulklassenzimmer
* 2. ein geparktes Auto
* 3. ein Eisblock
* 4. Migränekopfschmerz
* 5. ein unvollständiges Puzzle
* 6. ein Golfer beim Abschlag
* 7. eine Durchfallattacke
* 8. eine Tüte Eiscreme
* 9. ein Politiker, der eine Rede hält
* 10. ein hartgekochtes Ei
* 11. eine Klaviersonate wird gespielt
* 12. die CD einer Rockband
* 13. ein rohes Ei
* 14. ein Baby mit einer Kolik

24

LINKS
Ein Energieausstoß, der eine schöne Reise ermöglicht.

✶ 15. ein Schachspiel

RECHTS
Ein Schachspiel verlangt ruhiges Überlegen.

✶ 16. ein startendes Flugzeug

✶ 17. ein Auto ohne Benzin

UNTEN
Geld – ein Mittel des Austausches ohne eigenen Wert.

✶ 18. ein heißer Sommertag

UNTEN
Ist der Läufer Yin oder Yang?

✶ 19. eine Münze

✶ 20. ein Gähnen

✶ 21. jemand, der Tai Chi übt

✶ 22. ein Läufer, der gerade einen Marathon beendet

✶ 23. Ihre derzeitigen Denkprozesse

✶ 24. ein Video mit Aerobic-Übungen

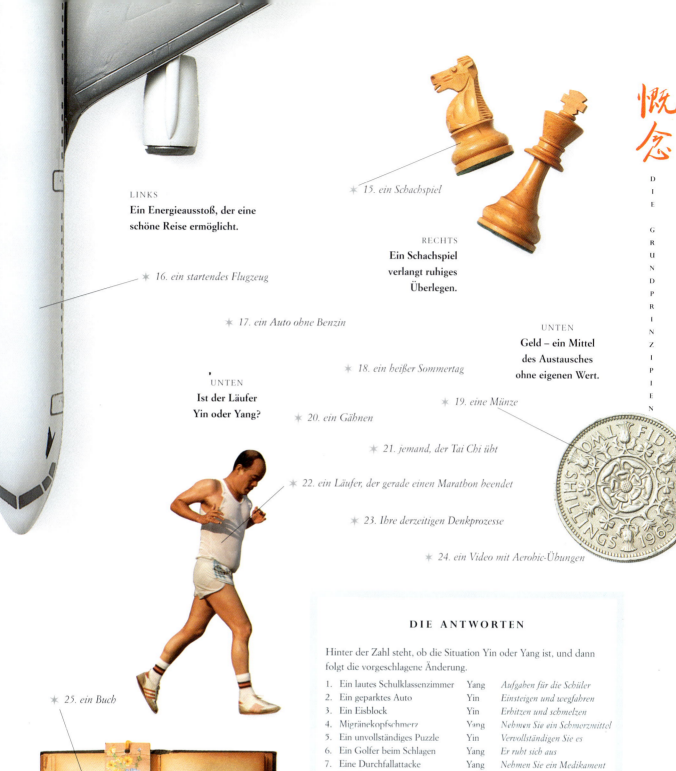

✶ 25. ein Buch

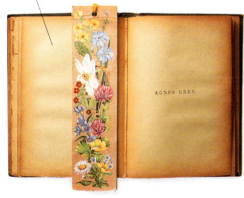

OBEN
Ein geöffnetes Buch. Hat es die gleichen Yin-/Yang-Werte, wenn es geschlossen ist?

DIE ANTWORTEN

Hinter der Zahl steht, ob die Situation Yin oder Yang ist, und dann folgt die vorgeschlagene Änderung.

1.	Ein lautes Schulklassenzimmer	Yang	*Aufgaben für die Schüler*
2.	Ein geparktes Auto	Yin	*Einsteigen und wegfahren*
3.	Ein Eisblock	Yin	*Erhitzen und schmelzen*
4.	Migränekopfschmerz	Yang	*Nehmen Sie ein Schmerzmittel*
5.	Ein unvollständiges Puzzle	Yin	*Vervollständigen Sie es*
6.	Ein Golfer beim Schlagen	Yang	*Er ruht sich aus*
7.	Eine Durchfallattacke	Yang	*Nehmen Sie ein Medikament*
8.	Eine Tüte Eiscreme	Yin	*Essen Sie das Eis*
9.	Ein Politiker, der eine Rede hält	Yang	*Der Politiker hört auf zu reden*
10.	Ein hartgekochtes Ei	Yin	*Rollen Sie es bergab*
11.	Eine Klaviersonate wird gespielt	Yang	*Aufhören, Klavier zu spielen*
12.	Die CD einer Rockband	Yin	*Spielen Sie sie ab*
13.	Ein rohes Ei	Yin	*Kochen Sie es*
14.	Ein Baby mit einer Kolik	Yang	*Beruhigen Sie das Baby*
15.	Ein Schachspiel	Yin	*Beginnen Sie zu spielen*
16.	Ein startendes Flugzeug	Yang	*Flugzeug im Reiseflug*
17.	Ein Auto ohne Benzin	Yin	*Tanken und starten*
18.	Ein heißer Sommertag	Yang	*eine Sommernacht*
19.	Eine Münze	Yin	*Geben Sie sie aus*
20.	Ein Gähnen	Yang	*Gehen Sie schlafen*
21.	Jemand, der Tai Chi übt	Yang	*Statische Qi Gong Position*
22.	Marathon-Finale	Yang	*Marathon-Start*
23.	Ihre derzeitigen Denkprozesse	?	*Das können nur Sie wissen*
24.	Ein Video mit Aerobic-Übungen	Yin	*Befolgen Sie die Übungen*
25.	Ein Buch	Yin	*Lesen Sie es*

25

DIE FÜNF ELEMENTE

DIE CHINESISCHE Medizin hat sich aus den Grundsätzen des Daoismus entwickelt. Dessen Ideen basieren auf der Beobachtung der Natur und der Art, wie sie funktioniert. In der chinesischen Medizin führt dies zu einer dynamischen Betrachtung des menschlichen Körpers, in der sich das Yin- und Yang-Wechselspiel genauso manifestiert wie in der Natur.

Kennzeichen der Natur ist ständiger dynamischer Wechsel. Die Saat (Yin) wächst zur Pflanze (Yang) heran, die abstirbt und zur Erde (Yin) zurückkehrt. Dies findet im Rahmen der Jahreszeiten statt. Der Winter (Yin) verwandelt sich durch das Frühjahr in den Sommer (Yang), der sich wiederum durch den Herbst in den Winter zurückverwandelt.

Das chinesische Medizinsystem übernimmt diese Bilder. Dies wird am stärksten im System der „Fünf Elemente" oder „Fünf Wandlungsphasen" deutlich: Wasser, Feuer, Holz, Metall und Erde.

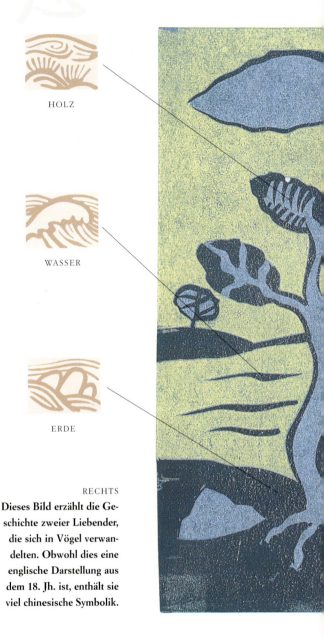

HOLZ

WASSER

ERDE

RECHTS
Dieses Bild erzählt die Geschichte zweier Liebender, die sich in Vögel verwandelten. Obwohl dies eine englische Darstellung aus dem 18. Jh. ist, enthält sie viel chinesische Symbolik.

Die Theorie der Fünf Elemente geht auf die verschiedenen dynamischen Prozesse, Funktionen und Zustände zurück, die in der Natur beobachtet wurden.

WASSER	naß, kühl, absteigend, fließend, nachgiebig
FEUER	trocken, heiß, aufsteigend, bewegend
HOLZ	wachsend, flexibel, verwurzelt
METALL	schneidend, hart, leitend
ERDE	produktiv, fruchtbar, Wachstumspotential

Die hier beschriebenen Merkmale sind nur Beispiele dafür, wie die Elemente betrachtet werden können. Wichtig ist, daß sie alle Yin- und Yang-Aspekte beinhalten und das zugrundeliegende Prinzip einer dynamischen Polarität widerspiegeln.

Jedes Element besitzt eine Serie von Eigenschaften, die sowohl mit der Umwelt als auch mit dem menschlichen Körper in Verbindung stehen. Feuer steht beispielsweise für Hitze und das Herz. So wie sich die Elemente zueinander verhalten, so werden auch die Wechselwirkungen der Körperorgane zueinander beschrieben. Das wird als Shen- und Ko-Zyklus definiert.

METALL

FEUER

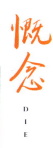
DIE GRUNDPRINZIPIEN

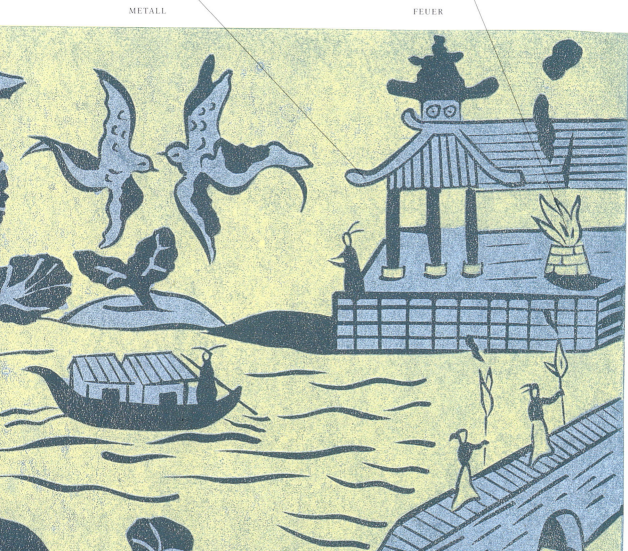

	HOLZ	FEUER	ERDE	METALL	WASSER
Jahreszeit	*Frühjahr*	*Sommer*	*Spätsommer*	*Herbst*	*Winter*
Himmelsrichtung	*Ost*	*Süd*	*Mitte*	*West*	*Nord*
Klima	*Wind*	*Hitze*	*Feuchtigkeit*	*Trockenheit*	*Kälte*
Farbe	*blau/grün*	*rot*	*gelb*	*weiß*	*blau/schwarz*
Geschmack	*sauer*	*bitter*	*süß*	*scharf*	*salzig*
Geruch	*ranzig*	*verbrannt*	*duftend*	*verwesend*	*faulig*
Yin Organ (*Zang*)	*Leber*	*Herz*	*Milz*	*Lunge*	*Nieren*
Yang Organ (*Fu*)	*Gallenblase*	*Dünndarm*	*Magen*	*Dickdarm*	*Blase*
Öffnung	*Augen*	*Zunge*	*Mund*	*Nase*	*Ohren*
Gewebe	*Sehnen*	*Blutgefäße*	*Muskeln*	*Haut*	*Knochen*
Gefühl	*Ärger*	*Freude*	*Schwermut*	*Kummer*	*Angst*
Stimme	*Schrei*	*Lachen*	*Singen*	*Weinen*	*Stöhnen*

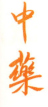

DER SHEN-ZYKLUS
Gegenseitige Erzeugung oder Unterstützung

DIESER ZYKLUS zeigt, wie sich die Elemente – und damit auch die Organe – gegenseitig unterstützen und fördern: Feuer brennt, um Erde zu erzeugen, Wasser nährt das Wachstum des Holzes und so weiter. Auf das Organsystem angewendet, lassen sich vergleichbare Verwandtschaften entwickeln: Das Herz unterstützt die Milz, die Milz die Lungen usw.

Dies wird als „Mutter-und-Sohn"-Zyklus bezeichnet. So ist die Niere „Mutter" für ihren „Sohn", die Leber. Wenn es an Nieren-Yin mangelt, führt dies häufig zu Mangel an Leber-Yin, und die „Mutter" kann benutzt werden, um den „Sohn" zu behandeln. Mangel an Lungenenergie kann durch Anregen der Milz behandelt werden.

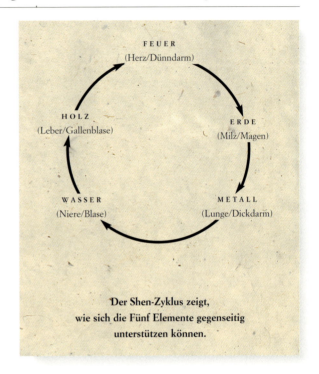

Der Shen-Zyklus zeigt, wie sich die Fünf Elemente gegenseitig unterstützen können.

DER KO-ZYKLUS
Zyklus der gegenseitigen Kontrolle

DIESES SYSTEM bezieht sich auf die Art, wie sich die Elemente in der Natur als Teil des dynamischen Ausgleichs gegenseitig kontrollieren. So „kontrolliert" Feuer Metall, weil es Metall schmelzen kann, während Wasser Feuer „kontrolliert". In der chinesischen Medizin bedeutet Kontrolle einen Teil des Prozesses, in dem ein Organ das andere unterstützt. Entsteht Disharmonie, kann ein schwaches Organ die Kontrolle und Unterstützung, die ein anderes benötigt, nicht mehr ausüben.

Bei schwacher Lungenenergie wird die Leberenergie nicht mehr genug kontrolliert und steigt an. Dies kann sich in Kopfschmerzen oder Bluthochdruck äußern. Wird die Milz zu feucht, kann sie die Fähigkeit der Leber, Energie durch den ganzen Körper zu schicken, hemmen.

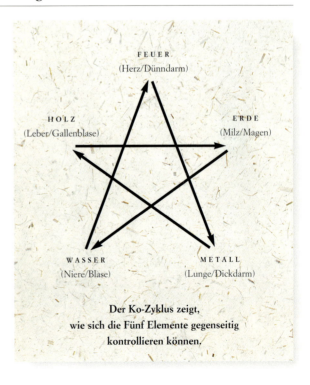

Der Ko-Zyklus zeigt, wie sich die Fünf Elemente gegenseitig kontrollieren können.

DIE KOSMOLOGISCHE SEQUENZ
Spiegel des menschlichen Körpers

DIE DRITTE Sequenz, die aus der Darstellung der Fünf Elemente entsteht, hat ihre Wurzeln nicht nur in der daoistischen Naturbetrachtung, sondern auch in der chinesischen Numerologie und ist als kosmologische Sequenz bekannt. Diese Sequenz betrachtet das Element Wasser als Ursprung und daher als wichtigsten Punkt des Zyklus.

Da das Element Wasser den Nieren entspricht, zeigt dies die Wichtigkeit der Nieren in der chinesischen Medizin. Sie werden als der Ursprung von Yin- und Yang-Energie im Körper bzw. in allen anderen Organen gesehen.

Die Milz, die sich im Mittelpunkt der Kosmologischen Sequenz befindet, wird als Quelle des Körper-Qi gesehen und unterstützt daher alle anderen Organe.

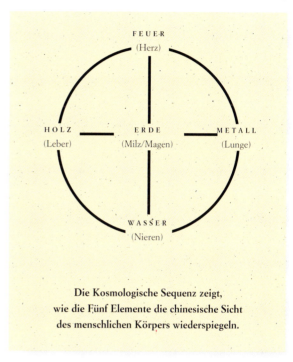

Die Kosmologische Sequenz zeigt, wie die Fünf Elemente die chinesische Sicht des menschlichen Körpers wiederspiegeln.

DER ANSATZ DER FÜNF ELEMENTE

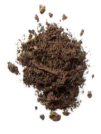

ERDE

DIE FÜNF-Elemente-Darstellung zeigt, wie sehr die chinesische Medizin auf den daoistischen Ansatz von Ausgewogenheit, Entwicklung und Harmonie in der Natur aufbaut. Die Betrachtung dieser ständigen Wandlungen geben uns ein Verständnis von Leben und Tod, eine Einsicht in Werden und Vergehen, wann eine Krankheit unbedeutend ist, und wann sie ernsthaft wird.

Einige Mediziner beurteilen den Gesundheitszustand eines Patienten nur im Hinblick auf die Fünf Elemente und richten ihre Therapie darauf aus. Andere gehen von der grundlegenden Yin- und Yang-Darstellung aus und stellen ihre Diagnose anhand von energetischem Übermaß bzw. Mangelmustern. Dieser Yin- und Yang-Ansatz ist die vorherrschende Praxis im heutigen China und ist auch Grundlage dieses Buches.

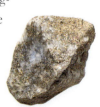

METALL

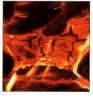

FEUER

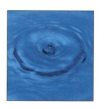

WASSER

HOLZ

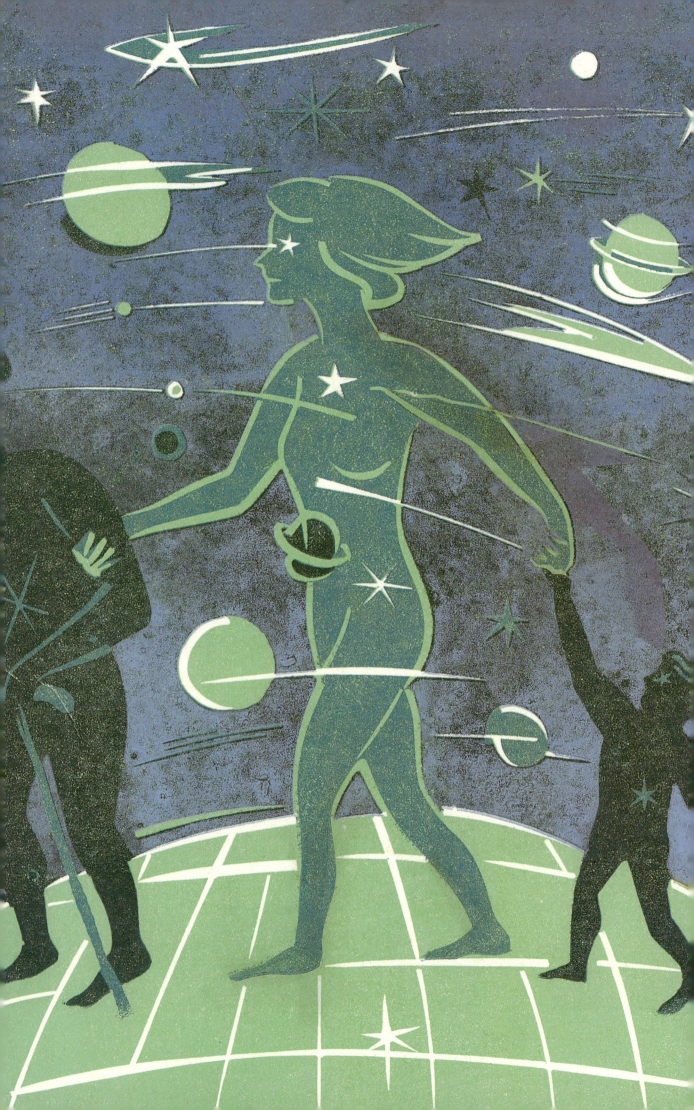

DIE GRUNDELEMENTE

WIE BESCHRIEBEN, betont die westliche Betrachtungsweise des menschlichen Körpers physische Strukturen und Bestandteile, die auf sehr subtile und komplexe Art zusammenwirken. Anatomie und Physiologie beschreiben sowohl die größten Strukturen – Knochen, Muskeln, Haut – als auch die kleinsten – Zellen und deren Bestandteile. Diese strukturierte „Landkarte" ist die Grundlage für das Modell von Ursache und Wirkung, das die westliche Medizin beherrscht.

Das chinesische Modell unterscheidet sich davon grundsätzlich. Hier werden eher dynamische Bestandteile betrachtet. Der menschliche Körper wird in erster Linie als Energiesystem gesehen, in dem verschiedene Dinge zur Bildung des gesamten Körpers zusammenwirken. Diese grundlegenden materiellen und immateriellen Bestandteile sind Qi, Jing, Blut, Körpersäfte und Shen.

Obgleich wir sie nacheinander betrachten werden, ist es wichtig, sich immer vor Augen zu halten, daß keines davon einzeln gesehen werden kann, weil sie nach dem chinesischen Modell ununterbrochen dynamisch zusammenarbeiten.

Bei jedem werden wir nacheinander auf folgende Punkte eingehen:

✦ URSPRUNG ✦ ARTEN ✦ FUNKTIONEN ✦ DISHARMONIEN.

QI

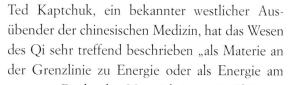

ZUM VERSTÄNDNIS der chinesischen Medizin ist es vor allem wichtig, den Begriff des Qi (ausgesprochen: „Tschie", auch Chi geschrieben, wie z. B. bei Tai Chi) zu verstehen. Qi wurde abwechselnd als „Energie", „Vitalenergie" oder „Lebenskraft" übersetzt. Es ist jedoch unmöglich, diesen Begriff in einem deutschen Wort zu erfassen. Alles im Universum besteht aus Qi, aber es gilt weder als Grundsubstanz noch als reine Energie.

OBEN
Chinesisches Zeichen für Qi.

Ted Kaptchuk, ein bekannter westlicher Ausübender der chinesischen Medizin, hat das Wesen des Qi sehr treffend beschrieben „als Materie an der Grenzlinie zu Energie oder als Energie am Punkt der Materialisierung". Chinesen drücken es so aus: „Wenn sich Qi sammelt, bildet sich der physische Körper; wenn Qi sich zerstreut, stirbt er."

Letztendlich lohnt es nicht und bringt auch nichts, endlos darüber zu diskutieren, was Qi ist, sondern man sollte versuchen, Qi zu verstehen, indem man auf seine Wirkung achtet.

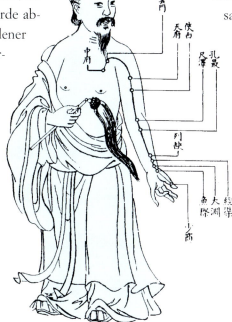

GEGENÜBER
Energie (Qi) fließt durch das Universum und durch seinen Mikrokosmos – den menschlichen Körper.

LINKS
Die Darstellung des Lungenmeridians (ca. 1624) zeigt 22 Akupunkturpunkte im körperlichen Energiesystem. (Die rechte Seite spiegelt die linke Seite wider.)

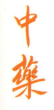

URSPRUNG UND ARTEN DES QI

DAS URSPRUNGS-QI (Yuan Qi), auch als Pränatales oder Vorgeburtliches Qi bekannt, erben wir bei der Zeugung von unseren Eltern. Es wird durch das Postnatale oder Normale Qi vermehrt, das aus dem Qi entsteht, das wir aus unserer Welt erhalten. Es gibt zwei Hauptquellen für das Normale Qi: Lebensmittel und Luft. Gu Qi wird aus der Nahrung gewonnen. Die Milz ist am wichtigsten bei diesem Prozeß. Kong Qi gewinnen wir aus unserer Atemluft, und das wichtigste Organ dafür ist die Lunge. Gu Qi und Kong Qi mischen sich und bilden gemeinsam das Atmungs-Qi (Zong Qi), das auch als das „Meer von Qi" bezeichnet wird.

Das Zong Qi wird schließlich mit Hilfe des Yuan Qi zu Normalem oder Aufrechtem Qi (Zheng Qi), dem Qi, das durch die Meridiane und Organe des Körpers fließt. Da Zheng Qi durch den ganzen Körper fließt, ist es an einigen wichtigen Funktionen beteiligt:

Zheng Qi bildet die Grundlage des Nahrungs-Qi (Ying Qi), das unverzichtbar für den Ernährungsprozeß aller Gewebe ist. Es bildet auch die Grundlage des Abwehr-Qi (Wei Qi), das an der Oberfläche des Körpers zirkuliert und ihn vor äußeren Disharmonie- oder Krankheitsursachen schützt.

Während das Zheng Qi durch jedes innere Organ fließt, arbeitet es immer mit Rücksicht auf die entsprechenden Eigenschaften eines jeden Organs. So unterscheidet sich beispielsweise die Arbeit des Leber-Qi von der des Lungen-Qi, obwohl sie beide Manifestationen des Zheng Qi sind. Dieses wird Organ-Qi genannt (Zangfu Zhi Qi). Wenn das Zheng Qi durch die Meridiane und Kanäle im Körper fließt, heißt es dagegen Leitbahnen-Qi (Jing Luo Zhi Qi).

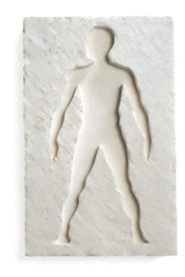

OBEN
Wir werden mit ererbtem Qi geboren, das auf das Qi, aus der Nahrung, und unserer Atemluft, einwirkt.

ARTEN DES QI UND IHR URSPRUNG

OBEN
Die Abbildung zeigt, wie Qi aus der Nahrung (Gu Qi), das von der Milz verarbeitet wird, und Qi aus der Luft (Kong Qi), das von der Lunge verarbeitet wird, durch Zusammenwirken mit dem Ursprungs-Qi (Yuan Qi) für die Ernährung des Körpers und für die Bildung seines Abwehrsystems gebraucht werden.

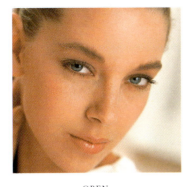

OBEN
Gesundheit und Wohlbefinden
resultieren aus einem harmonischen Qi.

FUNKTIONEN DES QI

QI HAT fünf Hauptfunktionen im Körper.

1. Quelle von körperlicher Aktivität und Bewegung

Jede Bewegung im Körper, ob willkürlich oder unwillkürlich, ist eine Manifestation des Qi-Flusses. Qi steigt konstant auf und ab im Körper, tritt in ihn ein und verläßt ihn wieder. Gesundheit und Wohlbefinden hängen von dieser kontinuierlichen, dynamischen Aktivität ab.

2. Aufwärmen des Körpers

Das Aufrechterhalten der Körpertemperatur gehört zur wärmenden Aufgabe des Qi.

3. Körperschutz

Wei Qi sorgt für den Schutz vor äußeren Einflüssen wie Kälte, Hitze, Feuchtigkeit und anderen, die Krankheiten verursachen können.

4. Quelle von Umwandlungen im Körper

Qi ermöglicht die Transformation von Nahrungsmitteln und Luft in andere vitale Substanzen wie Qi selbst, Blut und Körpersäfte.

5. Bewahrung von Körpersubstanzen und Organen

Ein gesundes und starkes Qi ist lebensnotwendig, um Organe, Gefäße und Gewebe im Körper an ihrem Platz zu halten und eine einwandfreie Funktion zu gewährleisten. Das ist vergleichbar mit dem richtigen Druck, den ein Reifen benötigt, um ihn auf der Felge zu halten und damit die Bewegung des Fahrzeugs zu ermöglichen.

DISHARMONIEN DES QI

ES GIBT insgesamt vier typische Qi-Disharmonien.

1. Qi-Mangel (Qi Xu)

Dies bedeutet, daß zu wenig Qi da ist, um die verschiedenen Funktionen angemessen auszuführen. Bei älteren Menschen kann ein Mangel an Qi durch das Altern zu einer chronischen Erkältung führen, da Qi seine wärmende Funktion nicht mehr ordnungsgemäß ausführt.

2. Zusammengebrochenes Qi (Qi Xian)

Besteht starker Qi-Mangel, kann es seine bewahrende Funktion nicht mehr ausüben. Dadurch entstehen Organ-Vorfälle.

3. Stagnierendes Qi (Qi Zhi)

Wenn der normale Qi-Fluß gestört ist, kann dies zu trägem Fluß oder zu Staus führen. Schon ein kleines Anstoßen am Arm kann zu lokaler Schwellung mit Schmerzen führen, da das Qi in den Meridianen stagniert. Die Stagnation kann auch innere Organe betreffen und dort zu ernsteren Disharmonien führen.

4. Gegenläufiges Qi (Qi Ni)

Hier fließt Qi in die falsche Richtung. Beispielsweise fließt das Magen-Qi normalerweise nach unten, wobei es die Nahrung zu den Därmen transportiert. „Rebelliert" das Magen-Qi und fließt aufwärts, verursacht es Probleme wie Schluckauf, Übelkeit und in extremen Fällen Erbrechen.

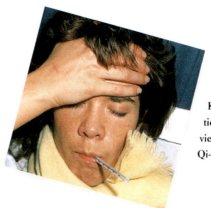

LINKS
Krankheit resultiert aus einer der vier hauptsächlichen Qi-Disharmonien.

QI UND ENERGIE

DIE CHINESISCHE TRADITION *ist nicht die einzige, die Theorien über „Lebensenergie" formuliert hat. Die indische oder Ayurvedische Medizin hat in ihren geschichtlichen und philosophischen Grundlagen viel mit der chinesischen Medizin gemeinsam. Auch sie sieht die Gesundheit als harmonische Balance der Lebensenergien. Die Lebenskraft, vergleichbar mit Qi, die durch Menschen und durch das Universum fließt, heißt dort Prana.*

MENSCHLICHE ENERGIEFELDER

DIE VORSTELLUNG von Energiefeldern ist westlichen Erklärungsmodellen trotz vieler Veröffentlichungen fremd und kann auch kaum erklärt werden. Es besteht die Hypothese, daß der Körper nur die dichteste Schicht energetischer Substanz ist: Energie wird hier sichtbar und berührbar. Um den Körper herum gibt es Energie in anderen, feinstofflicheren Schichten. Die verschiedenen Energie-Ebenen sind: körperlich, ätherisch, astral und mental (letztere aufgeteilt in instinktive intellektuelle und spirituelle Unterebenen) und Reiner Geist oder auch Kausal-Ebene genannt. Diese Ebenen sind miteinander verwoben und lassen sich nicht streng abgrenzen. Der Entwicklung und dem Aufbau des dynamischen Körpers geht die Stimulierung feinstofflicher Ebenen voran. Mit anderen Worten beginnt der Körperaufbau auf der Ebene des Reinen Geistes bzw. auf der Kausalebene. Diese schafft eine Form auf der mentalen Ebene, diese wiederum eine Form auf der astralen Ebene etc., bis sich diese Formen als menschlicher Körper auf der physischen Ebene zeigen.

Diese energetische Betrachtung des Körpers unterscheidet sich total von der entgegengesetzten mechanistischen Sichtweise des Westens!

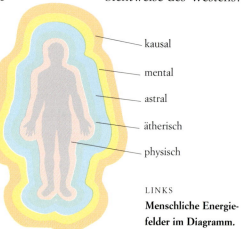

LINKS
Menschliche Energiefelder im Diagramm.

DAS QI-ENERGIESYSTEM

ES SCHEINT, daß der Qi-Fluß und das Netzwerk der Meridiane, das ihn leitet, am Übergang zwischen der physischen und den nicht berührbaren Energieebenen stattfindet. Da der Ätherkörper dem physischen Körper am nächsten liegt, kann man sagen, daß die Meridiane sozusagen „das physisch-ätherische Interface" bilden, wie Richard Gerber es nennt.

Qi-Energie aus dem Universum tritt durch die ätherische Energieebene in den Körper, indem es die großen und kleinen Akupunkturpunkte passiert und über die Meridiane in die zellulären Strukturen fließt. Jede Disharmonie im Körper hat sich daher vorher auf der ätherischen Ebene geäußert. Körperliche Krankheiten sind somit das Ende einer Kette von energetischen Prozessen.

RECHTS
In der westlichen Medizin macht ein Elektrokardiogramm die elektrischen Abweichungen sichtbar, die bei der Kontraktion des Herzens entstehen.

DAS CHAKRA-SYSTEM

DIE VORSTELLUNG von sieben Hauptchakren und unzähligen Nebenchakren stammt aus der alten spirituellen Tradition Indiens. Antike Schriften erklären, daß die Chakren wie Energiewirbel oder Zentren sind, die auf unseren feinstofflichen Energieebenen bestehen und die eine direkte Wirkung auf die zelluläre Struktur des Körpers haben. Sie können als „Energieumwandler" höheren Energiefeldern ermöglichen, auf dem niedrigeren Energieniveau des physischen Körpers zu arbeiten.

Jedes Hauptchakra scheint mit einer bestimmten Drüse des endokrinen Systems verbunden zu sein und somit Zugang zu den hormonellen Bewegungen und Veränderungen im Körper zu haben. Die Chakren sind miteinander verbunden und bilden mittels feinstofflicher Kanäle, den sogenannten Nadis, ein Netz im ganzen Körper. Man ist versucht zu sagen, daß Chakren und Nadis eine andere Bezeichnung für das Meridiansystem und die Akupunkturpunkte der chinesischen Medizin sind, jedoch wirken sie auf einer subtileren Ebene als das Meridiansystem und ergänzen dieses eher.

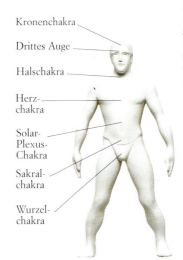

RECHTS
Die indischen Chakren oder Kraftzentren im Körper sind mit bestimmten Drüsen verbunden.

WIE FUNKTIONIERT CHINESISCHE MEDIZIN?

DER BOTANIKER Rupert Sheldrake hat den Begriff „morphogenetische Felder" oder Energiematrizen eingeführt. In einer solchen Matrix erscheint Krankheit als „Kratzer", und wenn sich dieser „Kratzer" tief eingeprägt hat, wird die Krankheit chronisch. Dieses Modell dient zur Erklärung der in der chinesischen Medizin beobachteten Wirkungsweisen. Akupunktur, Heilkräuter und ähnliches wirken zunächst auf Sheldrakes morphogenetische Matrix, am Übergang von feinstofflicher zu physischer Ebene. Hieraus resultieren dann molekulare und zelluläre Veränderungen.

Eine einfache Analogie hierzu wäre die Stimmgabel: Wenn sie angeschlagen wird, entsteht eine bestimmte Energie-Resonanz. Bei Übereinstimmung bzw. Überlagerung kann es zu überraschenden Veränderungen der sichtbaren Form kommen, wie z. B. dem Zerspringen eines Glases.

Die Herausforderung der Medizin im 21. Jahrhundert wird es sein, diese energetischen Bereiche zu untersuchen. Die chinesische Medizin lenkt bereits unser Denken in die richtige Richtung.

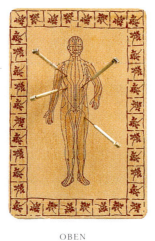

OBEN
Die unsichtbaren Meridiane, durch die die Energie fließt, besitzen Haupt- und Nebenakupunkturpunkte.

JING

Jing wird üblicherweise als Essenz übersetzt und ist ein weiteres, etwas schwer zu verstehender Begriff in der chinesischen Medizin. Jing kann als Grundlage aller organischen Lebensformen betrachtet werden. Bei reichlich vorhandenem Jing ist die Lebenskraft stark, der Organismus gesund, bei Jing-Mangel ist die Lebenskraft schwach und der Körper anfällig für Erkrankungen und Störungen. Es ist vielleicht hilfreich, Jing von Qi zu unterscheiden, indem wir uns den Begriff „Bewegung" näher anschauen.

Qi ist für die fortlaufenden täglichen Bewegungen im Körper zuständig. Jing dagegen ist für die langsamen Entwicklungsveränderungen im Körper verantwortlich, verbunden mit dem Wachstum des Organismus vom Foetus über Kindheit und Erwachsenenalter bis zum Tod.

URSPRUNG UND ARTEN DES JING

DAS VORGEBURTLICHE oder Angeborene Jing (Xian Tian Zhi Jing) wird durch die Vereinigung der männlichen und weiblichen Sexualenergie im Zeugungsakt gebildet. Daher bildet das Angeborene Jing die Grundlage für das vorgeburtliche Wachstum in der Gebärmutter und ernährt den Embryo. Menge und Qualität eines jeden Angeborenen Jing sind festgelegt und bestimmen Konstitution und Eigenschaften, die einen Menschen durch das Leben begleiten.

Das Nachgeburtliche Jing (Hou Tian Zhi Jing) nimmt man mit den Speisen und Getränken zu sich. Es wird durch die Arbeit von Milz und Magen gewonnen und ergänzt das Angeborene Jing. Gemeinsam bilden sie das Gesamt-Jing des Organismus.

Die chinesische Medizin sieht das Jing in engem Zusammenhang mit der Funktion der Nieren, und das Nieren-Jing ist eine weitere Unterteilung des Vor- und Nachgeburtlichen Jing. Hier sei kurz erwähnt, daß das Nieren-Jing unter dem Einfluß des wärmenden Nieren-Yang Nieren-Yin in Nieren-Qi umwandelt.

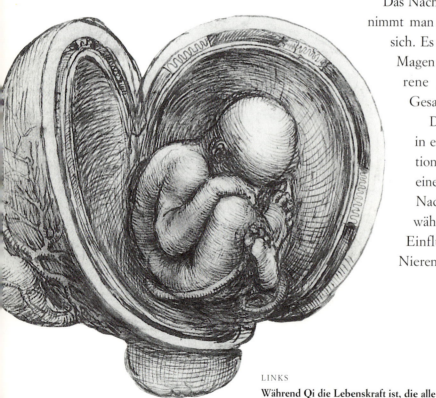

LINKS

Während Qi die Lebenskraft ist, die alle täglichen Veränderungen regelt, werden die langzeitlichen Veränderungen – vom Embryonalstadium bis Tod – durch Jing kontrolliert (Zeichnung von Leonardo da Vinci).

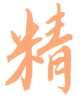

OBEN

Das chinesische Schriftzeichen für Jing.

FUNKTIONEN DES JING

REGELUNG VON WACHSTUM, ZEUGUNG UND ENTWICKLUNG
Jing steuert die Entwicklung eines Menschen. Bei Kindern ist es für das Wachstum der Knochen, Zähne und Haare verantwortlich. Es unterstützt die Entwicklung des Gehirns und die sexuelle Reifung. Bei Erwachsenen ermöglicht Jing die Zeugung. Die Fruchtbarkeit hängt von einem starken Nieren-Jing ab.

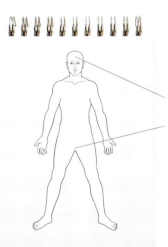

Gehirnentwicklung

Fruchtbarkeit

LINKS
Jing besitzen wir von Geburt an. Es entspricht dem, was im Westen als „Konstitution" bezeichnet wird.

FÖRDERUNG DES NIEREN-QI
Jing und Nieren sind sehr eng verbunden. Das Nieren-Qi ist der Ursprung des gesamten Qi im Körper. Wenn es schwach ist, entstehen Qi-Mangel und -schwäche überall im Körper.

DIE PRODUKTION VON MARK
Der Begriff „Mark" in der chinesischen Medizin beinhaltet den grundsätzlichen Aufbau des Rückenmarks und des Gehirns. Da Jing für die Produktion von Mark verantwortlich ist, kann eine Schwäche dieses Prozesses ernste Folgen haben.

FESTLEGUNG DER KONSTITUTION
Die Stärke des Jing bestimmt die grundlegende Konstitution. So arbeitet das Jing mit dem Wei Qi zusammen, um den Körper vor äußeren Einflüssen zu schützen. Ist das Jing schwach, entwickelt man eine chronische Anfälligkeit für Krankheiten.

STÖRUNGEN DES JING

JING-DISHARMONIEN wirken direkt auf Entwicklung und Konstitution.

ENTWICKLUNGSSTÖRUNGEN
Jede Entwicklungsstörung wie Lernschwierigkeiten oder körperliche Behinderungen bei Kindern entsteht durch Jing-Mangel. Im späteren Leben, wenn Jing abnimmt, beginnt der körperliche Verfall mit Taubheit, Ergrauen sowie Schwäche und Senilität.

NIERENBEDINGTE STÖRUNGEN
Wegen der engen Verbindung zwischen Jing und Nieren kann jeder Jing-Mangel zu Nierenproblemen führen wie Impotenz, Kreuzschmerzen und Tinnitus.

Gedächtnisschwund
Allergien

MARKBEDINGTE STÖRUNGEN
Bei schwachem Jing können Fehlfunktionen des Gehirns wie Konzentrationsstörungen und Schwindel auftreten.

KONSTITUTIONELLE SCHWÄCHE
Diese Schwäche kann zu einer chronischen Bereitschaft für Krankheiten und Allergien führen.

Nierenbedingte Probleme

LINKS
Eine Vielzahl von Problemen und Störungen kann mit Jing-Mangel oder -schwäche zusammenhängen.

BLUT

ÄHNLICH SCHWIERIG wie die Begriffe Qi und Jing sind auch Eigenschaft und Bedeutung von Blut in der chinesischen Medizin zu erklären. Blut ist nicht nur eine Körpersubstanz, so wie es im Westen gesehen wird. Es hängt eng mit Qi zusammen und ernährt Körper und Shen.

Für die chinesische Medizin ist Blut eine flüssige Verkörperung des Qi. Wir werden nun folgende Aspekte näher untersuchen.

♦ URSPRUNG DES BLUTES ♦ FUNKTIONEN DES BLUTES ♦ VERBINDUNGEN DES BLUTES
♦ DISHARMONIEN DES BLUTES.

URSPRÜNGE DES BLUTES

NACH CHINESICHER Sicht wird das Körperblut auf zwei Arten hergestellt.

Dabei spielen in der chinesischen Medizin Milz, Magen, Lunge, Herz und Nieren wichtige Rollen.

OBEN
Speisen und Getränke werden von der Milz aus in Blut umgewandelt.

1. UMWANDLUNG VON NAHRUNG

Speisen und Getränke werden in Blut umgewandelt, dieser Vorgang beginnt in der Milz.

Die Milz zieht Gu Qi aus den Speisen, die im Magen angekommen sind und schickt es nach oben in den Brustbereich. Beim Lungen-Qi beginnt schon die Umwandlung in Blut, aber das Gu Qi wird von den Lungen noch weiter zum Herzen befördert, wo Yuan Qi und Jing die weiteren nötigen Umwandlungsschritte vornehmen.

2. ARBEIT DES MARKS

Mark ist am Prozeß der Blutproduktion ebenfalls beteiligt.

Für diese Aufgabe produziert das in den Nieren gespeicherte Jing Mark. Dieses wiederum produziert Knochenmark, das seinerseits an der Blutbildung beteiligt ist.

SO ENTSTEHT BLUT AUS DER NAHRUNG

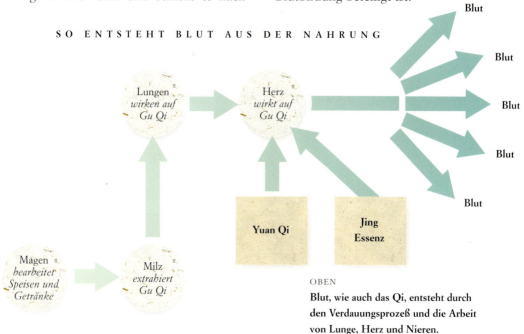

OBEN
Blut, wie auch das Qi, entsteht durch den Verdauungsprozeß und die Arbeit von Lunge, Herz und Nieren.

WIE AUS MARK BLUT GEBILDET WIRD

RECHTS
Mark wird durch die Arbeit der Nieren gebildet und führt zur Herstellung von Knochenmark und Blut.

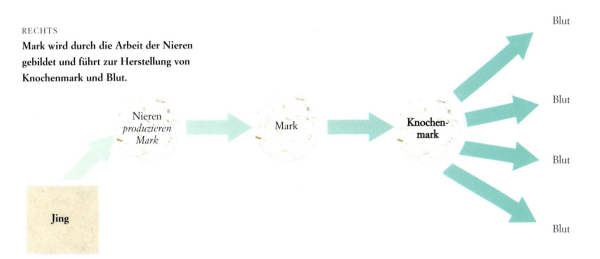

FUNKTIONEN DES BLUTES

Man glaubt, daß das Blut drei Hauptfunktionen im Körper hat.

1. ERNÄHRUNG DES KÖRPERS
Die wahrscheinlich wichtigste Funktion des Blutes ist, daß es durch seinen kontinuierlichen Kreislauf durch den Körper Nährstoffe in alle Organe, Muskeln, Bänder und Strukturen transportiert. Erinnern Sie sich daran, daß Blut als ein Aspekt von Qi betrachtet wird und als solches den nährenden Aspekt des Qi betont.

2. BEFEUCHTEN DES KÖRPERS
Da Blut eine Flüssigkeit ist, spielt es bei der Befeuchtung und als Schmiermittel im ganzen Körper eine wichtige Rolle.

3. UNTERSTÜTZUNG DES GEISTES (SHEN)
Das Blut hilft, den Geist zu „ankern", und erlaubt somit die Entwicklung klarer und beständiger Denkprozesse. Blutmangel kann zu Gereiztheit und Ängstlichkeit führen.

RECHTS
Blut nährt und befeuchtet den Körper und unterstützt den Geist, man sollte es sich jedoch nicht als rein physisch vorstellen.

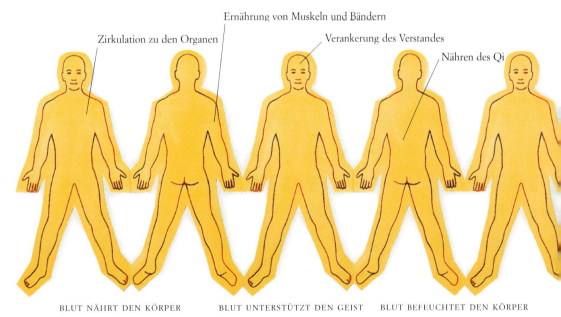

39

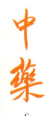

BEZIEHUNGEN ZU QI

DAS BLUT hat wichtige Beziehungen zu allen Yin-Organen (Zang) im Körper. Dies werden wir ausführlicher bei der Betrachtung der einzelnen Organfunktionen besprechen.

Es lohnt sich jedoch, ein bißchen genauer auf die gegenseitige Abhängigkeit zwischen Blut und Qi einzugehen. Blut ist eine Erscheinungsform des Qi. Qi kann im Hinblick auf das Blut als Yang betrachtet werden, da es ätherischer ist, umgekehrt kann das Blut im Hinblick auf Qi als Yin betrachtet werden, da es greifbarer ist. Diese enge Verbindung kann man folgendermaßen verdeutlichen:

- Qi produziert Blut.
- Qi bewegt Blut durch den Körper.
- Qi hält Blut in den Blutgefäßen.
- Blut nährt Qi.

Die Chinesen fassen diese nahe Beziehung in einem Satz zusammen „Qi ist der Befehlshaber des Blutes – das Blut ist die Mutter des Qi".

BLUT-DISHARMONIEN

MAN SPRICHT hauptsächlich von drei Blutdisharmonien.

1. BLUTMANGEL (XUE XU)
Er resultiert aus der mangelnden Fähigkeit der Milz, Gu Qi für die Blutproduktion in Bewegung zu bringen und führt oft zu Blässe, trockener Haut und gelegentlichem Schwindel.

2. GESTAUTES BLUT (XUE YU)
Wenn Qi sehr schwach ist, kann es das Blut nicht ordnungsgemäß bewegen, was zu seiner Stagnation führt. Typischerweise führt dies zu scharfen, stechenden, häufig starken Schmerzanfällen. Es können sich auch Tumoren bilden.

3. HITZE IM BLUT
Sie entsteht normalerweise durch innere Hitze bei Disharmonie eines anderen Organs – üblicherweise der Leber. Hitze im Blut kann u. a. zu Hautekzemen und geistig/emotionalen Problemen führen.

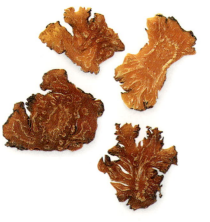

LINKS
Ein chinesischer Arzt kann es für nötig halten, das Blut mit Heilkräutern zu regulieren.

ACHTUNG
STELLEN SIE KEINE SELBSTDIAGNOSE: FRAGEN SIE EINEN QUALIFIZIERTEN ARZT.

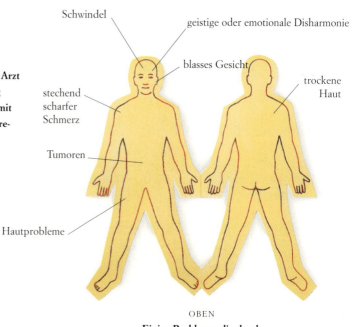

OBEN
Einige Probleme, die durch mangelndes oder stagnierendes Blut entstehen.

Die Kirlianfotografie, die die elektrische Ausstrahlung eines Objektes aufzeigt, enthüllt die Gebiete geballter Energie im menschlichen Körper (großes Bild) und in einem frisch gepflückten Blatt (kleines Bild).

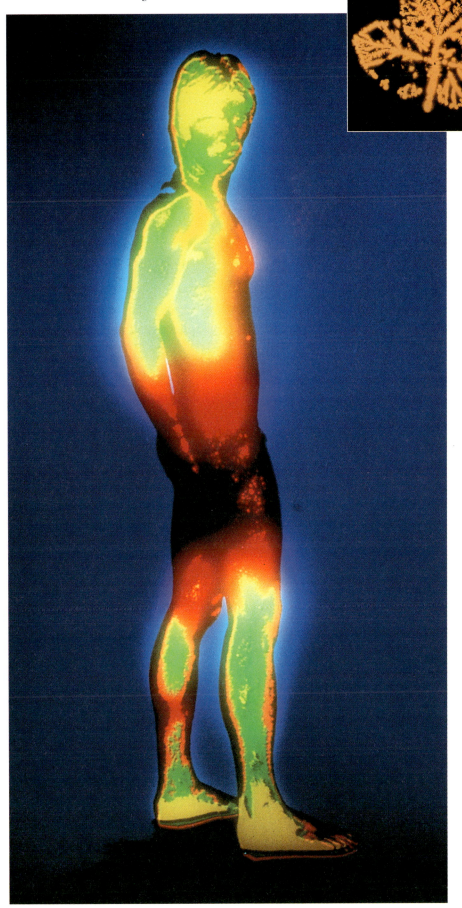

慨念

DIE GRUNDELEMENTE

KÖRPERSÄFTE

KÖRPERSÄFTE (Jin Ye) gelten als die anderen organischen Flüssigkeiten, die den Körper befeuchten und schmieren (zusätzlich zum Blut, das große Bedeutung hat). Jin Ye entstehen aus der Verarbeitung von Speisen und Getränken durch die Organe, sie wirken innerlich und äußerlich auf den Körper. Es gibt zwei Arten solcher Säfte – leicht und wäßrig oder dickflüssig und schwer. Mangel oder Überschuß an Körpersäften verursachen spezifische Probleme.

URSPRUNG UND ART DER SÄFTE

DER KREISLAUF von Ursprung und Verwandlung der Körpersäfte ist ziemlich komplex, kann aber folgendermaßen vereinfacht werden.

Körpersäfte entstehen bei der Nahrungsaufnahme durch Milz und Magen. Die chinesische Medizin sieht eine wichtige Funktion der Milz in der Trennung von „reinen" und „unreinen" Flüssigkeiten, die mit der Nahrung aufgenommen werden. Die „reinen" Essenzen werden in die Lunge aufwärts geschickt und weiter aufgeteilt in „leichte" und „dickflüssige". Die „leichten" werden von der Lunge verteilt, um Haut und Muskeln zu befeuchten, während die „dickflüssigen" Flüssigkeiten zu den Nieren abwärts geschickt werden. Die erwärmende Arbeit des Nieren-Yang teilt die „dickflüssigen" Säfte nochmals auf und schickt die verfeinerte Flüssigkeit aufwärts zurück zur Befeuchtung der Lungen, während die „unreinen" Säfte von den Nieren zur Blase befördert und als Urin ausgeschieden werden.

Zusätzlich werden die „unreinen" Säfte von der Milz zum Dünndarm abwärts geleitet, der noch einmal aufteilt zwischen reineren Säften, die zur Blase gelangen, und den unreinsten, die schließlich an den Dickdarm zur Ausscheidung abgegeben werden.

PRODUKTION UND ZIRKULATION DER KÖRPERSÄFTE

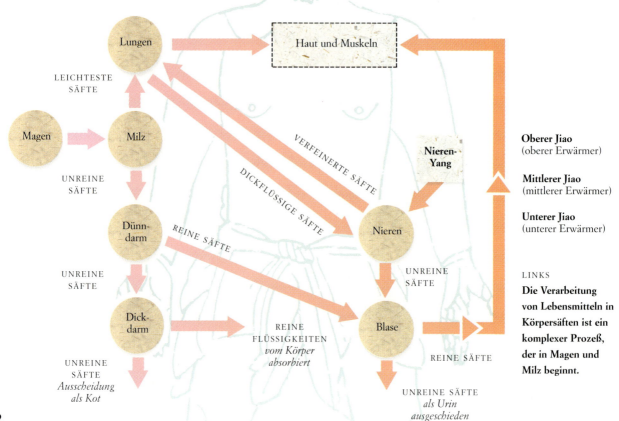

LINKS
Die Verarbeitung von Lebensmitteln in Körpersäften ist ein komplexer Prozeß, der in Magen und Milz beginnt.

Sogar jetzt können reinere Destillate noch in den Körper zurückgenommen werden. Der letzte Teil des Körpersäfte-Zyklus zeigt eine weitere Aufteilung in der Blase, von der die „reinen" Säfte wieder durch den Dreifachen Erwärmer im Körper aufwärts geschickt werden. Die „unreinen" werden als Urin ausgeschieden.

Produktion und Zirkulation der Körpersäfte sind ein subtiler und schwieriger Prozeß. Es wird kontinuierlich getrennt und wiederaufbereitet, damit die größte Menge nützlicher Flüssigkeit absorbiert und vom Körper benutzt wird.

Es gibt zwei Arten von Körpersäften.

1. LEICHTE SÄFTE (JIN)
Wässerige Säfte, die mit dem Wei Qi auf der Haut und den Muskeln im äußeren Bereich des Körpers unter der Regie der Lungen zirkulieren.

2. DICKFLÜSSIGE SÄFTE (YE)
Diese sind viel schwerer und dicker als die Jin-Säfte. Sie zirkulieren mit Ying Qi unter dem Einfluß von Milz und Nieren im Körperinneren.

FUNKTION DER KÖRPERSÄFTE

WICHTIGSTE FUNKTION aller Körpersäfte ist es, den Körper zu befeuchten und zu nähren.

Die Jin-Flüssigkeiten wirken auf Haut, Muskeln und Haare. Sie können auch direkt aus dem Körper fließen – wie Schweiß, Tränen und Speichel.

Die Ye-Flüssigkeiten versorgen Gelenke und Gehirn.

KÖRPERFLÜSSIGKEITEN, QI UND BLUT

WIR KÖNNEN in der chinesischen Medizin keine der lebenswichtigen Substanzen für sich allein betrachten. Sie wirken ständig zusammen und hängen von einander ab. Das wird bei der Betrachtung von Qi, Blut und Körpersäften deutlich.

Qi ist für die Produktion und die Regulation der Körpersäfte sehr wichtig und dafür verantwortlich, daß sie ordnungsgemäß fließen.

Umgekehrt kann ein Mangel an Körpersäften zu einer Schädigung des Qi führen. So sind wiederum die Körpersäfte entscheidend für ein gesundes Qi.

Körpersäfte und Blut ernähren sich gegenseitig. Die Säfte sind für die richtige Blutkonsistenz notwendig, damit es nicht stagniert und dadurch Krankheit entsteht.

STÖRUNGEN DER KÖRPERSÄFTE

Es GIBT zwei grundlegende Störungen der Säfte.

1. SÄFTEMANGEL
Durch mangelhafte Ernährungs- und Befeuchtungsfunktion können eine Reihe von Problemen entstehen, z. B. kann ein Mangel an Säften im Darm zu Verstopfung führen.

2. ZUVIEL AN KÖRPERSÄFTEN
Sammeln sich Flüssigkeiten an, kann das zu Problemen führen, die als Feuchtigkeit und Schleim bezeichnet werden. Dies kann viele Ursachen und Symptome haben. Eine durch Fehlernährung geschädigte Milz kann zu Feuchtigkeit führen, die als Niedergeschlagenheit mit einem Schweregefühl im Unterbauch spürbar wird.

SHEN

DIE LETZTE grundlegende Substanz, die wir vorstellen, ist Shen, was als Geist, Seele eines Menschen übersetzt werden kann. Geist ist der angemessenste Begriff, da die chinesische Philosophie verschiedene Erscheinungsformen von Seele unterscheidet. Shen ist jedoch nicht nur der Geist, der denkt, sich erinnert und logische Prozesse durchführt. Es ist nicht menschliche Bewußtheit als solche, aber man kann sagen, daß Bewußtheit der Beweis für die Handlung und die Anwesenheit von Shen ist.

Es ist am besten, Shen in seiner Beziehung zu Qi und Jing zu betrachten. Jing, Qi und Shen gelten gemeinsam als die „Drei Schätze", die essentiellen Bestandteile jedes Lebens.

- Jing als dichteste Komponente ist für die körperliche Entwicklung verantwortlich.
- Qi, das nächste Stadium, ist für die direkten Bewegungsabläufe des Körpers zuständig.
- Shen ist das am höchsten verfeinerte Stadium und zuständig für das menschliche Bewußtsein.

Sind die Drei Schätze in Harmonie, strotzt der Mensch vor Lebenskraft: physisch fit, mit einem klaren Verstand und hellwach. Die treibende Kraft des Shen prägt die Persönlichkeit des einzelnen.

DISHARMONIEN DES SHEN

Eine leichte Störung kann sich in verlangsamtem und konfusem Denken, in Ängstlichkeit und Schlafstörungen ausdrücken. Im Extremfall kann sie zu schweren Persönlichkeitsstörungen und sogar zu Bewußtlosigkeit führen.

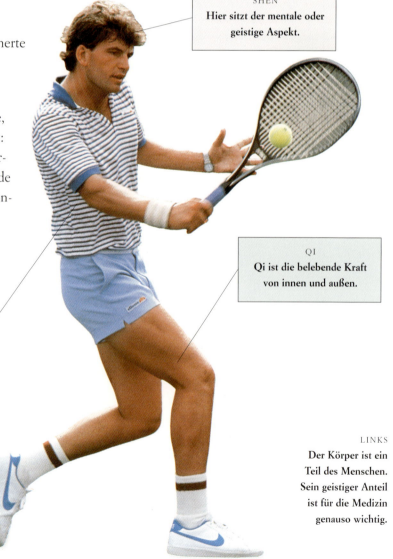

SHEN
Hier sitzt der mentale oder geistige Aspekt.

QI
Qi ist die belebende Kraft von innen und außen.

JING
Dieser Teil ist zuständig für Konstitution und Entwicklung.

OBEN
Das chinesische Schriftzeichen für Shen.

LINKS
Der Körper ist ein Teil des Menschen. Sein geistiger Anteil ist für die Medizin genauso wichtig.

ZUSAMMENFASSUNG

IN DIESEM KAPITEL *wurden Ihnen die Grundlagen der chinesischen Medizin vorgestellt. Wie Sie sehen, unterscheidet sich die Betrachtungsweise der Chinesen wesentlich von der westlichen Vorstellung, wobei sie sicherlich genauso subtil und verständlich ist.*

Wir haben Ihnen hier noch einmal eine Tabelle zusammengestellt. Denken Sie bitte immer daran: Betrachten Sie Qi, Jing, Blut, Körpersäfte und Shen nicht als „Dinge", aus denen der menschliche Körper gemacht wurde, sondern vor allem als Teile eines Prozesses. Diese Substanzen befinden sich in einem ständig wandelnden Balance-Akt miteinander – sie sind der „Tanz des Lebens" in der chinesischen Medizin.

DIE GRUNDLAGEN

SUBSTANZ	URSPRUNG	FUNKTION
Qi	vorgeburtlich – Eltern	*Bewegung und Aktivität*
	nachgeburtlich – Nahrung/ Luft	*Erwärmung, Umwandlung, Schutz, Bewahren*
Jing	vorgeburtlich – Eltern	*Wachstum, Fortpflanzung*
	nachgeburtlich – aufgenommene Nahrung	*Entwicklung, unterstützt Nieren-Qi, produziert Mark, formt die Konstitution*
Blut	Umwandlung der Nahrung Arbeit des Mark	*nähren, befeuchten, unterstützt Shen*
Körpersäfte	destilliert aus der aufgenommenen Nahrung	*befeuchten, nähren über: Jin – leichte Säfte Ye – dickflüssige Säfte*
Shen	Manifestation des Bewußtseins	*hält den Geist klar und wach*

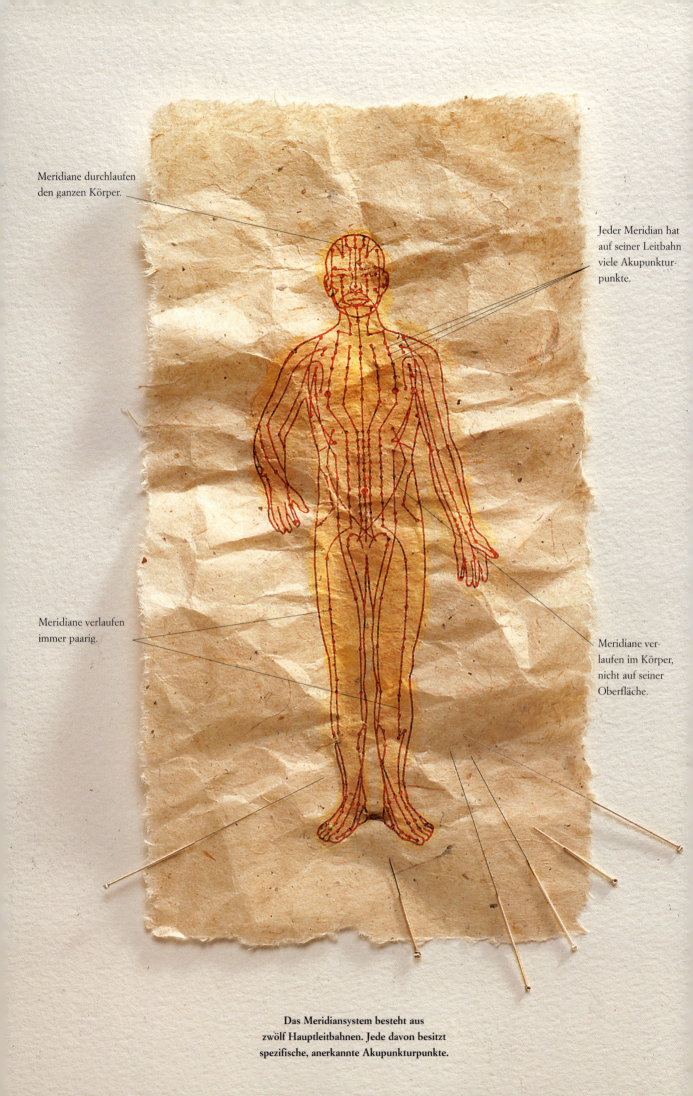

DAS MERIDIANSYSTEM

*Z*IEL DIESES *Kapitels ist es, das Energieverteilungssystem der chinesischen Medizin etwas klarer und logischer zu machen und seine Funktion zu beschreiben. Der Begriff „Meridian" beschreibt das Gesamtsystem, häufig werden jedoch die Meridiane selbst als „Leitbahnen" oder „Gefäße" bezeichnet.*

Die Wortwahl ist individuell verschieden, wobei der Gebrauch von „Leitbahnen" oder „Gefäße" an Tragen, Halten oder Transportieren denken läßt, während „Meridian" ein neutraler Begriff ist und manchmal besser paßt – etwa bei Akupunktur, die wirkt, indem sie das Qi eines Meridians verstärkt.

WAS SIND LEITBAHNEN?

FÜR DIE bereits besprochenen Grundelemente muß es einen Weg geben, auf dem sie den ganzen Körper erreichen. Die chinesische Medizin beschreibt ein verzweigtes Bahnensystem mit verbindenden Gefäßen, durch das Qi, Blut und die Körpersäfte fließen.

Es liegt nahe, sich die Leitbahnen ähnlich vorzustellen wie ein System von Blutgefäßen, also Arterien, Venen und Kapillaren. Dies ist ein nützlicher, aber auch irreführender Vergleich. Nützlich, weil das Kanalsystem tatsächlich für die Verteilung der Grundelemente im Körper verantwortlich ist. Irreführend jedoch, weil die konventionelle Anatomie und Physiologie diese Bahnen physisch nicht so identifizieren kann, wie es z. B. bei Blutgefäßen möglich ist.

Erinnern Sie sich, daß die chinesische Medizin zum größten Teil auf einer feinstofflichen Energieebene arbeitet. Qi, Blut, Jing und Shen sind die vier grundlegenden energetischen Kräfte, die kontinuierlich am Übergang zwischen physischer und energetischer Ebene fließen. Die Prozesse, die sie in Gang setzen, zeigen sich mit all ihren Stärken, Schwächen, Besonderheiten und Disharmonien im physischen Körper, sie selbst jedoch verbleiben weiterhin Energieformen. Daher ist es wahrscheinlich hilfreicher, das Meridiansystem als Energieverteilungsnetz zu betrachten, das zu einer energetischen Ausformung neigt.

So, wie wir versucht haben, den Begriff „Qi" durch seine Wirkungen zu verstehen, sollten wir das Meridianensystem auch eher als Prozeß denn als Struktur sehen.

Ein häufig gebrauchtes Bild zur Beschreibung der Qi-Bewegung, ist das eines Flusses. Ein Fluß hat eine Quelle und folgt seinem Weg, der schließlich ins Meer führt. Er ist mal seicht und tief, mal rasch oder langsam, wird aber stets seinem „natürlichsten" Weg folgen.

Qi durchdringt alles im Universum – alles ist daraus entstanden. Es tritt aber in unterschiedlichen Dichten auf. Man kann vielleicht das Meridiansystem als Bereiche oder Pfade mit einer hohen Qi-Konzentration ansehen. So kommen Sie nicht plötzlich an einen Rand oder

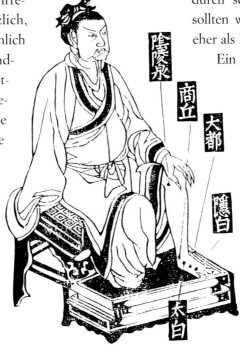

OBEN
Entlang der Meridiane liegen Akupunkturpunkte, die sich auf spezifische Organe beziehen.

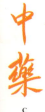

Abgrund, wenn Sie einen bestimmten Meridian verlassen, sondern Sie wechseln von einem Bereich mit hoher Qi-Dichte in einen mit geringerer Qi-Dichte, etwa wie Wasser von der Mitte des Flusses zum Ufer hin immer flacher wird und auch im Uferbereich als Feuchtigkeit vorhanden ist.

So haben wir das Bild des Körpers, der von einem Energiesystem in Bereichen hoher Dichte durchdrungen wird, die Leitbahnen genannt werden. Diese Energie befindet sich in konstanter Bewegung, treibt Myriaden von Prozessen an, die sich in Form des physischen Organismus manifestieren. Wird dieser Energiefluß durch etwas geschwächt oder gestaut, resultiert daraus ein energetisches Ungleichgewicht, das sich wiederum als physische Krankheit oder Störung zeigt.

Der Mensch hat außergewöhnliche Fähigkeiten, um seine Gesundheit wiederherzustellen. Ohne diese Fähigkeit würde ihn jedes Fieber, jede emotionale Erschütterung, jeder Streß und jede Verletzung körperlich oder emotional zu einem Wrack machen. Diese natürliche Veranlagung, auf allen Ebenen wieder ins Gleichgewicht zu kommen, nennt man Homöostase. Und sie ist das oberste Ziel der chinesischen Medizin.

WAS SIND AKUPUNKTURPUNKTE?

AUF JEDER Meridiankarte gibt es spezifische Punkte, die in die Leitbahnen eingezeichnet sind. Einige Bahnen scheinen viele zu besitzen, andere weniger; einige Punkte erscheinen eng beieinander gruppiert, andere eher abgesondert. Wie hängen diese Akupunkturpunkte mit dem oben beschriebenen dynamischen Energiesystem zusammen?

Entlang vieler Bahnen gibt es so etwas wie „Zugangspunkte". Mit der Analogie vom Fluß gesprochen: Strudel ziehen alles in die Mitte des Flusses, sie schaffen Zugang zur Tiefe des Flusses. Wenn wir uns weiter an das Bild des Flusses halten, können wir die Akupunkturpunkte als „Energiewirbel" betrachten, die Qi zum oder aus dem Energiefluß des Körpers ziehen und diesen direkt beeinflussen.

Sogar ein einfacher Druck auf einen spezifischen „Energiewirbel" bewirkt Veränderungen im Energiefeld mit nachfolgenden körperlichen Auswirkungen. Darauf beruht die einfache Akupressur-Behandlung. Es ist wahrscheinlich, daß wir instinktiv eine Art Akupressur-Technik einsetzen, wenn wir im täglichen Leben unter leichten Disharmonien leiden. Wenn wir beispielsweise bei Kopfschmerzen die Schläfen seitlich unseres Kopfes reiben, stimulieren wir den „Energiewirbel" oder Akupunkturpunkt, der als Taiyang bekannt ist. Akupunktur führt diese Stimulation noch weiter.

Bei der Akupunktur werden feine Nadeln in genau bestimmte Akupunkturpunkte im Energiesystem des Patienten eingestochen.

Die Akupunktur bewirkt Veränderungen im Energiemuster des Patienten und löst damit wohltuende Veränderungen im Körper aus. Dabei, so glaubt man, wird die Nadel zum erweiterten Energiesystem des Akupunkteurs selbst.

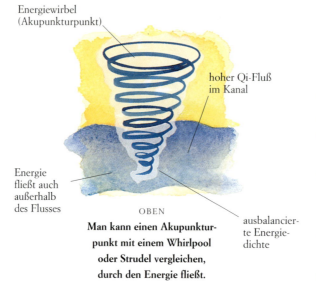

OBEN
Man kann einen Akupunkturpunkt mit einem Whirlpool oder Strudel vergleichen, durch den Energie fließt.

UNTEN
In einer modernen Klinik in Kowloon wird ein Patient mit Akupunktur behandelt.

D A S   M E R I D I A N S Y S T E M

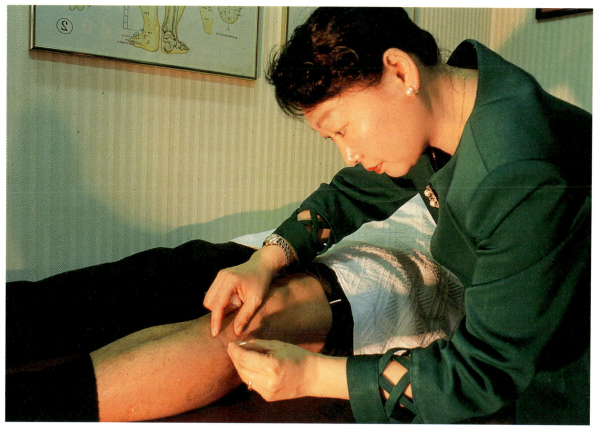

In der chinesischen Medizin ist die Gesundheit der menschlichen Seele entscheidend für sein Wohlergehen und die Fähigkeit zur Heilung. Oft kann man Menschen mit gleichen Krankheitssymptomen sehen, die jedoch sehr unterschiedlich reagieren.

Das „Nei Jing", das klassische Buch der chinesischen Medizin, sagt: „Wenn die Seele friedlich ist, dann ist das Leiden nur gering".

Die Fähigkeit des Akupunkteurs, das Wesen der Störung im Bereich der Seele eines Menschen wahrzunehmen, bildet den Höhepunkt der Akupunkturkunst.

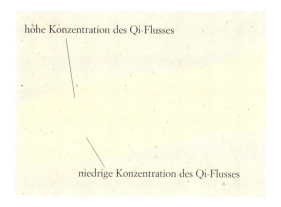

LEITBAHN VON OBEN

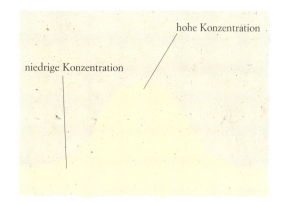

LEITBAHN IM QUERSCHNITT

OBEN RECHTS
In einer Leitbahn oder einem Meridian können höhere und niedrigere Energiekonzentrationen festgestellt werden.

RECHTS
Ein Meridian-Querschnitt zeigt, wie der Qi-Fluß in einem Gebiet mit hoher Energiekonzentration gestört wird.

49

DIE MERIDIANE

IN DIESEM Abschnitt werden Beziehung und Funktion der Leitbahnen oder Meridiane beschrieben. Es muß betont werden, daß ein chinesischer Arzt über diese Netzwerke genauso viel wissen muß wie der westliche Arzt über Anatomie und Physiologie des Körpers. Ohne dieses Verständnis wäre eine erfolgreiche Behandlung sehr schwierig. Ein anatomisches Diagramm des Meridiansystems zeigt scheinbar eine Reihe unabhängiger Bahnen, die an der Oberfläche des Körpers verlaufen – doch das täuscht gewaltig.

DIE ZWÖLF HAUPTLEITBAHNEN

DIE ZWÖLF Hauptleitbahnen sind den fünf Yin-Organen, den sechs Yang-Organen und dem Herzbeutel (KS Kreislauf/Sexus – er wird funktionell als Yin-Organ betrachtet) zugeordnet. Der Dreifache Erwärmer ist in der westlichen Medizin unbekannt, auch die anderen Organe entsprechen nicht unbedingt unseren anatomischen Vorstellungen.

Je drei Yin- und drei Yang-Organe sind sowohl mit dem Bein als auch mit dem Arm verbunden: Jedes Yin-Organ ist mit einem Yang-Organ gepaart: die Yin-Lunge korrespondiert z. B. mit dem Yang-Dickdarm.

In den Extremitäten verlaufen je sechs paarige Yin- und Yang-Leitbahnen wie unten aufgelistet.

Tai Yin des Armes:	*Lunge (Lu)*
Tai Yin des Beines:	*Milz (Mi)*
Shao Yin des Armes:	*Herz (He)*
Shao Yin des Beines:	*Nieren (Ni)*
Jue Yin des Armes:	*Kreislauf/Sexus (KS)*
Jue Yin des Beines:	*Leber (Le)*
Yang Ming des Armes:	*Dickdarm (Di)*
Yang Ming des Beines:	*Magen (Ma)*
Tai Yang des Armes:	*Dünndarm (Dü)*
Tai Yang des Beines:	*Blase (Bl)*
Shao Yang des Armes:	*Dreifacher Erwärmer (3E)*
Shao Yang des Beines:	*Galle (Ga)*

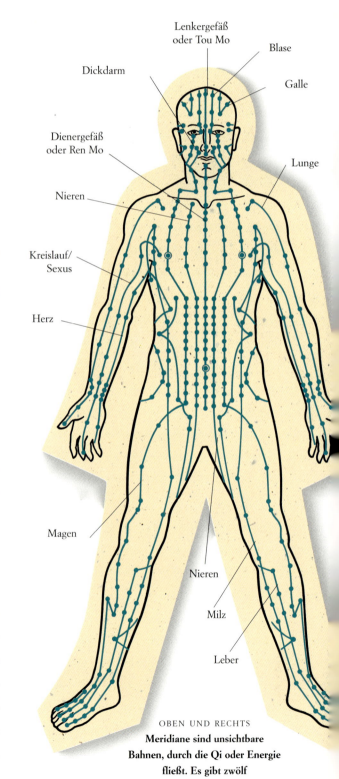

OBEN UND RECHTS
Meridiane sind unsichtbare Bahnen, durch die Qi oder Energie fließt. Es gibt zwölf Hauptmeridiane.

Yin-Organ	Yang-Organ
Lunge	Dickdarm
Herz	Dünndarm
Kreislauf/Sexus	Dreifacher Erwärmer
Leber	Galle
Nieren	Blase
Milz	Magen

DER QI-ZYKLUS
IN DEN HAUPTLEITBAHNEN

Qi fließt vom Brustraum die drei Yin des Arms entlang (Lu, KS, He) in die Hände. Diese verbinden sich hier mit den drei dazugehörigen Yang des Arms (Di, 3e, Dü) und fließen in den Kopf hinauf. Dort verbinden sie sich mit den drei entsprechenden Yang des Beins (Ma, Ga, Bl) und fließen durch den Körper in die Füße. Dort gehen sie über die entsprechenden Ying des Beins (Mi, Le, Ni) und fließen zurück in die Brust und schließen somit den Qi-Zyklus.

Qi zirkuliert zwar ständig durch alle zwölf Bahnen, doch hat man entdeckt, daß Qi und Blut bestimmte Hoch-Zeiten in jeder Leitbahn haben, wie aus folgendem täglichen Ablauf zu ersehen ist.

LUNGE (3 bis 5 Uhr), DICKDARM (5 bis 7 Uhr), MAGEN (7 bis 9 Uhr), MILZ (9 bis 11 Uhr), HERZ (11 bis 13 Uhr), DÜNNDARM (13 bis 15 Uhr), BLASE (15 bis 17 Uhr), NIEREN (17 bis 19 Uhr), KREISLAUF/SEXUS (19 bis 21 Uhr), DREIFACHER ERWÄRMER (21 bis 23 Uhr), GALLENBLASE (23 bis 1 Uhr), LEBER (1 bis 3 Uhr).

Diese Information ist bei Diagnose und Behandlungsplanung für den Therapeuten sehr nützlich.

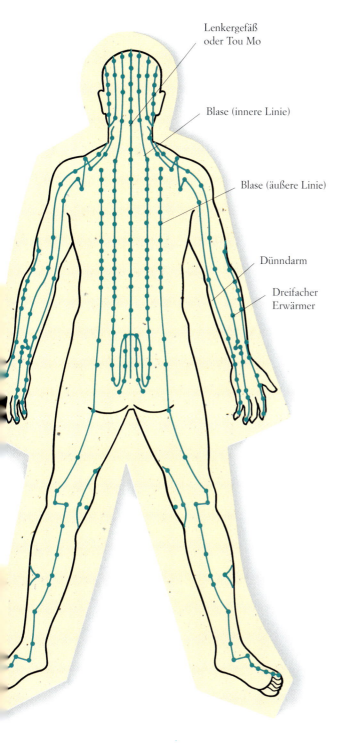

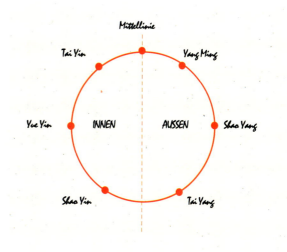

OBEN

Jede Extremität wird von sechs Bahnen durchquert, drei Yin-Bahnen auf der Innenseite und drei Yang-Bahnen auf der Außenseite.

FUNKTION DER LEITBAHNEN

Aufgabe der Bahnen ist es, im Körper eine energetische Netzstruktur zu bilden. Sie verbinden das Innere mit dem Äußeren und sind die Wege für Qi und Blutfluß im Körper. Sie transportieren das schützende Abwehr-Qi durch den Körper, bilden aber auch den Weg, auf dem schädliche äußere Einflüsse in den Körper eindringen, die zunächst äußerlich, dann aber auch im Inneren zu Störungen führen. Mit ihren „Eintrittspunkten" ermöglichen sie dem Akupunkteur Zugang zum Qi-Fluß.

LEITBAHNEN-VERBINDUNGEN

Arm- und Bein-Leitbahnen mit gleichem Namen stehen miteinander in Verbindung. Daher können Probleme in einem Meridian oder Organ durch Verwendung verschiedener Punkte der entsprechenden Partner-Leitbahnen behandelt werden. Zum Beispiel kann eine Lungendisharmonie durch Punkte auf dem Milz-Meridian behandelt werden – sie sind beide Tai Yin-Bahnen.

Jede Leitbahn ist auch mit ihrem entsprechenden Organ verbunden. Schließlich hat jede Bahn noch ihren Yin- oder Yang-Partner. Zwei Beispiele:

1. *Probleme im Dickdarm-Meridian können über Dickdarm-Punkte, aber auch über Punkte auf dem Lungen-Meridian (Yin-Partner des Dickdarms) behandelt werden.*

2. *Nierenprobleme können über Nieren-Punkte oder über Punkte auf dem Blasen-Meridian behandelt werden (Yang-Partner der Nieren).*

DISHARMONIEN DER HAUPTLEITBAHNEN

Es sollte im Auge behalten werden, daß eine Disharmonie in einem bestimmten Organ durch das Meridiannetz in verwandte Organe übergehen kann.

So kann beispielsweise jemand, der sich sehr „kalt" mit Salaten, kalten, rohen Lebensmitteln und eisgekühlten Getränken ernährt, einen Magen-Qi-Mangel bekommen. Dies kann die Yang-Energie der Milz (dem Organ-Partner) stören, was dazu führt, daß Milz-Qi nicht mehr aufsteigt. Das bedeutet, daß Milzenergie absteigt und es zu Durchfall etc. kommt.

Die weitere Verbindung von Magen und Dickdarm (Yang-Ming-Leitbahnen) wird diese Disharmonie verstärken.

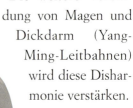

LINKS
Zwischen der Reflexologie, dem Pressen von Fußpunkten, die mit bestimmten Gebieten des Körpers in Verbindung stehen, und der Behandlung spezifischer Gebiete des Körpers durch das Meridiansystem bestehen Parallelen.

DIE ACHT SONDERLEITBAHNEN

DIESE ACHT Meridiane sind nicht direkt mit dem Organsystem verbunden, und nur zwei von ihnen besitzen Akupunkturpunkte. Es sind

* Ren Mo, *Dienergefäß* * Tou Mo, *Lenkergefäß* * Tae Mo, *Gürtelgefäß* * Chong Mo, *Enthemmer* * Yin Oe Mo, *Bewahrer des Yin* * Yang Oe Mo, *Bewahrer des Yang* * Yin Tsiao Mo, *Erreger des Yin* * Yang Tsiao Mo, *Erreger des Yang*.

Die wichtigsten davon sind Tou Mo und Ren Mo. Sie besitzen Akupunkturpunkte, die von den Hauptmeridianen unabhängig sind. Die anderen sechs gelten als weniger wichtig und teilen sich mit den zwölf Hauptmeridianen einige Akupunkturpunkte.

FUNKTIONEN DER SONDERLEITBAHNEN

Diese Meridiane haben verschiedene spezifische Funktionen, darunter vor allem:

1. *Sie agieren als Qi- und Blutspeicher für die zwölf Hauptmeridiane, die sich nach Bedarf füllen oder entleeren.*
2. *Sie bewegen Jing im Körper aufgrund ihrer starken Verbindung zu den Nieren.*
3. *Sie helfen bei der Zirkulation des Abwehr-Qi durch den Körperrumpf und spielen so eine wichtige Rolle bei der Erhaltung der Gesundheit.*
4. *Sie sind weitere Verbindungen zwischen den zwölf Hauptleitbahnen.*

Das Ren Mo oder Dienergefäß (rechts) arbeitet hauptsächlich mit Yin-Energie, während das Tou Mo oder Lenkergefäß (rechts außen) in der Hauptsache Yang-Energie transportiert.

ABWEICHENDE LEITBAHNEN

Jeder der Hauptmeridiane besitzt eine abweichende Bahn, die die Verbindung zwischen den Yin-Bahnen und ihren entsprechenden Zang-Organen und zwischen den Yang-Bahnen und ihren entsprechenden Fu-Organen herstellt *(siehe Seite 58)*.

FEINERE NEBENLEITBAHNEN (LUO)

Der Blutfluß verfügt über Hauptverteilungsgefäße – Arterien und Venen – und unzählig viele winzige Verbindungskapillaren, die sicherstellen, daß das Blut in jeden Teil des Körpers fließt. Das Meridiansystem besteht in ähnlicher Weise aus einem Netzwerk kleiner Nebenleitbahnen.

FÜNFZEHN VERBINDENDE MERIDIANE

Diese Bahnen stellen die Verbindung zwischen den Yin- und Yang-Paaren, z. B. zwischen Herz und Dünndarm, her. Jeder der zwölf Hauptmeridiane verfügt über einen verbindenden Meridian; die Milz verfügt über zwei und Ren Mo und Du Mo haben je einen, das sind insgesamt fünfzehn.

WINZIGE LEITBAHNEN

Dies sind unzählige winzige Verbindungsmeridiane. Sie bilden gemeinsam den Ursprung, aus dem sich das Meridiansystem entwickelt hat.

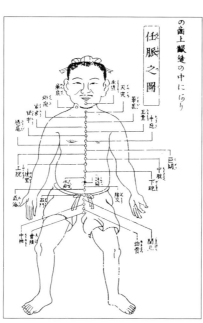 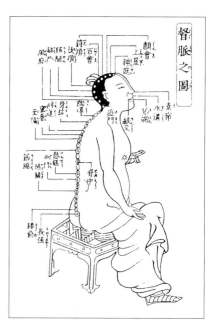

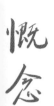

ERFAHREN SIE IHREN EIGENEN QI-FLUSS

EINES DER HAUPTPROBLEME, die Menschen mit der chinesischen Medizin haben, ist die Vorstellung eines Systems oder Ablaufs, das nicht direkt wahrgenommen werden kann. Unseren Blutfluß können wir erleben, wenn wir uns in den Finger stechen, Qi zu erfahren ist aber nicht so einfach.

Eine Qi Gong-Übung ermöglicht Ihnen, die Auswirkungen des Qi-Flusses zu erfahren.

1. *Setzen Sie sich bequem hin, die Füße fest auf dem Boden und mit geradem Rücken. Legen Sie Ihre Hände mit den Handflächen nach oben in Ihren Schoß.*

2. *Entspannen Sie sich einige Minuten, bewegen Sie sich nicht, und atmen Sie ruhig.*

3. *Bringen Sie Ihre Arme in Brusthöhe, mit den Handflächen in einem Abstand von 15–20 cm. Vermeiden Sie dabei angespannte Muskeln oder ausgestreckte Arme. Stellen Sie sich vor, einen weichen, elastischen Wasserball in den Händen zu halten.*

4. *Atmen Sie normal, dehnen Sie Ihren Unterbauch – das untere Dan tien – beim Einatmen. Stellen Sie sich vor, Qi fließt von diesem Gebiet aus zwei Fingerbreit nach unten. Dieser Punkt auf dem Dienergefäß heißt Qihai oder „Meer der Energie".*

5. *Stellen Sie sich vor, Qi steigt duch das Dienergefäß hinauf und durch die Yin-Bahnen auf den Innenseiten Ihrer Arme. Achten Sie besonders auf den Kreislauf-Meridian, der in der Mitte Ihres Innenarms hinunter verläuft und an der Spitze des Mittelfingers endet.*

6. *Stellen Sie sich beim Ausatmen vor, Qi fließt den Kreislauf-Meridian hinunter in die Hand zu KS 8.*

7. *Spüren Sie Ihre Laogong-Punkte auf den Handflächen, während Sie sich weiter entspannen und ruhig atmen. Sie können Verschiedenes spüren – Wärme, Kühle, Kribbeln, Schwere, Anziehung zwischen beiden Handflächen und anderes. Achten Sie einfach auf die Gefühle.*

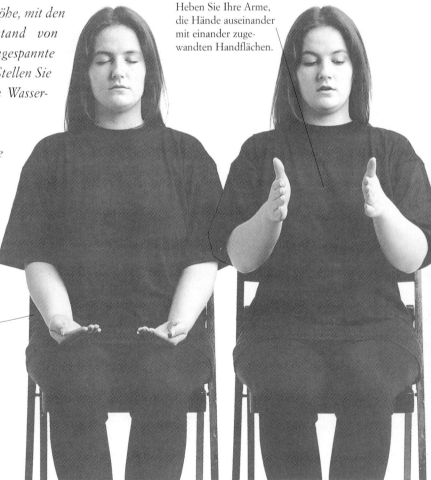

Sitzen Sie ruhig und entspannen Sie sich.

Heben Sie Ihre Arme, die Hände auseinander mit einander zugewandten Handflächen.

VON LINKS NACH RECHTS
Mit Qigong-Übungen können Sie den Qi-Fluß in Ihrem Körper wahrnehmen.

8 Spielen Sie mit dieser Qi Gong-Übung, indem Sie Ihre Hände näher zusammenbringen und dann wieder voneinander entfernen. Sie können auch eine Handfläche über die Außenseite des anderen Arms vom Daumen zum Ellbogen führen. Halten Sie dabei ungefähr 2 cm Abstand. Wenn Sie dabei einige „heiße Punkte" wahrnehmen, stellt Laogong eine Verbindung mit dem gegenüberliegenden Arm her. Das ist auch am Hegu-Punkt (in der Mulde zwischen Daumen und Zeigefinger) oder am Quchi-Punkt (am Ellbogen) gut zu spüren.

Während Sie diese einfache Übung durchführen, werden Sie anfangen, Auswirkungen des Qi-Flusses wahrzunehmen, z. B. als Hitze oder Kälte. Sie fühlen aber nicht Qi, sondern nur seine Auswirkung. Hier ist wieder eine Analogie:

Wenn Strom durch eine Leitung fließt, begegnet ihm Widerstand. Steigt der Widerstand, wird die Leitung heiß. Dies ist nicht die Elektrizität, sondern ihre Wirkung.

Sehen Sie Ihre Erfahrungen mit dieser Übung genauso. Die Empfindungen sind unterschiedlich, am häufigsten ist es Wärme. Regelmäßige Qi Gong-Übungen verbessern die Fähigkeit, Ihren Qi-Fluß und auch den anderer Menschen wahrzunehmen. Weiteres über Qi Gong finden Sie auf *den Seiten 189–205.*

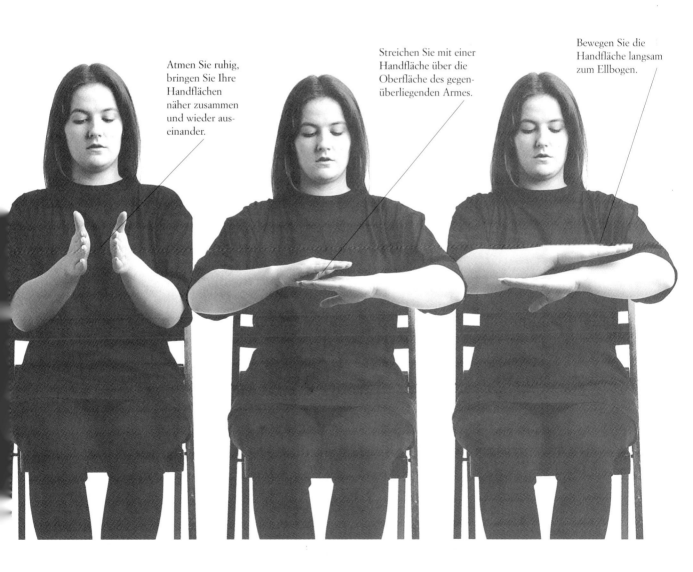

Atmen Sie ruhig, bringen Sie Ihre Handflächen näher zusammen und wieder auseinander.

Streichen Sie mit einer Handfläche über die Oberfläche des gegenüberliegenden Armes.

Bewegen Sie die Handfläche langsam zum Ellbogen.

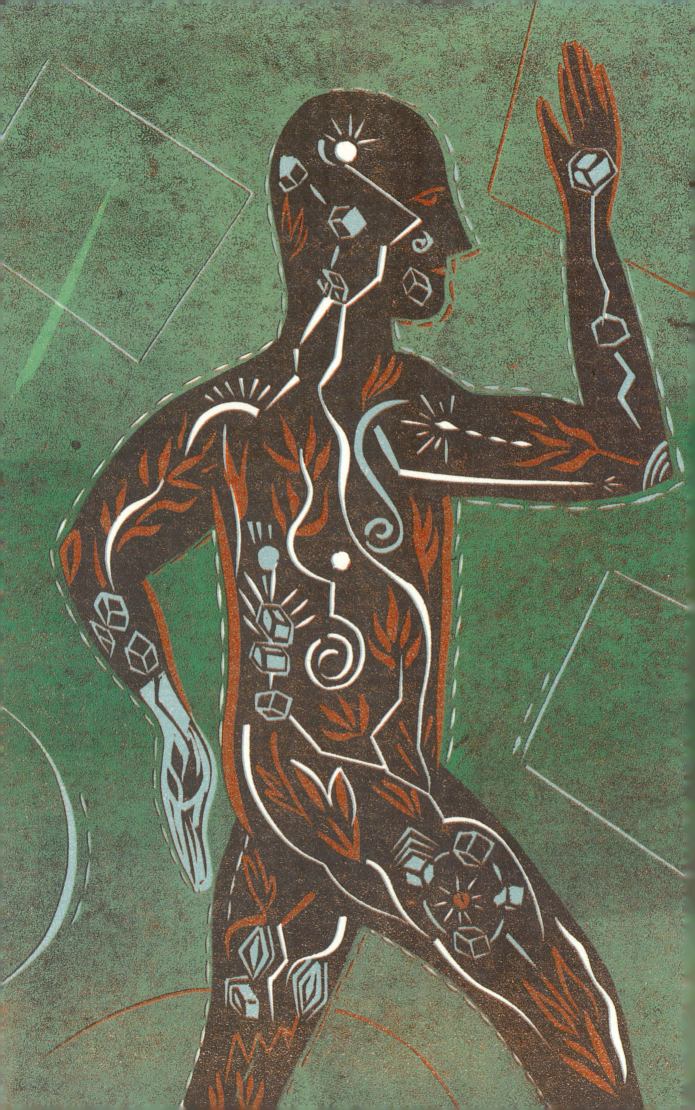

DAS ZANGFU-SYSTEM

IN DIESEM Kapitel werden wir ein System beleuchten, das die Funktion des menschlichen Körpers aus Sicht der chinesischen Medizin verständlich macht. Zang- oder Yin-Organe und Fu- oder Yang-Organe wirken zusammen, um Geist und Körper gesund zu halten – man nennt sie Zangfu-System. Zuerst untersuchen wir den zugrundeliegenden Gedanken von Zangfu, um dann später näher auf die einzelnen Organe einzugehen.

PROZESS UND STRUKTUR

DER ERSTE Punkt, der einer Erklärung bedarf, ist der Unterschied zwischen Prozeß und Struktur.

DIE KÖRPERORGANE ALS PHYSISCHE STRUKTUREN

Daß Organe physische Einheiten sind, erscheint uns offensichtlich. Es ist wichtig, das Offensichtliche zu bemerken, um zu erfahren, wodurch es sich vom Nicht-offensichtlichen unterscheidet.

Die westliche Anatomie und Physiologie hat fast alle Strukturen des Organismus sichtbar gemacht. Innerhalb dieser Strukturen werden die Organe hinsichtlich Aufbau und Funktion beschrieben. So wird das Herz als eine sehr komplexe und zuverlässige Pumpe beschrieben, die einen konstanten Blutfluß gewährleistet.

Im Westen interessiert man sich fast ausschließlich dafür, wie diese Strukturen normalerweise funktionieren und wodurch sie versagen können. Die Behandlung hat dann das Ziel, die Störung in der Struktur zu beheben und die Funktionsfähigkeit wiederherzustellen. Diese Art, den Körper zu sehen, ist sicherlich richtig, sie hat uns zu großen medizinischen Erkenntnissen verholfen.

Sie hat jedoch auch als „gesunder Menschenverstand" ihre Grenzen, und dort beginnt dann das chinesische Modell, für dessen Verständnis wir unser konventionelles Wissen beiseite lassen sollten. Die Erfahrung hat gezeigt, daß es nur Verwirrung stiftet, wenn Sie beide Erklärungsmodelle miteinander vergleichen wollen.

DIE KÖRPERORGANE ALS PROZESSE

Die chinesische Medizin sagt sehr wenig über die Organe als Strukturen, aber eine ganze Menge über Organsysteme als Teil des gesamten energetischen Prozesses im Körper. Sie betont, wie sehr die Organe den konstant ausgewogenen Fluß der grundlegenden Substanzen im Körper gewährleisten. Krankheit wird als Disharmonie gesehen, die der Linderung bedarf und nicht als „Motorschaden", der repariert werden muß. Diese Unterscheidung klingt wie Wortspielerei, doch ihre volle Bedeutung erschließt sich bei der Funktionsuntersuchung der einzelnen Organsysteme.

WAS IST ZANGFU?

Die Bezeichnung Zangfu kann als Sammelbegriff für alle Yin- und Yang-Organsysteme betrachtet werden. Darunter versteht man die festen Yin-Organe, die hohlen Yang-Organe und die gesonderten Fu-Organe.

DIE YIN-ORGANE – ZANG

Zang besteht aus den fünf festen (Yin) Organen. Dies sind ✦ Lungen ✦ Herz ✦ Milz ✦ Leber ✦ Nieren. Der Herzbeutel wird als sechstes Organ betrachtet (KS). Er hat einen eigenen Qi-Meridian, aber im Grunde ist er sehr eng mit dem Herzen verbunden. Zang ist tief im Körper und mit der Herstellung, Speicherung und Regulierung der Grundsubstanzen befaßt.

LINKS

Der Körper wird als ein Zusammenspiel energetischer Kräfte gesehen – eher als ein Netzwerk von Prozessen als eine einfache physische Struktur.

Die Yang-Organe – Fu

Fu besteht aus den sechs Yang-Organen:
+ Dünndarm + Dickdarm + Gallenblase + Blase
+ Magen + Dreifacher Erwärmer.

Der Dreifache Erwärmer wird als Organ betrachtet, weil seine Abläufe identifiziert werden können, jedoch hat er keine anatomische Struktur. Wenn Sie das Prinzip des Dreifachen Erwärmers erkennen, sind Sie auf dem richtigen Weg zum Verständnis der gesamten chinesischen Medizin.

Fu liegt näher an der Körperoberfläche und hat die Aufgabe, Körpersubstanzen zu empfangen, zu unterscheiden, zu verteilen und auszuscheiden. Fu wird nicht als Speicherorgan betrachtet, sondern als Organ in einem fortlaufenden Prozeß der Bewegung und Veränderung.

Im Fu zeigt sich eine interessante Unterscheidung zwischen der westlichen und der chinesischen Sichtweise von Struktur und Prozeß.

Das besondere Fu (Außergewöhnliches Fu)

Neben der Aufteilung in Zangfu beschreibt die chinesische Medizin auch einige weniger wichtige Organe als Prozesse: + Gehirn + Gebärmutter + Mark + Knochen + Blutgefäße + Gallenblase. (Beachten Sie: Die Gallenblase wird sowohl als Fu als auch als Außergewöhnliches Fu gesehen.)

Es ist hilfreich, die Funktionen und Prozesse jedes einzelnen Zang- und Fu-Organs zu betrachten. Jede Organbeschreibung enthält einfache Beispiele der häufigsten Disharmoniemuster zur näheren Erläuterung.

Emotionen und Gesundheit

Die These, daß Emotionen eine sehr wichtige Rolle bei der körperlichen Gesundheit bzw. Krankheit des Patienten spielen, ist in der westlichen Medizin noch immer sehr umstritten.

Da noch sehr wenig über die komplexen Funktionszusammenhänge der verschiedenen Körperaspekte bekannt ist, erkennen westliche Ärzte oft den Zusammenhang zwischen körperlichen Krankheiten und psychischen Ursachen nicht an. So klingt in dem Wort „psychosomatisch" immer ein abschätziger Unterton mit, der bedeutet, daß der Patient leicht geheilt werden könnte, wenn er sich nur selbst genug Mühe gäbe.

Wie wir wissen, besteht hier ein großer Unterschied zu der chinesischen Medizin – wie auch die folgenden Disharmoniebeispiele sehr gut zeigen.

FUNKTIONEN DES ZANG

*A**LTE** **S**CHRIFTEN beschreiben den Körper als Königreich, das von zwölf Staatsbeamten oder Ministern regiert wird: den sechs festen Yin-Speicher-Organen (Zang) und den sechs Yang-Hohlorganen (Fu). Das Herz ist der Fürst und wirkt mit Shen oder Geist. Die anderen agieren als Boten, übernehmen Transport und Speicherung, arbeiten mit Überschuß und Abfall, kontrollieren innere Verbindungen, entscheiden, urteilen und aktivieren den Körper. Heute wird die Aufgabe des Zang ähnlich wie die der entsprechenden physischen Organe in der westlichen Medizin gesehen. Zang hat jedoch wichtige zusätzliche Aufgaben: Jedes Zang ist mit einem Gefühl verbunden, und alle dienen als Speicher. Fu bildet mit Zang Paare. Die insgesamt zwölf Beamten dürfen nicht nachlassen, sich gegenseitig zu unterstützen.*

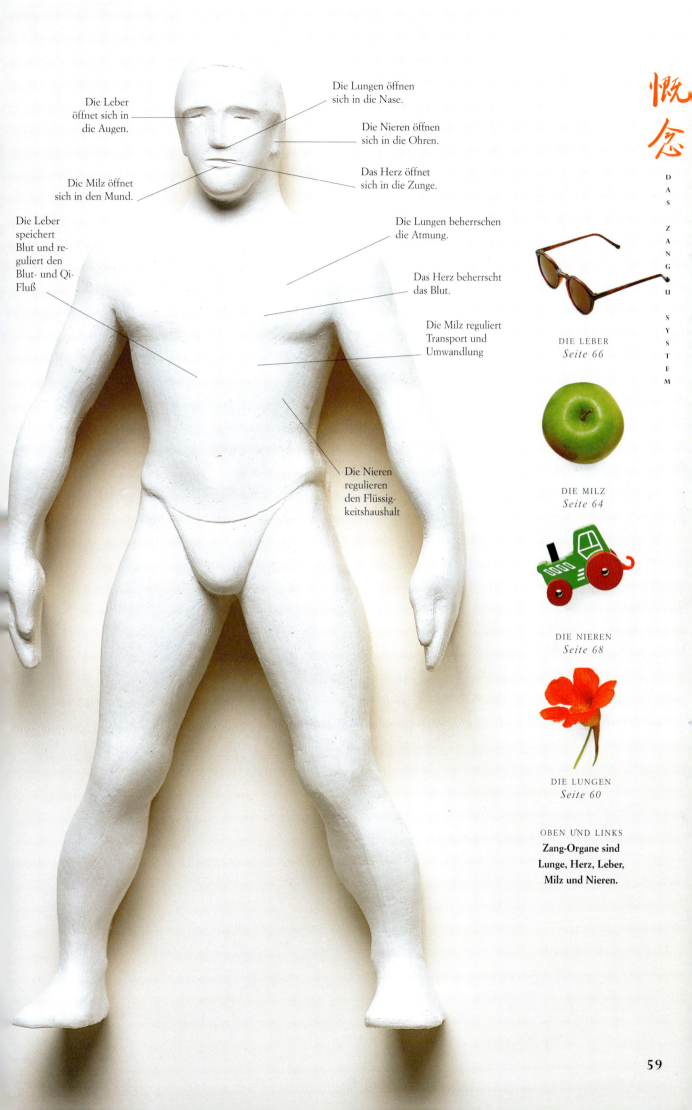

DIE LUNGE

Die Lunge regiert das Qi und die Atmung

Die wichtigsten Aufgaben der Lunge werden in der östlichen und der westlichen Medizin sehr unterschiedlich bewertet. Die Lunge läßt uns reines Qi aus der Luft ein- und unreines Qi ausatmen. Im Unterschied zur westlichen Schulmedizin ist das Qi wichtig, das wir aus der Luft holen, nicht nur der Sauerstoff.

Besonders wichtig ist auch die Rolle der Lunge bei der Bildung des Qi, das wir in unserem Körper brauchen. Die Milz sendet das aus der Nahrung gewonnene Qi zur Lunge, wo es sich mit dem reinen, aus der Luft eingeatmeten Qi vermischt und zu Zong Qi wird. Danach sorgt die Lunge dafür, daß das Qi im ganzen Körper ausgestreut wird. Wenn ein Ungleichgewicht in der Lunge auftritt, können allgemeine Symptome des Qi-Mangels auftreten, die den ganzen Körper betreffen – etwa allgemeine Schwäche und Müdigkeit. Bei normaler Funktion der Lunge ist die Atmung sanft und regelmäßig.

Die Lunge kontrolliert Zirkulation und Absteigen des Qi

Die Lunge verteilt das Abwehr-Qi (Wei Qi) und die Körpersäfte bis in die äußersten Körperteile. Eine gesunde Lunge hält den Körper auf einer

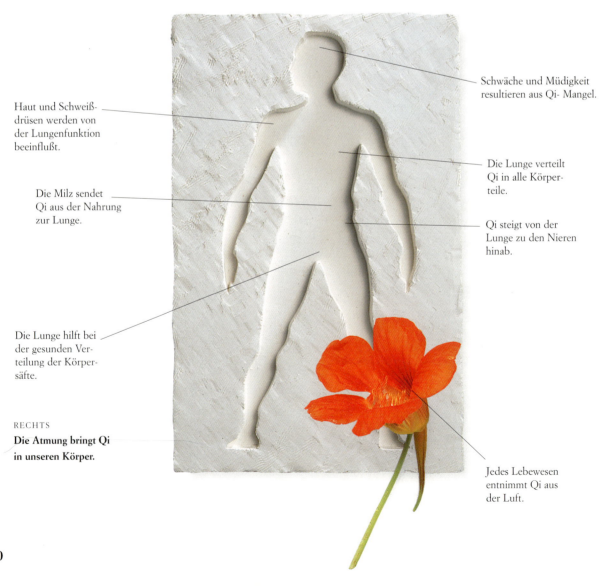

RECHTS
Die Atmung bringt Qi in unseren Körper.

Haut und Schweißdrüsen werden von der Lungenfunktion beeinflußt.

Die Milz sendet Qi aus der Nahrung zur Lunge.

Die Lunge hilft bei der gesunden Verteilung der Körpersäfte.

Schwäche und Müdigkeit resultieren aus Qi-Mangel.

Die Lunge verteilt Qi in alle Körperteile.

Qi steigt von der Lunge zu den Nieren hinab.

Jedes Lebewesen entnimmt Qi aus der Luft.

gleichmäßigen Temperatur und schützt ihn vor dem Eindringen „äußerer bösartiger Einflüsse" wie Kälte, Wind und Feuchtigkeit. Wenn das Qi der Lunge schwach ist, ist der Körper leicht anfällig für Krankheiten. Wenn wir uns z. B. „erkälten", ist das Qi der Lunge erschöpft und läßt die Kälte in unseren Körper eindringen. Natürlich ist dann die Lunge immer das zuerst betroffene Organ. Von den Körpersäften kontrolliert die Lunge die gesunde Funktion der Schweißdrüsen, bei abnormer Schweißbildung ist die Lunge wahrscheinlich erkrankt.

Die chinesische Medizin beschreibt die Lunge als höchstes Zang des Körpers, deswegen ist die natürliche Funktion der Lunge eine absteigende. Die Lunge sendet Qi zu den Nieren (unterster Zang) hinunter, wo es „unten gehalten" wird. Diese Dynamik zwischen Lunge und Niere ist unerläßlich für eine gesunde Atmung. Wenn die absteigende Funktion geschwächt ist, kann dies zu Beschwerden im Brustkorb führen – etwa zu Husten, Lungenstauung und sogar zu Asthma.

Die Lunge schickt auch Körpersäfte zu den Nieren „hinunter", die dort in reine und unreine getrennt werden. Eine gesunde Lunge sorgt für einen gesunden Flüssigkeitshaushalt, während eine geschwächte Lungenfunktion zu Schwellungen und Ödemen in den oberen Körperteilen führt, meist im Gesicht.

DIE LUNGE REGELT DIE WASSERWEGE IM KÖRPER

Wie beschrieben, sorgt die Lunge für eine gesunde Bewegung des Wassers im Körper. Eine geschädigte Lungenfunktion kann zu Harnverhalten führen.

DIE LUNGE BEEINFLUSST HAUT UND HAARE

Wie bereits erwähnt, spielt die Lunge eine wichtige Rolle, um einen sanften und effektiven Körpersäfte- und Qi-Fluß zu den äußersten Teilen des Körpers sicherzustellen. Somit wird der Lunge in der chinesischen Medizin ein großer Einfluß auf Haut und Schweißdrüsen zugeschrieben. Wenn die Lunge angegriffen ist, kann dies zu rauher und trockener Haut führen. In der chinesischen Medizin werden Hautkrankheiten immer als Zeichen einer Lungendisharmonie angesehen. Interessant ist, daß die chinesische Medizin die im Westen beobachteten Zusammenhänge zwischen Allergien der Haut und der Lunge bestätigt, etwa zwischen Asthma und Ekzem.

Bezüglich der Haare beeinflußt die Lunge die Beschaffenheit der Körperbehaarung, während die Kopfhaare von der Nierenfunktion abhängen.

DIE LUNGE ÖFFNET SICH IN DIE NASE

Die Nase wird als Öffnung der Lunge angesehen. So beeinflußt der Zustand der Lunge auch die Sauberkeit unserer Nase und unseren Geruchssinn.

DIE LUNGE VERBINDET UNS MIT DER AUSSENWELT

In der chinesischen Medizin ist die Lunge verantwortlich für eine gesunde und konstruktive Beziehung zu der Welt, in der wir leben. Eine gesunde Lunge läßt uns im Umgang mit anderen Haltung bewahren, eine kranke Lunge kann zu einem Gefühl der Entfremdung führen. Insbesondere das Gefühl von Kummer hängt mit der Lunge zusammen.

Wenn wir mit Verlust und Veränderung gesund umgehen, können wir auch unseren Kummer in Schranken halten und daraus lernen. Wenn die Lunge geschwächt ist, können wir Kummer und Veränderung nur schwer ertragen.

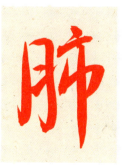

LINKS
Das chinesische Zeichen für Lunge.

DAS HERZ

DAS HERZ REGIERT DAS BLUT

Diese Funktion gilt in der westlichen Schulmedizin als die Hauptfunktion des Herzens. Das Herz überwacht und reguliert den Blutkreislauf in den Gefäßen. Es ist lebenswichtig, eine gesunde Blutversorgung in allen Geweben sicherzustellen. Eine gesunde Herzfunktion zeigt sich in gleichmäßiger Wärme der Extremitäten und in einem regelmäßigen und ruhigen Puls.

Das Herz hat auch die Aufgabe, Qi aus der Nahrung (Gu Qi) ins Blut umzusetzen – falsche Ernährung kann als Ursache einer beeinträchtigten Herzfunktion angesehen werden. Der Herzschlag, der das Blut bewegt, wird durch das Zong Qi der Brust, das auch bei der Atmung eine Rolle spielt, unterstützt.

DAS HERZ REGIERT DIE BLUTGEFÄSSE

Die Arbeit des Herzens spiegelt sich in der gesunden Funktion der Blutgefäße wieder, die in der chinesischen Medizin als Verlängerung des Herzens angesehen werden. Eine gute Funktion bewirkt einen guten Blutkreislauf, während eine geschwächte Funktion z. B. zu einer Verhärtung der Arterien führen kann.

IM HERZEN WOHNT SHEN

Wie wir bereits gesehen haben, ist der Begriff Shen in der chinesischen Medizin sehr komplex und kann eine Vielfalt an Bedeutungen besitzen. Für uns ist es wichtig zu beachten, daß Shen die unzähligen mentalen, psychologischen und auch spirituellen Fähigkeiten repräsentiert, die das Wesen eines Menschen ausmachen. Es wird wahrscheinlich am besten als die Kraft beschrieben, die unsere Persönlichkeit formt.

Wenn das Herz Shen führt, können wir die Eigenschaften unserer Persönlichkeit auf konstruktive und gesunde Art und Weise einsetzen. Wenn das Herz Shen nicht im Griff hat, kann dies zu vielen geistigen und psychischen Störungen führen. In der chinesischen Medizin wird oft betont, daß die Gesundheit des Shens an den Augen erkannt werden kann.

DAS HERZ OFFENBART SICH IN DER GESICHTSFARBE

Da die Arbeit des Herzens in der Sicherstellung eines sanften Blutflusses in den Gefäßen besteht, ist es wichtig und auch einfach, die Funktion des Herzens nach der Gesichtsfarbe zu beurteilen. Bei einem gesundem Herz ist die Hautfarbe kräftig, rosig und strahlend, bei beeinträchtigter Funktion dagegen matt. Wenn die Funktion soweit geschwächt ist, daß das Blut stagniert, kann die Hautfarbe bläulich oder purpur werden.

DAS HERZ ÖFFNET SICH IN DIE ZUNGE

In der chinesischen Medizin heißt es oft, daß „die Zunge der Spiegel des Herzens" ist. Obwohl über die Zunge auch die Funktion anderer Organe beurteilt werden kann, zeigt sich die Herzfunktion am anschaulichsten an der Zunge – insbesondere an der Spitze. Wenn das Blut des Herzens Mängel aufweist, wird die Zunge blaß, bei Stagnation des Blutes nimmt sie eine purpurne Farbe an.

DAS HERZ ÜBERWACHT DEN SCHWEISS

In der chinesischen Medizin haben Blut und Körpersäfte einen gemeinsamen Ursprung, und es besteht ein ständiger Austausch zwischen ihnen. Bei abnormer Schweißproduktion muß also auch das Blut des Herzens untersucht werden.

LINKS
Das chinesische Zeichen für Herz.

IM HERZEN WOHNT DIE FREUDE

In der chinesischen Medizin verbindet sich das Herz mit dem Gefühl der Freude. Das Ausmaß der Lebensfreude gibt oft den Zustand der Herzfunktion wieder.

Wie alles in der chinesischen Medizin werden auch die Gefühle als Gleichgewicht und nicht als Extreme angesehen. So kann freudiger Überschwang genauso als Disharmonie angesehen werden wie ständiger Pessimismus.

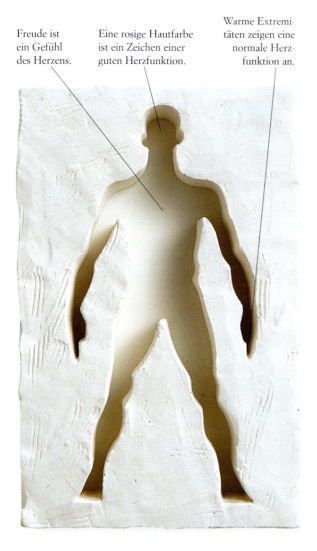

Freude ist ein Gefühl des Herzens.

Eine rosige Hautfarbe ist ein Zeichen einer guten Herzfunktion.

Warme Extremitäten zeigen eine normale Herzfunktion an.

UNTEN
Ebenso wie den Blutfluß kontrolliert das Herz Shen, von dem die Chinesen behaupten, daß es unsere Persönlichkeit formt.

DER HERZBEUTEL

HIER IST ES wichtig, die größte Abweichung zu erwähnen. In der traditionellen chinesischen Medizin wird der Herzbeutel als ein Yin-Organ, aber nicht als eines der fünf bedeutenden Zang-Organe betrachtet. Der Herzbeutel gilt einfach nur als eng mit dem Herzen verbunden.

DER HERZBEUTEL SCHÜTZT DAS HERZ

In der westlichen Medizin wird der Herzbeutel als äußere schützende Hülle des Herzens gesehen. Dies spiegelt sich auch in der chinesischen Medizin wider, die den Herzbeutel als Schutz des Herzens gegen „äußere bösartige Einflüsse" wie hohes Fieber schützt. So würde beispielsweise der Herzbeutel die Hitze abhalten, um das wichtigere Yin-Organ, das Herz, zu schützen.

DER HERZBEUTEL LENKT FREUDE UND VERGNÜGEN

Diese etwas vage Funktion des Herzbeutels scheint sich auf die Verbindung des Herzens mit dem Gefühl der Freude zu beziehen. Die chinesische Medizin betrachtet sowohl sehr wenig als auch sehr viel Freude im Leben als Disharmonie. Der Herzbeutel versucht also als Schutzmantel des Herzens Freude und Vergnügen auszugleichen.

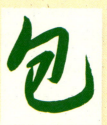

OBEN
Das chinesische Zeichen für Herzbeutel.

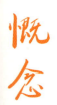

CHINESISCHE MEDIZIN

DIE MILZ

DIE MILZ REGIERT TRANSPORT UND UMWANDLUNG

In der chinesischen Medizin wird die Milz als Hauptorgan der Verdauung angesehen. Die Milz nimmt die Nährstoffe (Gu Qi), die die Basis von Qi und Blut bilden, aus dem Magen auf und transportiert sie in die Lunge und in das Herz zur Umwandlung in Qi und Blut. Eine gesunde Milz bedeutet guten Appetit, gute Verdauung, Vitalität und einen guten Muskeltonus.

Wenn die Milzfunktion angegriffen ist, führt dies zu Müdigkeit, Blähungen, Verdauungsstörungen und Durchfällen. Die Milz wandelt auch Säfte um und transportiert sie durch den Körper. Wenn die Milz geschwächt ist, führt dies zur Ansammlung von Körperflüssigkeiten, die letztendlich zu innerer Feuchtigkeit führen. Dies kann sich als Ödem, Fettleibigkeit und auch als Störung in der Schleimproduktion zeigen.

DIE MILZ ERHÄLT DAS BLUT

Die Milz hat die Sicherstellung des Blutflusses in den Blutgefäßen zur Aufgabe. Sie unterscheidet sich von der Funktion des Herzens, das wie eine „Pumpe" für den Blutfluß sorgt. Wenn die Milz beeinträchtigt ist, kann dies zu Blutverlusten, z. B. in Stuhl und Urin, oder zu vermehrtem Bluterguß führen. Krampfadern können ebenfalls als Folge gestörter Milzfunktion angesehen werden.

DIE MILZ BEHERRSCHT DIE MUSKELN UND DIE EXTREMITÄTEN

Die Milz hat die Aufgabe, reines Qi durch den Körper zu transportieren, was einen guten Muskeltonus und schöne Glieder bedeutet. Wenn das Milz-Qi in irgendeiner Weise mangelhaft ist, kann das reine Qi die Muskulatur nicht genügend kräftigen – was sich in Müdigkeit und später in schwachen und schlaffen Muskeln zeigt. Bei jedem Auftreten von Müdigkeit und Schwäche ist es wichtig, mit der Milz zu arbeiten.

DIE MILZ ÖFFNET SICH IN DEN MUND UND ZEIGT SICH IN DEN LIPPEN

Der Mund spielt eine entscheidende Rolle in der Aufbereitung der Nahrungsmittel für die Verdauung und ist daher in der chinesischen Medizin eng mit der Milz verbunden. Wenn die Milz gesund ist, ist der Geschmackssinn scharf und ausgeprägt, und die Lippen sind feucht und rosig. Bei Milzdisharmonie wird der Geschmackssinn dumpf und die Lippen blaß und trocken.

DIE MILZ KONTROLLIERT DAS AUFSTEIGENDE QI

Die Milzfunktion bewirkt im wesentlichen einen aufsteigenden Effekt der Körperenergie aus der Mitte heraus. So hält die gut funktionierende Milz die inneren Organe an ihren Platz.

Wenn die Milz angegriffen ist, kann dies zu Vorfällen innerer Organe und zu Funktionsstörungen wie Durchfall führen

DIE MILZ BEHERBERGT DIE GEDANKEN

Als Ergebnis der aufsteigenden Funktion schickt die Milz reine Energie in den Kopf und in das Gehirn. Dies zeigt sich in klaren Gedanken, die zu Leichtigkeit und Wohlbefinden führen. Klares Denken und Konzentrationsfähigkeit hängen also von einer gesunden Milz ab. Wenn die Milz gestört ist, erreicht nicht genügend klare Energie

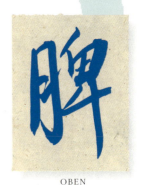

OBEN

Das chinesische Zeichen für Milz.

den Kopf, woraus sich Zerstreutheit oder Gedankenverwirrung ergeben. Dies kann zu einer psychologischen Sperre führen und macht es schwierig, Entscheidungen zu fällen und Veränderungen im Leben zu akzeptieren. Übermäßige Konzentration – etwa bei Prüfungsvorbereitungen – kann zu Schäden an der Milz und zu Müdigkeit und Lethargie führen.

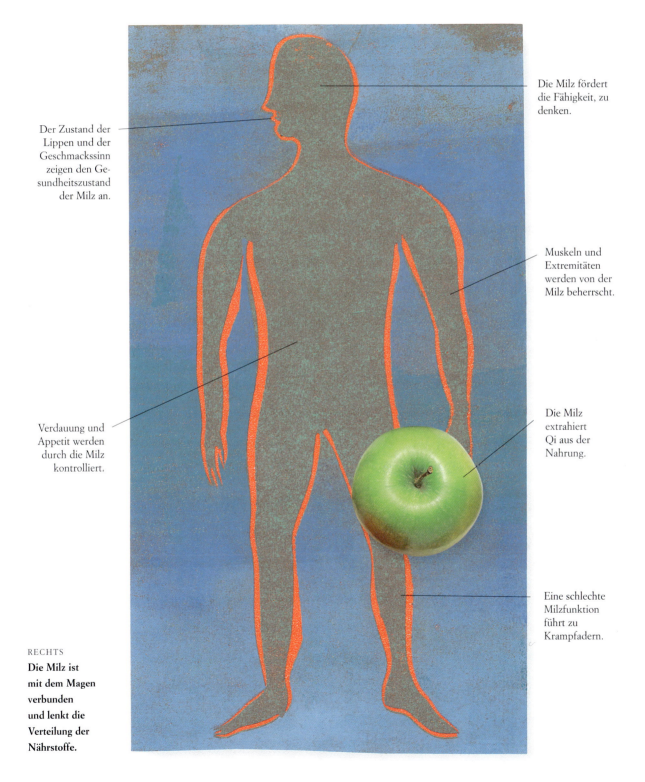

Die Milz fördert die Fähigkeit, zu denken.

Der Zustand der Lippen und der Geschmackssinn zeigen den Gesundheitszustand der Milz an.

Muskeln und Extremitäten werden von der Milz beherrscht.

Verdauung und Appetit werden durch die Milz kontrolliert.

Die Milz extrahiert Qi aus der Nahrung.

Eine schlechte Milzfunktion führt zu Krampfadern.

RECHTS
Die Milz ist mit dem Magen verbunden und lenkt die Verteilung der Nährstoffe.

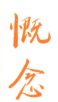

DIE LEBER

DIE LEBER SPEICHERT BLUT

Die Hauptaufgabe der Leber ist die Regulation der zirkulierenden Blutmenge. Diese ist natürlich unterschiedlich und hängt von der körperlichen Aktivität ab. So muß die Leber bei erhöhtem Bedarf Blut freisetzen und bei weniger Bedarf die überflüssige Menge lagern, bis der Körper sie wieder benötigt. Bei einer gesunden Leberfunktion erhält der Körper eine gute Blutversorgung und wird gesund, stark und flexibel. Aus einer beeinträchtigten Leberfunktion können Schwäche und Steifheit resultieren.

Wegen ihrer Rolle bei der Lagerung und Freigabe von Blut ist die Leber bei Frauen eng mit der Menstruation verknüpft, und viele gynäkologischen Probleme scheinen daher mit der Leberfunktion zusammenzuhängen.

DIE LEBER KONTROLLIERT DEN GLEICHMÄSSIGEN FLUSS DES QI

Dies ist bei weitem die wichtigste Aufgabe der Leber. Der freie Qi-Fluß durch den Körper ist wichtig für die Gesundheit und alle Körperfunktionen, ein stagnierendes Leber-Qi kann also der Grund für viele andere Disharmonien sein. Im klinischen Alltag ist die Leberdisharmonie für einen chinesischen Mediziner wohl das häufigste Problem. Probleme durch stagnierendes Leber-Qi werden später in diesem Buch näher erläutert.

Diese entspannende und flußfördernde Wirkung der Leber bewirkt auch eine Harmonie der Gefühle und vermeidet Gefühlstaus. Umgekehrt können Ärger und Frustrationsgefühl die Leber schädigen.

DIE LEBER BEHERRSCHT DIE SEHNEN

In der chinesischen Medizin gehören zu „Sehnen" alle Bänder und Sehnen, und die Art und Weise, wie sie mit den Muskeln zusammenarbeiten. Das Vermögen der Sehnen, sich ausreichend auszudehnen und zusammenzuziehen, hängt von der Ernährung durch das Leber-Blut ab, und dafür brauchen wir wiederum einen sanften Fluß des Leber-Qi.

DIE LEBER ZEIGT SICH IN DEN NÄGELN

Für die chinesische Medizin gehören die Nägel zu den Sehnen und stehen mit der Leber in Verbindung. Wenn das Blut der Leber gesund ist, sind die Nägel hart und feucht. Wenn ein Problem mit der Leber auftritt, werden die Nägel dünn, brüchig und blaß.

DIE LEBER ÖFFNET SICH IN DIE AUGEN

Die Augen brauchen die Ernährung durch das Leberblut, um klar sehen zu können. So hängt der Gesundheitszustand der Augen von der Leber ab. Wenn das Blut der Leber Mängel aufweist, kann dies zu einer Vielfalt von Augenproblemen führen.

DIE LEBER ÜBT KONTROLLE AUS

Für die chinesische Medizin ist die Leber das Zang, das uns hilft, unser Leben „im Griff zu haben". Wenn die Leber ausgeglichen und gut arbeitet, können wir unser Leben wirkungsvoll steuern und überlegt und flexibel auf plötzliche Veränderungen reagieren.

Andererseits kann bei gestörter Leberfunktion die Neigung zu übermäßiger Kontrolle, Härte und Unnachgiebigkeit bestehen, oder es kann zu mangelnder Selbstkontrolle, Ärger und irrationalen emotionellen Reaktionen kommen. Leberdisharmonien sind bei jeder Streßstörung zu finden.

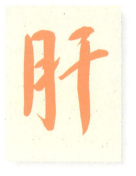

LINKS
Das chinesische Zeichen für Leber.

UNTEN
Die Leber reguliert das Blut, ihre Funktion ist mit Gefühlen und Streßempfindung verbunden.

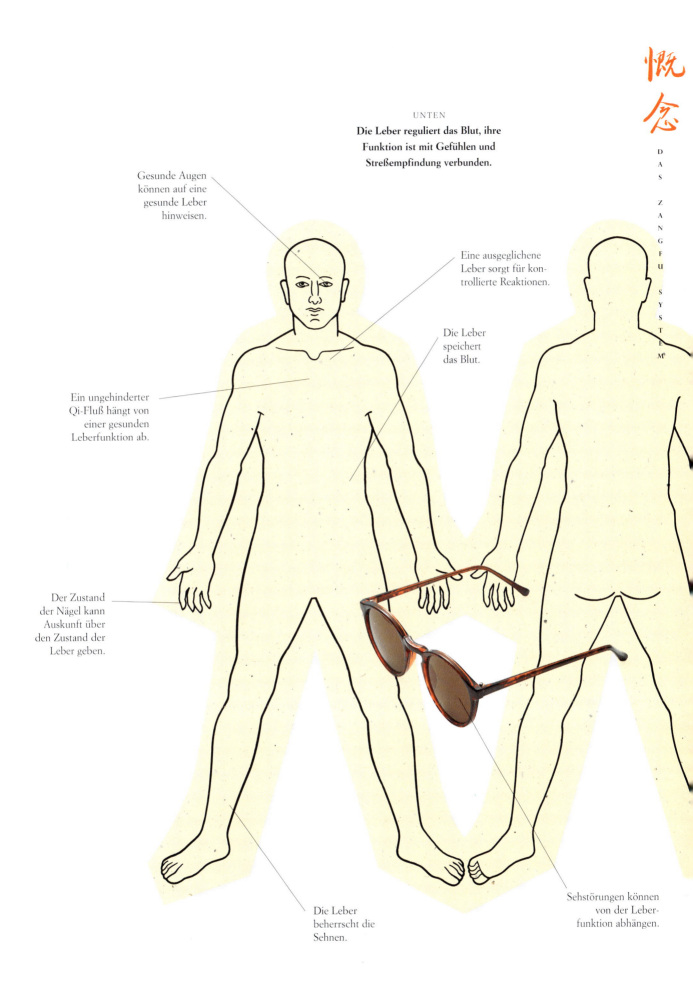

Gesunde Augen können auf eine gesunde Leber hinweisen.

Eine ausgeglichene Leber sorgt für kontrollierte Reaktionen.

Die Leber speichert das Blut.

Ein ungehinderter Qi-Fluß hängt von einer gesunden Leberfunktion ab.

Der Zustand der Nägel kann Auskunft über den Zustand der Leber geben.

Die Leber beherrscht die Sehnen.

Sehstörungen können von der Leberfunktion abhängen.

DAS ZANGFU SYSTEM

67

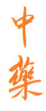

DIE NIEREN

DIE NIEREN SPEICHERN JING UND HERRSCHEN ÜBER FORTPFLANZUNG, WACHSTUM UND ENTWICKLUNG

Wie schon beschrieben, ist Jing die Lebensessenz und wird in den Nieren gelagert. Sie wird teils von den Eltern geerbt, teils aus der Nahrung als reine Essenz gewonnen. Jing bestimmt unsere Konstitution und ist für das Wachstum und die Entwicklung in der Kindheit verantwortlich, aber auch für die Sexualität und Fortpflanzung.

Wenn Nieren-Jing in irgendeiner Weise geschädigt ist, kann dies zu verzögertem Wachstum, zu Lernschwierigkeiten, Unfruchtbarkeit, sexuellen Störungen oder zu frühzeitiger Senilität führen.

DIE NIEREN BILDEN MARK UND BLUT, FÜLLEN DAS HIRN AUF UND BEHERRSCHEN DIE KNOCHEN

Diese unvereinbar erscheinenden Aufgaben sind alle an die Nieren gekoppelt. Nieren-Jing ist verantwortlich für die Bildung von Mark. In der chinesischen Medizin ist das Mark der wichtigste Bestandteil der Knochen, des Knochenmarks, Rückenmarks und der Hirnstrukturen. So ergeben sich aus einem gesunden Nieren-Jing harte Knochen und Zähne und ein leistungsfähiges Hirn.

Wenn die Markproduktion in irgendeiner Weise beeinträchtigt ist, kann sich daraus eine Vielfalt an Problemen wie Ohrensausen, verschwommenes Sehen, Denkstörungen und Rückenschmerzen ergeben. Das Mark spielt auch bei der Blutbildung eine Rolle, so daß eine gestörte Nierenfunktion oft zu Blutmangel führen kann.

DIE NIEREN HÜTEN „DAS FEUER DER LEBENSPFORTE" (MINGMEN-FEUER)

In der chinesischen Medizin ist das Mingmen-Feuer die Quelle unserer Körperwärme. Dieses wichtige Feuer zu hüten, repräsentiert den Yang-Aspekt der Nierenfunktion. Wenn die Yang-Energie der Nieren mangelhaft ist, ist auch das Mingmen-Feuer betroffen, woraus sich möglicherweise generelle Kälte, Lethargie und/oder eine gestörte Sexualität ergibt. In manchen Fällen kann die Schädigung der Milz auch zu einer schlechten Verdauung führen.

DIE NIEREN BEHERRSCHEN DAS WASSER

Die Hauptaufgabe der Nieren ist die Regulierung des Flüssigkeitshaushalts im Körper. Die Nieren regieren über „den unteren Erwärmer", oft „Sumpf" genannt, und haben die Aufgabe, überflüssiges Wasser auszuscheiden.

Wenn die Nieren gut funktionieren, sind sie in der Lage, reine Flüssigkeit zur Lunge zurückzuschicken und unreine Flüssigkeiten über die Blase auszuscheiden. Wenn die Nierenfunktion gänzlich gestört ist, können viele urologische Probleme auftreten.

DIE NIEREN KONTROLLIEREN „DAS ERGREIFEN DES QI"

Diese Funktion stellt die harmonische Beziehung zwischen Nieren und Lunge dar. Die Lunge schickt Qi „hinunter" zu den Nieren, die es „unten" halten, um so eine gesunde Atmung zu erleichtern. Bei beeinträchtigter Nierenfunktion kann das Qi nach oben entweichen und Atmungsprobleme, in Extremfällen sogar Asthma, verursachen.

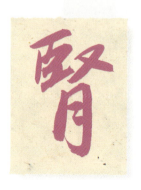

LINKS
Das chinesische Zeichen für Nieren.

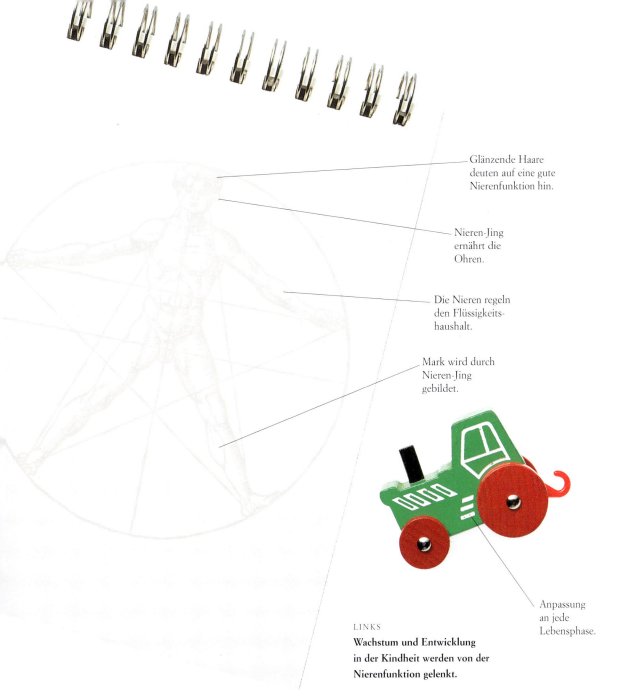

Glänzende Haare deuten auf eine gute Nierenfunktion hin.

Nieren-Jing ernährt die Ohren.

Die Nieren regeln den Flüssigkeitshaushalt.

Mark wird durch Nieren-Jing gebildet.

Anpassung an jede Lebensphase.

LINKS
Wachstum und Entwicklung in der Kindheit werden von der Nierenfunktion gelenkt.

DIE NIEREN ÖFFNEN SICH IN DIE OHREN

Die Ohren brauchen Nieren-Jing als Nahrung, und wenn dieses Mängel aufweist, kann das zu Ohrensausen und Taubheit führen. Da Jing mit dem Alter abnimmt, können ältere Menschen mit ihrem Gehör Probleme bekommen.

DIE NIEREN ZEIGEN SICH IN DEN HAAREN

Auch die Haare brauchen Nieren-Jing als Nahrung. Bei normaler Funktion sind die Haare gesund und glänzend. Ein Mangel zeigt sich in stumpfem, leblosem und sprödem Haar und kann auch zu vorzeitigem Ergrauen und Haarausfall führen.

DIE NIEREN BEHERBERGEN DEN WILLEN UND ZÜGELN DIE ANGST

Die Verbindung von Willenskraft und Angst ist in den Nieren zu sehen. Die Nieren werden als Wurzeln des Lebens betrachtet, und demnach wurzelt dort auch unser Wunsch nach Persönlichkeit, Macht und Erfolg im Leben. Folglich wird eine schwache Nierenfunktion zu Schwäche und Ängstlichkeit führen.

DIE FUNKTIONEN DES FU

BEVOR WIR *die Faktoren betrachten, die eine Disharmonie im Zangfu-System auslösen, sollten wir einen kurzen Blick auf die Funktionen der Yang-Organe des Körpers werfen – auf das Fu. In diesem Buch werden wir uns zwar hauptsächlich auf die Zang-Organe konzentrieren, aber eine Grundkenntnis des Fu ist notwendig.*

DIE GALLENBLASE

Die Gallenblase speichert Galle
Die Galle wird in dieser Blase gespeichert und in den Zwölffingerdarm freigesetzt, um bei der Verdauung mitzuwirken.

Die Gallenblase beherrscht die Entschlußkraft
Nach Ansicht der chinesischen Medizin verleiht uns die Gallenblase die Fähigkeit, Entscheidungen zu fällen. Beeinträchtigungen der Gallenblase können entweder zur Entschlußunfähigkeit führen oder zu falschen Entscheidungen. Die Gallenblase bildet mit der Leber ein Paar.

DER MAGEN

Der Magen empfängt und speichert Nahrung
Der Magen hat die Aufgabe, Nahrungsmittel aufzunehmen und die reine Essenz herauszufiltern, die dann zur Milz wandert und dort zu Gu Qi aufbereitet wird. Die unreine Nahrung wird in den Dünndarm und von dort zur späteren Ausscheidung weitergegeben.

Das Magen-Qi steigt hinab
Die natürliche Funktion des Magens ist, Qi zur weiteren Bearbeitung „nach unten" zu schicken. Wenn diese Funktion in irgendeiner Weise beeinträchtigt ist, bricht das Magen-Qi nach oben aus. Dies führt zu Aufstoßen, Schluckauf, Übelkeit und Erbrechen. Der Magen bildet mit der Milz ein Paar.

DER DÜNNDARM

Der Dünndarm trennt das Reine vom Unreinen
Der Dünndarm erhält die zum Teil verdaute Nahrung aus dem Magen. Das Reine wird unter Kon-

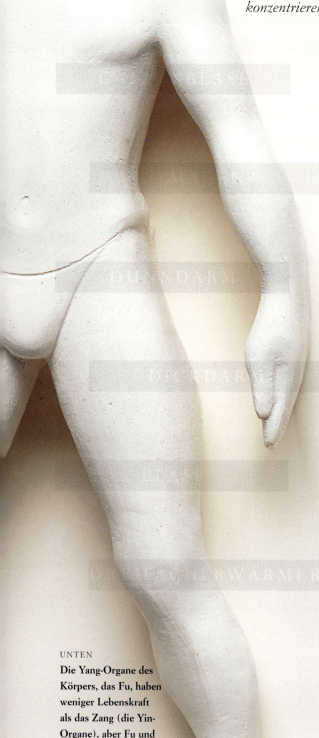

UNTEN
Die Yang-Organe des Körpers, das Fu, haben weniger Lebenskraft als das Zang (die Yin-Organe), aber Fu und Zang bilden Paare.

trolle der Milz extrahiert und das Unreine entweder an den Dickdarm oder an die Blase zur Ausscheidung abgegeben. Das Gleiche macht der Dünndarm mit den Körpersäften. Der Dünndarm bildet mit dem Herzen ein Paar.

Der Dickdarm

Der Dickdarm nimmt das Reine auf und scheidet das Unreine aus

Der Dickdarm erhält das Unreine vom Dünndarm zur weiteren Reinigung, um saubere Flüssigkeit oder Essenz zu extrahieren und das Unreine als Kot auszuscheiden. Der Dickdarm bildet mit der Lunge ein Paar.

Die Blase

Die Blase speichert Urin und kontrolliert die Ausscheidung

Die Blase erhält überflüssige Körpersäfte von der Lunge, von Dick- und Dünndarm, speichert sie und scheidet sie unter Mitarbeit der Nieren aus. Die Blase bildet mit den Nieren ein Paar.

Der Dreifache Erwärmer

Der Dreifache Erwärmer koordiniert Umwandlung und Transport von Flüssigkeiten im Körper

Der Dreifache Erwärmer koordiniert die Aufgaben des Wassers in den oberen, mittleren und unteren Körperhöhlen. Der Dreifache Erwärmer kann vielleicht mit einem Manager verglichen werden, der die tägliche Arbeit seines Teams überwacht.

Der Dreifache Erwärmer reguliert die Wärmefunktion des Körpers

Der Dreifache Erwärmer stellt sicher, daß die Yang-Energie der Nieren stets im Gleichgewicht ist und ermöglicht dadurch den Qi-Fluß und die Einhaltung der gleichbleibenden Körpertemperatur. Diese Funktion wird auch durch andere Bezeichnungen wie „Dreifacher Erhitzer", „Dreifacher Brenner" ausgedrückt. Der Dreifache Erwärmer bildet in der chinesischen Medizin mit dem Herzbeutel (KS) ein Paar.

AUFGABEN DES EXTRA-FU

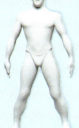

OBEN
Einige kleinere Speicherorgane werden als Extra-Fu bezeichnet.

ALS WÄRE das Zangfu nicht kompliziert genug, spricht die chinesische Medizin auch noch von Extra- oder Außergewöhnlichem Fu. Diese ähneln Fu insofern, als daß beide Hohlorgane sind. Jedoch haben sie Speicherfunktionen, die sie wiederum dem Zang ähnlich lassen. Sie sind darauf ausgerichtet, die Yin-Essenzen des Körpers – namentlich Jing, Mark und Blut – zu speichern.

Wir können ihre Funktionen wie folgt zusammenfassen:

- Die Gebärmutter reguliert die Menstruation und fördert die Empfängnis. Scheinbar gibt es ein männliches Äquivalent im Dan-Tien-Bereich (Nabel), das Jing-Palast oder Samen-Palast genannt wird.
- Das Hirn speichert Mark und ist auch als „Meer des Marks" bekannt.
- Die Knochen speichern Knochenmark.
- Die Blutgefäße enthalten das Blut.
- Die Gallenblase wird zum Extra-Fu gerechnet, weil sie die Galle speichert.

Das Außergewöhnliche Fu wird hier nur vollständigkeitshalber erwähnt und wird in diesem Buch nicht weiter diskutiert.

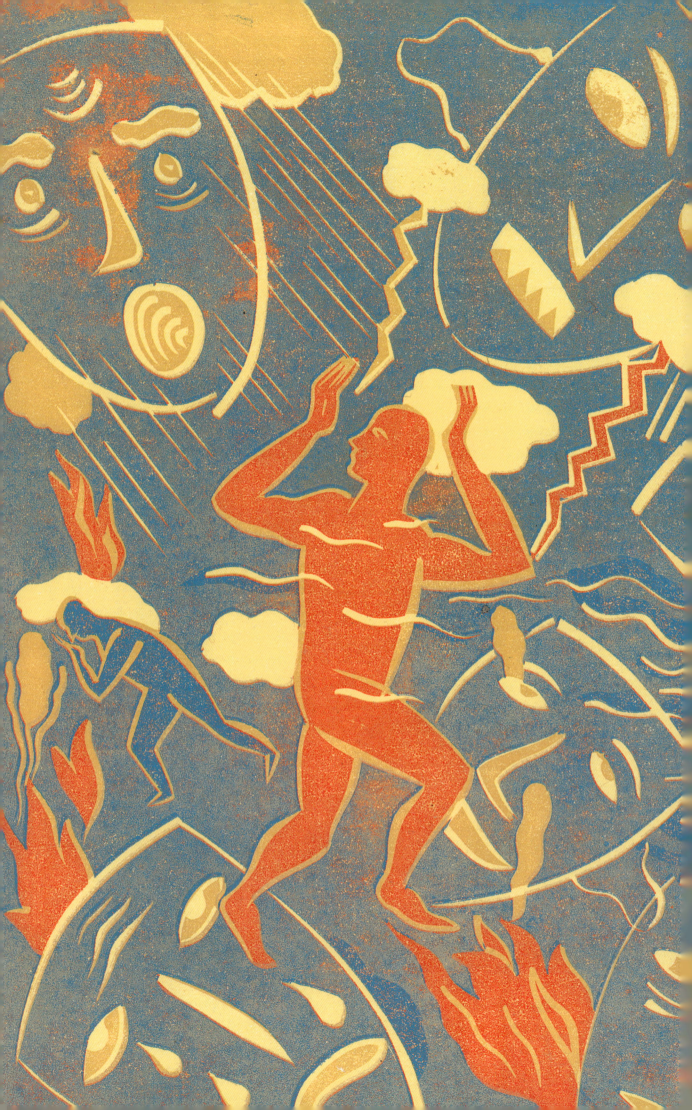

DISHARMONIEN

NACHDEM WIR *uns angesehen haben, wie die chinesische Medizin den menschlichen Körper und seine Prozesse erklärt, wird klar, daß das ganze System auf einer sich ständig wandelnden Ausgewogenheit beruht. Die „mechanische" Sichtweise der westlichen Medizin hat uns zu einem Denken erzogen, die Krankheit mit einer „Panne" gleichsetzt, die einen Teil unseres biologischen Mechanismus zum Erliegen bringt. Daher richtet sich dann die Behandlung auf das „reparaturgeschädigte Teil". Diese Sicht der Dinge ist auch oft angemessen und führt zu wirksamen Therapien, aber in vielen Fällen bleibt sie auch unwirksam, weil sie keine ganzheitliche Behandlung bietet.*

Die chinesische Medizin betrachtet Krankheit als Ergebnis einer Störung von Harmonie und Gleichgewicht im ganzen Energiesystem. Obwohl Krankheiten symptomspezifisch erscheinen mögen, läßt die chinesische Medizin nie das Gleichgewicht des Ganzen außer acht. In diesem Teil des Buches werden wir die wichtigen Einflüsse beschreiben, die eine Disharmonie entstehen lassen können. Wir teilen sie in drei große Gebiete auf: ✦ INNERE URSACHEN ✦ ÄUSSERE URSACHEN ✦ VERSCHIEDENE ANDERE URSACHEN – und diese werden wiederum in Teilgebiete untergliedert.

INNERE URSACHEN

WIE AUS der Betrachtung des Zangfu-Systems klar wurde, beeinflussen die inneren Organe nicht nur die körperlichen Funktionen, sondern auch die psychischen und geistigen Aspekte. Die wichtigen inneren Gründe für Disharmonien werden in ihrem Wesen als psychisch aufgefaßt und die „Sieben Emotionen" genannt. Diese Sieben Emotionen sind ✦ *Ärger* ✦ *Freude* ✦ *Traurigkeit* ✦ *Kummer* ✦ *Schwermut* ✦ *Angst* ✦ *Furcht.*

In manchen Fällen überlappen sich natürlich die einzelnen Gefühle, und manchmal ist die Trennung hauchdünn, wie z. B. bei Traurigkeit und Kummer oder bei Angst und Furcht. Wie immer trennt die chinesische Medizin die Gefühle nicht sauber voneinander ab, aber solche Vermischungen werden nicht als problematisch angesehen.

Auf der Grundlage des Fünf-Elemente-Systems werden die Gefühle mit den Organsystemen in Verbindung gebracht, wie die Tabelle zeigt.

Die Sieben Emotionen werden nicht gewertet, weder als „gut" noch als „schlecht", ihre Ausgewogenheit ist wichtig – so ist zuviel Freude genauso unausgeglichen wie zuviel Kummer. Wir betrachten jetzt die Sieben Emotionen der Reihe nach. Die meisten Menschen erfahren eine breite Palette an Gefühlen, die sich in ihrer Intensität unterscheiden. Wichtig ist zu wissen, wie Gefühle das Gleichgewicht des Qi beeinflussen können.

GEFÜHLE	ZANG	FU
Ärger	*Leber*	*Gallenblase*
Freude	*Herz*	*Dünndarm*
Traurigkeit Kummer	*Lunge*	*Dickdarm*
Schwermut	*Milz*	*Magen*
Angst Furcht	*Nieren*	*Blase*

LINKS
Der Schlüssel zur Gesundheit liegt im ständigen Ausbalancieren des Gleichgewichtes – nach innen wie nach außen.

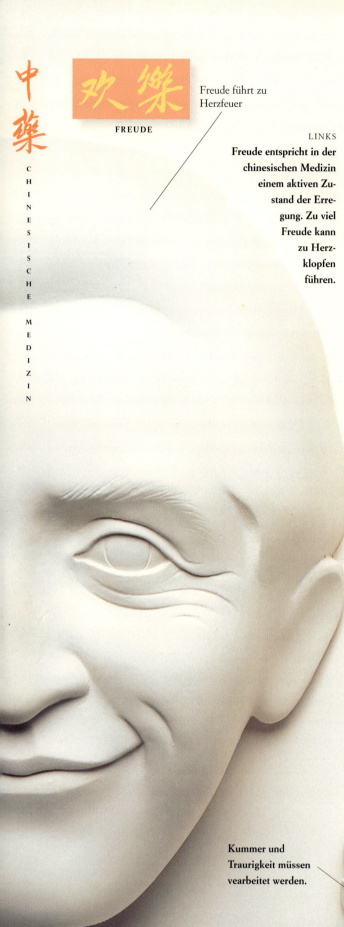

FREUDE

Freude führt zu Herzfeuer

LINKS
Freude entspricht in der chinesischen Medizin einem aktiven Zustand der Erregung. Zu viel Freude kann zu Herzklopfen führen.

Kummer und Traurigkeit müssen vearbeitet werden.

KUMMER

FREUDE

IN DER chinesischen Medizin entspricht der Begriff Freude mehr einem Zustand von Erregtheit oder Begeisterung als dem eher passiven einer tiefen Zufriedenheit. Das Herz ist hiervon am meisten betroffen. Solch eine Übererregung kann zu Problemen des Herzfeuers mit Unruhe, Schlaflosigkeit und Herzklopfen führen.

ÄRGER

ÄRGER UMFASST nach der chinesischen Medizin eine ganze Reihe von Gefühlen einschließlich Groll, Reizbarkeit und Frustration. Ärger befällt die Leber mit nachfolgender Stagnation des Leber-Qi. Dies kann dazu führen, daß die Energie der Leber in den Kopf steigt, woraus Kopfschmerzen, Schwindel und andere Symptome entstehen. Auf Dauer können sich daraus hoher Blutdruck sowie Magen- und Milzprobleme entwickeln.

TRAURIGKEIT/KUMMER

DIE LUNGE wird von diesen Gefühlen am meisten betroffen. Ein normaler und gesunder Ausdruck von Traurigkeit und Kummer kann als „Schluchzer" aus der Tiefe der Lunge ausgedrückt werden – tiefes Einatmen und Ausstoßen von Luft mit einem Seufzer. Eine ungelöste Traurigkeit bewirkt eine Disharmonie in der Lunge und schwächt das Lungen-Qi.

Das kann sich auf die Funktion der Lunge, das Qi im ganzen Körper zirkulieren zu lassen, auswirken.

LINKS
Langanhaltender, nicht gelöster Kummer kann die Funktion des Lungen-Qi beeinträchtigen.

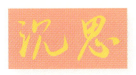
SCHWERMUT

Nachdenklichkeit beeinträchtigt die Milz.

SCHWERMUT

IN DER chinesischen Medizin wird Schwermut oder Nachdenklichkeit als Ergebnis übermäßiger geistiger und intellektueller Stimulation angesehen. Jede Aktivität, die viel geistige Kraft erfordert, läuft Gefahr, Disharmonie zu erzeugen. Von den Organen ist hiervon die Milz am meisten gefährdet. Dies kann zu einem Mangel an Milz-Qi führen, woraus Ängstlichkeit, Müdigkeit, Lethargie und Konzentrationsschwäche folgen. Falsche Ernährung kann den Zustand verschlimmern.

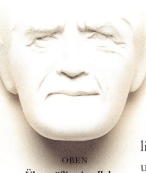

OBEN
Übermäßige intellektuelle Stimulation kann zu Schwermut führen.

ANGST/FURCHT

ANGST IST ein normales menschliches Gefühl, aber wenn die Angst chronisch wird und keine direkte Ursache dafür gefunden wird, kann dies zu Disharmonie führen. Das betrifft vor allem die Nieren. Bei übermäßiger Angst kann die Fähigkeit der Nieren, das Qi zu halten, beeinträchtigt sein, was dann zu Bettnässen führt. Dies kann insbesondere bei Kindern ein Problem sein. Nieren-Qi wird weniger, folglich auch das Nieren-Yin.

ANGST

Ärger befällt die Leber und bringt Kopfschmerzen.

ÄRGER

UNTEN
Ärger kann zu hohem Blutdruck führen.

GRÜNDE FÜR DISHARMONIEN

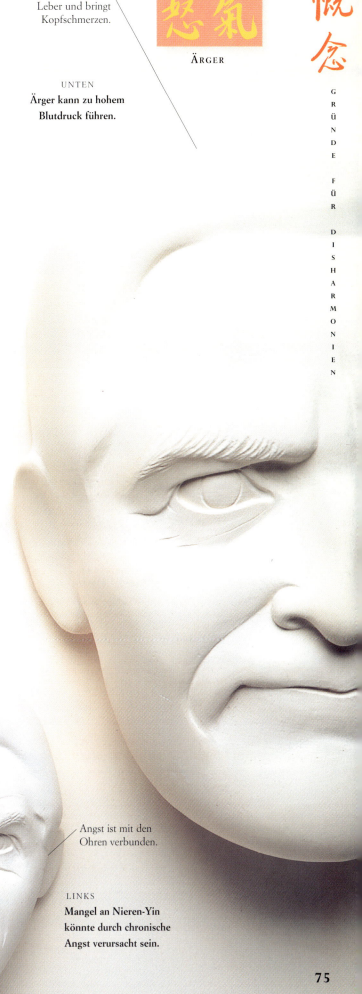

Angst ist mit den Ohren verbunden.

LINKS
Mangel an Nieren-Yin könnte durch chronische Angst verursacht sein.

75

ÄUSSERE URSACHEN

I<small>N DER CHINESISCHEN</small> *Medizin werden sechs äußere Faktoren der Disharmonie berücksichtigt, die durch das Klima entstehen. Sie sind auch als die „sechs bösartigen Einflüsse", die „sechs Krankmacher" oder die „sechs äußeren Übel" bekannt. Es sind* ♦ W<small>IND</small> ♦ F<small>EUER UND</small> H<small>ITZE</small> ♦ K<small>ÄLTE</small> ♦ T<small>ROCKENHEIT</small> ♦ F<small>EUCHTIGKEIT</small> ♦ S<small>OMMERHITZE</small>. *Im gemäßigten Klima werden am häufigsten Kälte, Feuchtigkeit, Wind und bis zu einem gewissem Grad Wärme als Auslöser beobachtet.*

WIND

Der Wind wird als krankmachender Yang-Einfluß angesehen mit ähnlichen Eigenschaften im Körper wie in der Natur. Im besonderen:

> *Wind verursacht Bewegung.*
> *Wind verursacht plötzliche Veränderungen.*
> *Wind verursacht Erschütterungen und Schwankungen.*

Der Wind ist ein sehr einflußreicher Außenfaktor und durchdringt die Hülle des Körpers. Er kann oft gemeinsam mit anderen äußeren Faktoren den Körper befallen – insbesondere mit Kälte.

Die Disharmonien, die der Wind verursacht, sind oft durch ihr plötzliches Auftreten gekennzeichnet. Eine sehr häufige äußere Wind-Disharmonie ist die gewöhnliche Erkältung. Wenn das Wei Qi schwach ist, können Wind und Kälte die Oberfläche des Körpers leicht durchdringen und zum äußersten des inneren Zang, nämlich der Lunge, vordringen. Dies führt zu den klassischen Symptomen von Niesen, Frösteln und klarer dünnflüssiger Schleimabsonderung aus der Nase. Es ist interessant, wie bei anhaltender Wind- und Kälte-Disharmonie aus den Kältesymptomen Wärmesymptome werden – also sich Yin in Yang umwandelt. So verändert sich die Disharmonie und zeigt sich als Fieber, Halsweh, Mundtrockenheit und dicker gelber Schleim.

In der chinesischen Medizin kann der Wind auch mit einer inneren Disharmonie zusammenhängen, die in der Regel die Leber betrifft. „Innerer Leberwind" ist häufig eine weitaus ernstere Disharmonie, die zu Krankheiten wie Epilepsie, Schlaganfall oder Morbus Parkinson führen kann. Der innere Leberwind steigt auf, erschüttert den Körper und bringt ihn zum Erzittern oder zum Frösteln. Entsprechend der Fünf Elemente gehört der Wind zum Frühling.

UNTEN
Windiges Wetter – „äußerer Wind" – kann eine Erkältung verursachen, aber „innerer Wind" – eine Disharmonie im Körper – kann ernstere Symptome auslösen.

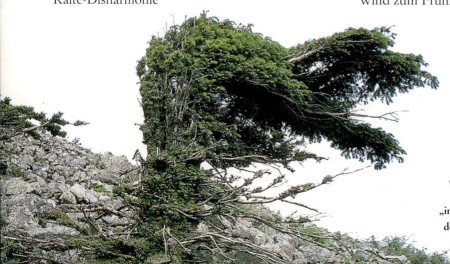

LINKS UND OBEN
„Äußerer Wind" kann die Lunge befallen, während „innerer Wind" Disharmonien der Leber hervorrufen kann.

KÄLTE

KÄLTE GILT als ein krankmachendes Yin. Die wichtigsten Wirkungen sind:

> *Kälte behindert Bewegung.*
> *Kälte behindert Wärme im Körper.*
> *Kälte zieht den Körper zusammen.*
> *Kälte kann zu Erstarrung führen.*

Kälte dringt plötzlich ein, läßt den Menschen frösteln und ruft Kopfschmerzen hervor. Der Körper kann überall schmerzen.

Wenn nichts dagegen unternommen wird, kann die eindringende Kälte Lunge, Magen und auch Milz befallen und möglicherweise zu Bauchschmerzen, Erbrechen oder Durchfall führen. Sie kann auch den Lebermeridian befallen, insbesondere im Genitalbereich und dort Schmerzen und Unwohlsein auslösen.

„Innere Kälte" entsteht meist aus chronischem Yang-Mangel, der verschiedene Ursachen haben kann. Eine davon ist der Langzeiteinfluß von „äußerer Kälte". Die Kälte ist natürlich mit dem Winter verbunden.

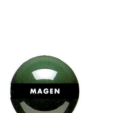
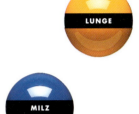

OBEN
Kopf- und Bauchschmerzen können durch „äußere Kälte" entstehen, die die Yang-Energie schädigt. „Innere Kälte" kann durch zu viel kaltes Essen oder durch Disharmonie von Magen und Milz ausgelöst werden.

UNTEN
Bei „äußerer Kälte" fröstelt der Körper. Auf der Gefühlsebene ist Kälte mit Angst verbunden – in chinesischer und auch westlicher Sicht.

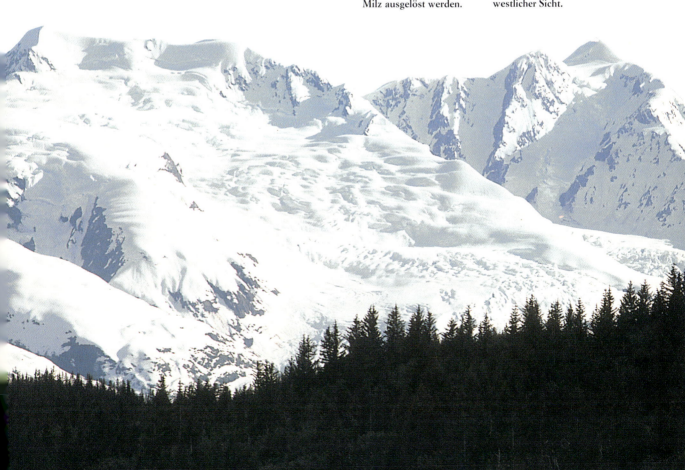

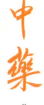

FEUCHTIGKEIT

FEUCHTIGKEIT GILT als krankmachendes Yin. Der Begriff Feuchtigkeit in der chinesischen Medizin hat viel mit der Feuchtigkeit draußen in der Natur gemeinsam. Besonders:

> *Feuchtigkeit ist naß.*
> *Feuchtigkeit ist schwer und träge.*
> *Feuchtigkeit ist schleichend.*

Wenn Feuchtigkeit den Körper befällt, führt dies zu Trägheit, müden und schweren Extremitäten, verwirrtem Kopf und allgemeiner Lethargie. Jede Absonderung des Körpers wird klebrig und dickflüssig sein, und die Zunge ist klebrig belegt. Die Milz ist besonders anfällig für Feuchtigkeit, weil die Feuchtigkeit ihre Transport- und Umwandlungsfunktion beeinträchtigt. Dies kann zu einem Blähbauch und Durchfall führen.

Feuchtigkeit kann in den Gelenken Steifheit hervorrufen, insbesondere beim morgendlichen Aufstehen. Die Gelenke schwellen schmerzhaft an wie bei manchen arthritischen Veränderungen. Feuchtigkeit kann sich leicht mit Kälte wie auch mit Wärme verbinden.

Wenn die Milz durch eindringende äußere Feuchtigkeit oder möglicherweise durch falsche Ernährung von innen geschädigt wird, kann dies zu chronischer „innerer Feuchtigkeit" mit übermäßigem Schleim führen. Innerer „unsichtbarer" Schleim stellt in der chinesischen Medizin ein besonderes Problem dar und kann zu chronischem Schwindel oder Hypertonie (hoher Blutdruck) führen.

Im chinesischen Kalender steht Feuchtigkeit mit dem möglicherweise nassen Spätsommer in Beziehung, aber natürlich kann er auch sonst auftreten – je nach Klima.

UNTEN
Ein feuchtes Klima ist die Ursache für Rheuma. Der entsprechende geistige Zustand ist Schwermut.

UNTEN RECHTS
„Äußere Feuchtigkeit" kann Symptome von Lethargie bis zu steifen und schmerzenden Gelenken auslösen. „Innere Feuchtigkeit" bezieht sich auf die Milz.

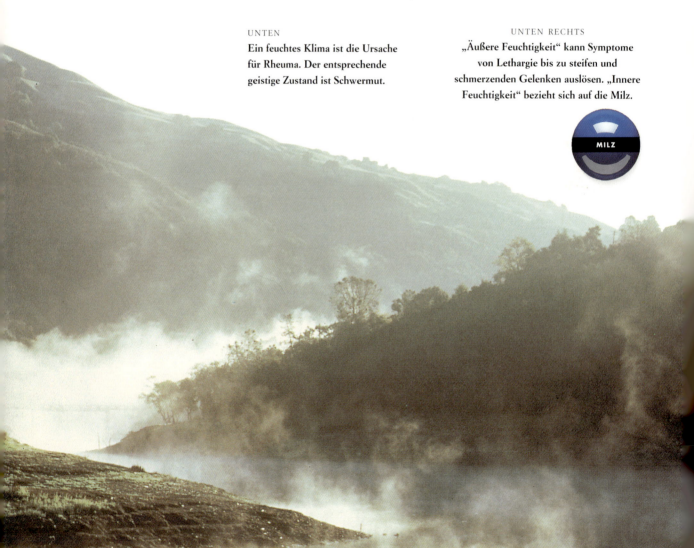

FEUER UND HITZE

IN DER CHINESISCHEN Medizin ist es nicht ungewöhnlich, die Ausdrücke Feuer und Hitze synonym zu verwenden. Sie gelten als krankheitsauslösendes Yang. Die Haupteigenschaften sind offensichtlich:

> *Feuer und Hitze sind heiß.*
> *Feuer und Hitze lösen Bewegung aus.*
> *Feuer und Hitze trocknen aus.*

Feuer und Hitze führen zu vielen typischen Hitzesymptomen wie Fieber, Entzündungen, Verbrennungen, roten Augen, Hautblasen usw. Sie haben einen stark austrocknenden Effekt auf die Körperflüssigkeiten: Trockene Haut, Verstopfung und spärlicher gelber Harn sind gängige Beispiele. Feuer und Hitze können auch psychische Störungen wie Hyperaktivität und geistige Übererregtheit hervorrufen.

In schweren Fällen kommt es zu Delirium oder Manie durch das von der Hitze gestörte Shen. Es gibt auch „inneres Feuer und Hitze". Ein Yin-Mangel, als „leeres Feuer" bezeichnet, beeinträchtigt viele Zangfu-Organe, gewöhnlich liegt mangelndes Nieren-Yin zugrunde.

„Inneres Feuer" wird mit Leber, Magen und Lunge in Verbindung gebracht und führt zu aufwärts lodernder Hitze, die oft den Kopfbereich angreift. Magenfeuer kann Zahnschmerzen hervorrufen, wenn das Feuer durch den Magenmeridian ins Gesicht aufsteigt.

Feuer und Hitze sind mit Sommer verbunden, Hitzschlag ist hierfür ein gutes Beispiel. Natürlich gibt es klimatische Unterschiede, die dies beeinflussen. Menschen, die in einem kalten und feuchten Klima wohnen, sind besonders anfällig für „äußeres Feuer und äußere Hitze", wenn sie in warme Länder verreisen, z. B. im Urlaub, und wenn sie sich nicht angemessen und sorgfältig schützen.

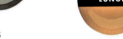

OBEN
„Äußere Hitze" trocknet aus und führt zu Fieber und Hautentzündung. „Innere Hitze" betrifft Leber, Magen und Lunge und kann in den Kopf aufsteigen.

LINKS
Gefühlsmäßig paßt Hitze zu Freude. Übermäßige Freude ist genauso schädlich wie körperliche Hitze.

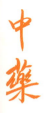

TROCKENHEIT UND SOMMERHITZE

DIESE ZWEI letzten Außenfaktoren werden wir zusammen betrachten. Sie sind weniger häufig und weniger wichtig, als die anderen bereits beschriebenen. Beide gelten als krankmachendes Yang.

Trockenheit hängt natürlich mit Hitze zusammen, und die Symptome sind ähnlich, aber mit Schwerpunkt auf Austrocknung der Körperflüssigkeiten. Sie kann zu rissiger Haut, trockenen Lippen, trockener Nase und zu trockenem Husten mit wenig oder ohne Auswurf führen. Die Lunge kann besonders betroffen sein, insbesondere, wenn Hitze von austrocknendem Wind begleitet wird. Trockenheit ist dem Herbst zugeordnet – dies hängt natürlich von den geographischen Gegebenheiten ab.

Sommerhitze tritt meist im Hochsommer auf und ist damit wieder mit Feuer und Hitze verwandt. Sie ist besonders häufig in sehr heißen und feuchten Klimazonen zu finden, wo Feuchtigkeit als Einfluß noch hinzukommt. Sie schädigt und leert das Qi und die Körpersäfte und führt zu Erschöpfung und Austrocknung.

Welchem Einfluß der einzelne ausgesetzt ist, hängt also von den Umweltgegebenheiten und dem Klima seines Wohnortes ab. Trotz allem ist das Ausmaß dieser äußeren Einflüsse eine Frage der Widerstandsfähigkeit des individuellen Qi und des individuellen Verhaltensmusters eines Menschen. Keiner von uns kann diese Einflüsse vermeiden, aber ihre Wirkung hängt sehr davon ab, wie sorgfältig wir uns pflegen.

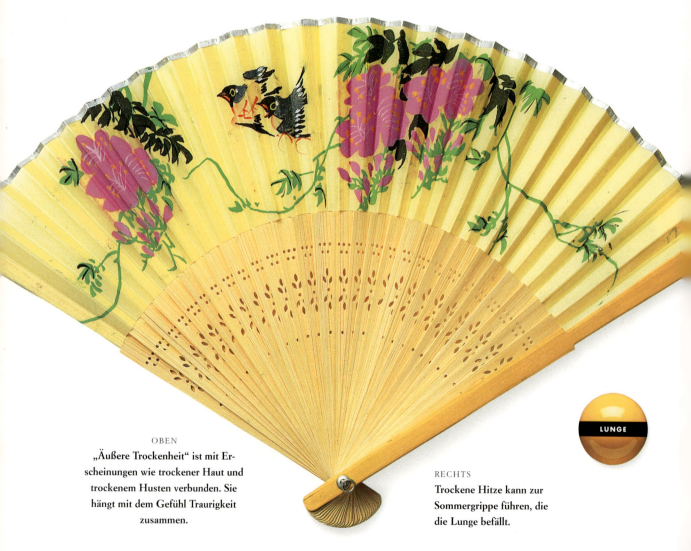

OBEN
„Äußere Trockenheit" ist mit Erscheinungen wie trockener Haut und trockenem Husten verbunden. Sie hängt mit dem Gefühl Traurigkeit zusammen.

RECHTS
Trockene Hitze kann zur Sommergrippe führen, die die Lunge befällt.

VERSCHIEDENE URSACHEN

WIR HABEN jetzt gesehen, daß die wichtigste Ursache von Disharmonie zum einen der innere Einfluß der Gefühle ist und zum anderen der äußere Einfluß schädigender Klimabedingungen auf den Körper. Zusätzlich gibt es viele andere Faktoren, die erwähnt werden müssen. Diese stellen wir hier kurz vor.

KONSTITUTIONELLE FAKTOREN

WIE BEREITS erklärt, besitzt ein menschliches Energiesystem nach Ansicht der chinesischen Medizin sowohl Ursprungs-Qi und Jing als auch Qi, das erst im Laufe des Lebens entsteht.

Unser vorgeburtliches Qi zeigt sich als unsere Konstitution, die von unseren Eltern geprägt ist. Wenn das Erbe mangelhaft ist, macht dies den Menschen anfälliger für alle inneren und äußeren Faktoren, die eine Disharmonie hervorrufen können.

Wenn wir also glauben, eine konstitutionelle Schwäche zu besitzen, müssen wir besonders darauf achten, daß alle anderen möglichen Ursachen für eine Disharmonie in unserem Leben völlig vermieden oder wenigstens minimiert werden.

LEBENSWEISE

DER ALLGEMEINE Streß, der unser normales tägliches Leben begleitet, ist uns allen bewußt, und die westliche Medizin weist stets auf den starken Einfluß des Lebenswandels bezüglich unserer Gesundheit und unseres Wohlbefinden hin. Die chinesische Medizin sieht die Bedeutung der Lebensweise genauso, obwohl sie ganz anders interpretiert wird.

ARBEIT

DIE ART unserer Arbeit – oder der Mangel an Arbeit bei Arbeitslosen – kann unser Energiesystem stark beeinflussen. Übermäßige körperliche Arbeit kann das Qi schädigen, und durch übermäßiges Aufsteigen wird die Lunge angegriffen. Zuviel geistige Arbeit kann die Milz schädigen und zu einem Yin-Mangel führen. Jemand, der im Freien arbeitet, ist Kälte, Feuchtigkeit, Wind, Hitze, usw. mehr ausgesetzt.

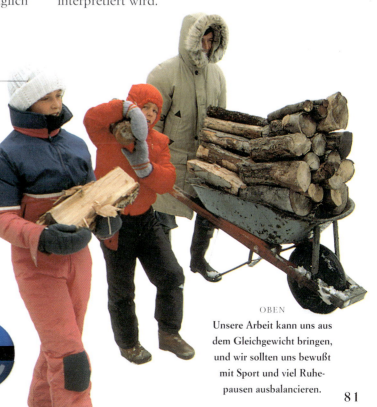

RECHTS
Ununterbrochene geistige Arbeit kann die Milz schädigen.

OBEN
Unsere Arbeit kann uns aus dem Gleichgewicht bringen, und wir sollten uns bewußt mit Sport und viel Ruhepausen ausbalancieren.

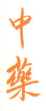

SPORT

MENGE UND Art der körperlichen Bewegung und natürlich auch Mangel an sportlichen Aktivitäten kann den freien Fluß des Qi beeinflussen. Wie überall in der chinesischen Medizin handelt es sich auch hier um eine Art Ausgewogenheit. Nicht die Art der Bewegung ist wichtig oder gut oder schlecht, sondern die Ausgewogenheit – extremer Sport verursacht Disharmonie.

So sind z. B. viele Athleten, die übermäßig trainieren und sehr fit erscheinen, sehr anfällig für Infektionen und Verletzungen. Auf Dauer kann sich bei ihnen chronischer Qi-Mangel ergeben, weil sie die Nieren überbeanspruchen. Viele chinesische Fitnessarten wie Qi Gong und Tai Chi scheinen nicht so „atemfordernd" wie die meisten westlichen zu sein.

Sie bieten jedoch ein ausgeglicheneres Körpertraining an, so wie es die chinesische Medizin vorschreibt. Es ist erwiesen, daß Anhänger dieser „Gymnastik" häufig ein ausgesprochen gesundes und langes Leben genießen, was man von den westlichen Sportlern nicht immer behaupten kann.

LINKS
Obwohl Bewegung als „gut" gilt, können übermäßige und stressige Sportarten zu Erschöpfung führen und sich nachteilig auf das Qi auswirken.

ERNÄHRUNG

ERNÄHRUNG NIMMT in der chinesischen Medizin eine sehr wichtige Rolle ein – und ihre Besprechung würde ein eigenes Buch erfordern.

Magen und Milz sind für die Aufarbeitung der verdauten Nahrung und für die Gewinnung des Gu Qi verantwortlich, das dann an die Lunge als Grundlage zur Bildung des Körper-Qi abgegeben wird. Wenn die Milz gegen falsche oder verdorbene Nahrung ankämpfen muß, leidet sie insbesondere unter Feuchtigkeit – und folglich erschöpft sich das Qi im ganzen Körper.

Die chinesische Betrachtungsweise betont auch bei der Ernährung das Gleichgewicht und rät ab von Extremen.

Wenn man sich gesund und ausgewogen ernährt, bleibt die Milz gesund, und das Körper-Qi reicht aus. Durch die in der westlichen Welt übermäßige Zufuhr von süßer oder vorgefertigter Nahrung kann kein Gleichgewicht entstehen.

Fleisch
Gemüse
Hülsenfrüchte
Obst
Fisch
Nüsse
Milchprodukte

LINKS
Chinesische und westliche Medizin erkennen beide eine ausgewogene Ernährung als unerläßlich für die Gesundheit an. Ein chinesischer Arzt gibt individuelle Ratschläge.

SEXUELLE AKTIVITÄT

IN DER chinesischen Medizin führt eine übermäßige sexuelle Aktivität zur Schädigung des Nieren-Jings und auf Dauer zu chronischen Mangelzuständen. Zuviele Schwangerschaften können Blut und Jing der Frau erschöpfen. Es gibt natürlich viele Ansichten darüber, was übermäßige sexuelle Aktivität ist, und viele Westler haben sicher eine eigene Meinung dazu, aber das chinesische System betont ausdrücklich das natürliche Nachlassen dieser Aktivität mit zunehmendem Alter.

UNTEN
Alle Dinge müssen gewissen Regeln folgen – auch die Sexualität.

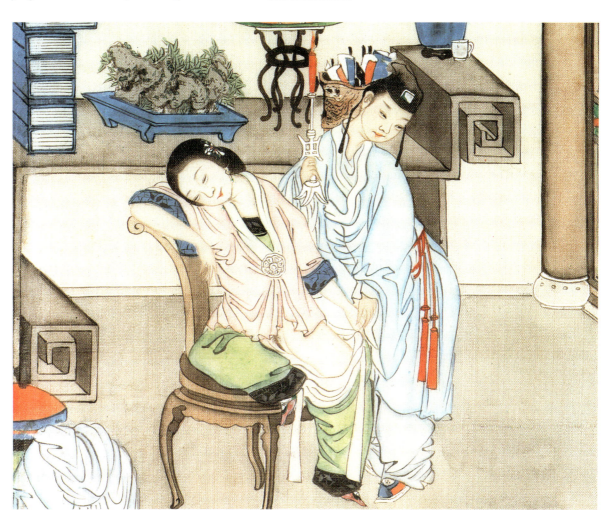

UNVORHERSEHBARE EREIGNISSE

IN DER letzten allgemeinen Kategorie geht es um Unfälle und Verletzungen, die je nach Art und Schweregrad das Qi schädigen können. Die Chinesen zählen auch Seuchen und Epidemien dazu, die in manchen Teilen der Welt ein Problem sind, aber in der Regel nicht in der westlichen Hemisphäre. Natürlich ereignen sich Unfälle und Verletzungen auch in der westlichen Welt, und statt der Seuchen haben wir genügend andere Probleme wie Umweltverschmutzung und belastete Lebensmittel, die auch in diese Kategorie gehören.

SELBSTERKENNTNIS

DIESER TEIL des Buches hat gezeigt, wie Disharmonie aus der Sicht der chinesischen Medizin im Körper entstehen kann; manche Ursachen betreffen innere, manche äußere, manche verschiedene Faktoren, manche Gründe können vermieden werden, manche weniger.

Bei dieser Übung sind Sie eingeladen, sich selbst, Ihre Lebensweise und Ihre Umgebung zu betrachten – und sich dann ein Urteil über die „Risiken" in Ihrem Leben zu bilden. Lassen Sie sich Zeit bei Ihren Antworten zu diesem einfachen Fragebogen, und nehmen Sie ihn nicht todernst. Er soll dazu dienen, Ihnen einige Punkte bewußt zu machen.

INNERE FAKTOREN

Bewerten Sie jedes der hier genannten Gefühle auf einer 5-Punkte-Skala:

1. *Ich kann mit diesem Gefühl sehr gut umgehen.*
2. *Ich kann mit diesem Gefühl meistens sehr gut umgehen.*
3. *Manchmal kann ich mit diesem Gefühl gut umgehen, manchmal überhaupt nicht.*
4. *Ich neige dazu, mit diesem Gefühl nicht besonders gut umzugehen.*
5. *Ich kann mit diesem Gefühl nur sehr schlecht umgehen.*

Lassen Sie diese Tabelle auch durch einen Freund ausfüllen, er soll Sie beurteilen. Der Vergleich der Meinungen kann vieles offenbaren! Das Ergebnis wird Ihnen zeigen, wo Disharmonien entstehen können und welches Zangfu durch Ihre „inneren Übel" betroffen sein kann.

GEFÜHL	PUNKTE
Freude	
Ärger	
Kummer	
Traurigkeit	
Schwermut/Nachdenklichkeit	
Angst	
Furcht	

RECHTS
Wie gehen Sie mit Ihren Gefühlen um? Alle Gefühle – sogar Freude – können eine Herausforderung darstellen, mit der Sie harmonisch oder konfliktreich umgehen können.

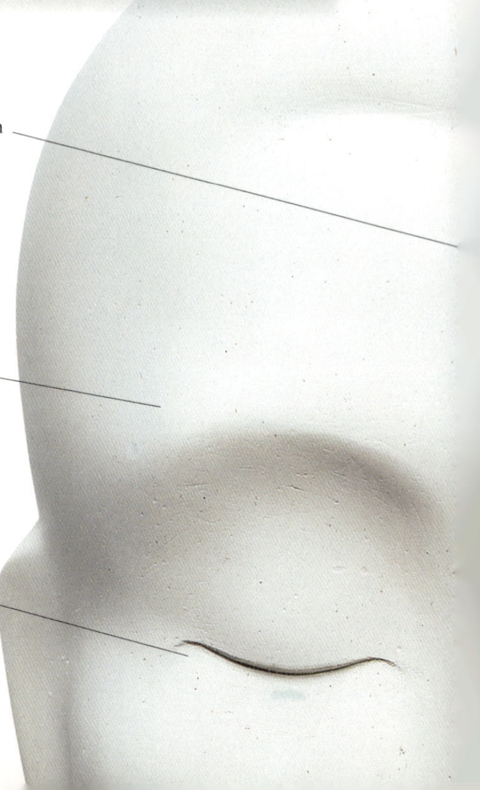

äußere Faktoren

innere Faktoren

verschiedene Faktoren

Disharmonien im Körper sind weder notwendig noch unvermeidbar. Äußere Faktoren können wir in Schranken halten, indem wir uns vor ihnen schützen, auch wenn wir sie nicht immer vermeiden können. Vorbeugung durch vernünftige und ausgeglichene Ernährung sowie Gymnastik und Sport, der uns geistig und körperlich fordert und befriedigt, kann unsere inneren Kräfte in einem harmonischen Gleichgewicht halten. Die daoistische Tradition sucht ein langes Leben in Gesundheit und Wohlbefinden. Um ein erfülltes aktives Leben zu genießen, muß man handeln – und nicht nur aufs Glück warten.

Äusserer Einfluss	Punkte
Wind	
Kälte	
Feuchtigkeit	
Feuer/Hitze	
Trockenheit	
Sommerhitze	
Umweltverschmutzung	

Äussere Faktoren

Betrachten Sie Ihre Umgebung, das Klima und eine mögliche Umweltverschmutzung. Ergänzen Sie die folgende 5-Punkte-Skala!

1. *Ich erlebe diesen Außenfaktor nie.*
2. *Ich erlebe diesen Außenfaktor selten.*
3. *Ich erlebe diesen Außenfaktor manchmal.*
4. *Ich erlebe diesen Außenfaktor öfters.*
5. *Ich erlebe diesen Außenfaktor sehr häufig.*

Die Tabelle zeigt Ihnen mögliche Außenfaktoren, denen gegenüber Sie anfällig sind. Achten Sie also auf sich, damit Probleme gar nicht erst entstehen.

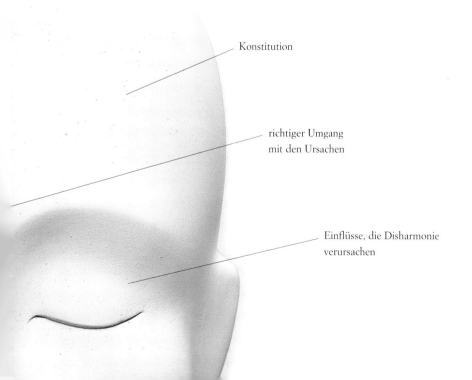

- Konstitution
- richtiger Umgang mit den Ursachen
- Einflüsse, die Disharmonie verursachen

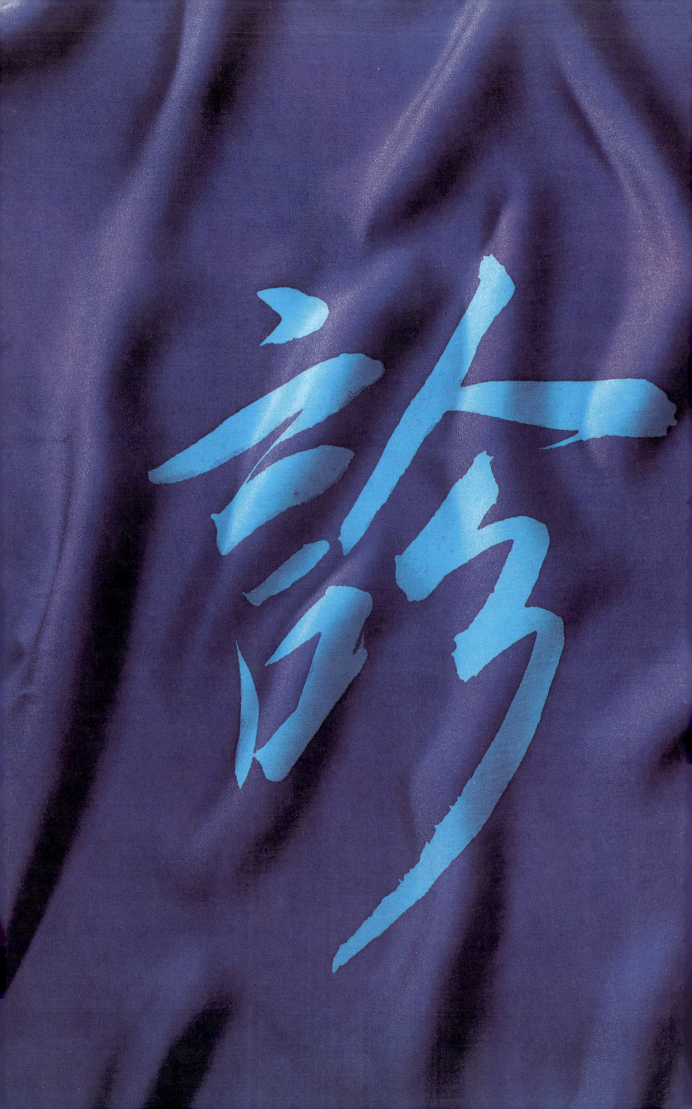

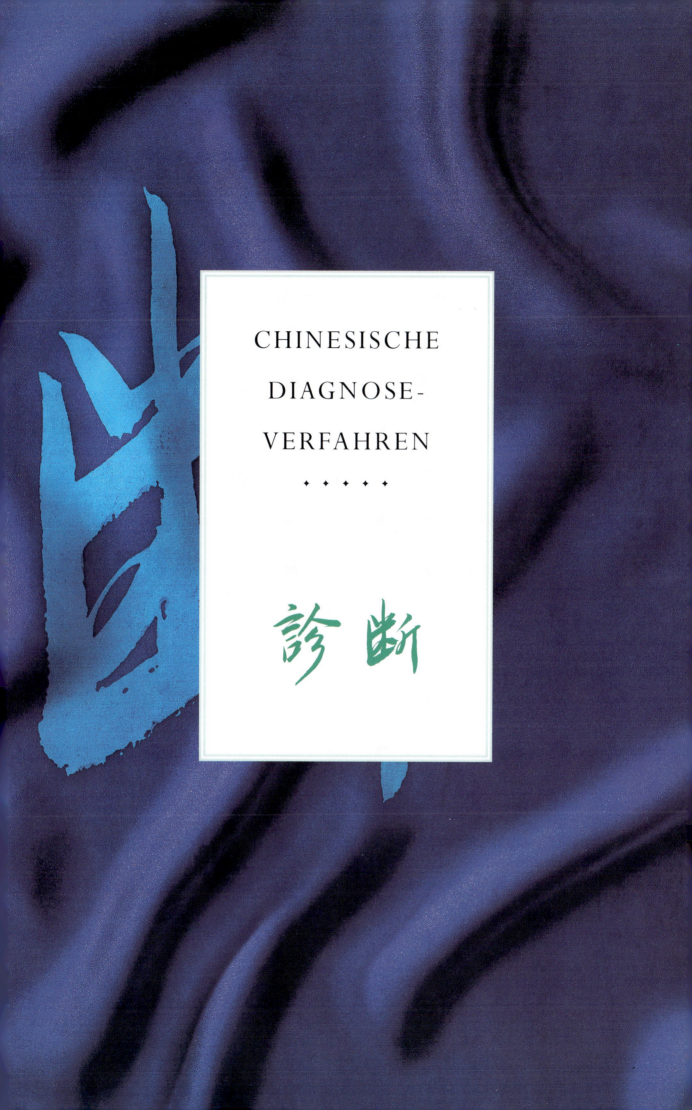

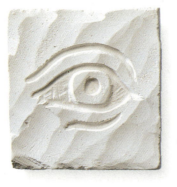

BEOBACHTUNG DES PATIENTEN

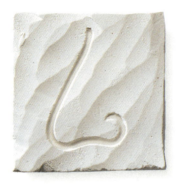

HÖREN UND RIECHEN

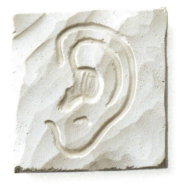

BEFRAGUNG DES PATIENTEN

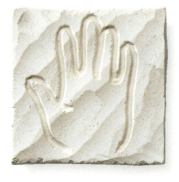

BETASTEN UND PULSMESSEN

DIAGNOSE-TECHNIKEN

DER CHINESISCHE MEDIZINER *muß aus der Vielzahl der Prozesse, die im Menschen ablaufen, sinnvolle Zusammenhänge erkennen. Für einen erfolgreichen Therapieplan muß er die Informationen systematisch ordnen.*

In diesem Teil des Buches werden einige allgemeine diagnostische Schritte diskutiert und die bekanntesten Möglichkeiten vorgestellt, solche Informationen zu ordnen.

Gültige und verständliche Daten zu sammeln, ist unerläßlich für die Bewertung jedes Vorgangs, egal ob es sich dabei um einen Rohrbruch, um eine Bewerbung, um eine Autopanne oder um einen kranken Menschen handelt. Ohne diese Beurteilung ist es unmöglich, eine begründete Vermutung zu erhalten, wo das Problem liegt und wie es gelöst werden kann. In der chinesischen Medizin besteht das diagnostische Verfahren aus vier Untersuchungen: ◆ BETRACHTEN ◆ HÖREN UND RIECHEN ◆ BEFRAGEN ◆ BETASTEN.

Jede Untersuchung liefert einzelne Informationen, die erst zusammen das Ergebnis ausmachen. Dabei gibt es auch Faktoren, die im Widerspruch zu anderen Informationen zu stehen scheinen. Gewöhnlich wählt man für die Diagnosestellung die Faktoren aus, die „am besten" passen.

BETRACHTEN

ZUERST BETRACHTET *der chinesische Arzt den Patienten und notiert alles, was wichtig sein könnte, über seine körperliche Verfassung. Im Prinzip tun wir das alle im Umgang miteinander, denn aufgrund von Beobachtungen, fällen wir instinktive Urteile über das Wohlergehen unseres Gegenübers: z. B. „Du schaust heute gut aus!" oder „Du schaust heute etwas mitgenommen aus!" Wir beobachten seine allgemeine Haltung, Gesichtsfarbe und die Beschaffenheit seiner Haare, ohne intensiv darüber nachzudenken. Die chinesische Medizin betreibt diese Beobachtungen systematischer – hier beschreiben wir die wichtigsten Details beim Betrachten.*

KONSTITUTION

IN EINEM starken, gesunden Körper vermutet man kräftige innere Organe. Er scheint weniger unter Mangelzuständen zu leiden als ein schwacher, zarter Körper. Sehr dünne Leute können an Blut- oder Yin-Mangel leiden, während dicke Menschen zu Qi-Mangel und innerer Feuchtigkeit tendieren.

Auch die Art, sich zu bewegen, kann wichtige Informationen liefern. Schnelle, ruckartige Bewegungen deuten auf übermäßiges Feuer, langsame, behutsame Bewegungen dagegen auf einen Mangelzustand oder Kälte hin.

Die Haarqualität kann Informationen über den Zustand der Lunge liefern. Vorzeitige Kahlheit oder Ergrauen können einen Mangel an Blut und Nieren-Jing anzeigen.

Farbe und Aussehen des Gesichts und der Haut geben sehr wichtige Aufschlüsse:

- Blässe und Falten lassen auf chronische Mangelzustände schließen.
- Ein aufgedunsenes, weißes Gesicht läßt Qi- oder möglicherweise Yang-Mangel vermuten.
- Rötung deutet auf innere oder äußere Hitze.
- Tränensäcke lassen Nierenprobleme vermuten.
- Violette oder bläuliche Lippen können einen Blutstau anzeigen, meist mit einer schweren Disharmonie verbunden.

Die Hautbeschaffenheit ist ebenfalls wichtig:

- Trockene Haut läßt Blutarmut vermuten.
- Jucken läßt auf inneren Leberwind schließen.
- Geschwollene Haut (Ödem) kann Stagnation oder Mangel an Nieren-Yang anzeigen.

ZUNGE

Die Zungendiagnose ist sehr wichtig in der chinesischen Medizin. Es ist unmöglich, „die Betrachtung" hier detailliert darzustellen, aber einige Punkte machen deutlich, worauf man achten muß und welche Schlüsse man ziehen kann. Verschiedene Areale auf der „Landkarte" der Zunge erlauben Rückschlüsse auf einzelne innere Organe. Durch eine genaue Beurteilung dieser Bereiche kann man Informationen bezüglich des entsprechenden inneren Organs gewinnen.

UNTEN
Die Zunge leistet unschätzbare Dienste bei der Diagnosestellung. Beurteilt werden Farbe und allgemeine Beschaffenheit.

LINKS
Jeder Zungensektor repräsentiert einen Körperteil. Ungewöhnliche Form oder Farbe in einem Sektor weist auf ein Problem eines bestimmten inneren Organs hin.

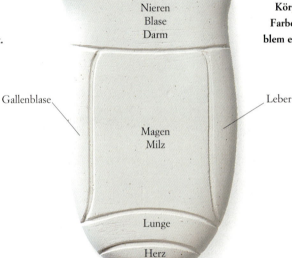

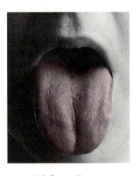

Blaßrote Zunge
Normal

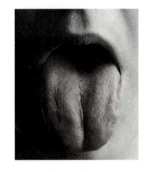

Blasse Zunge
Mangelzustand

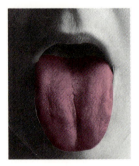

Rote Zunge
Inneres Feuer

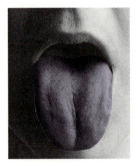

Violette Zunge
Blutstau

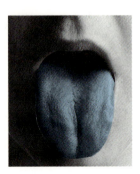

Blaue/schwarze Zunge
Innere Kälte

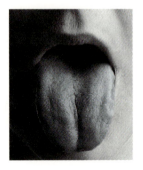

Dünne Zunge
Mangelzustand

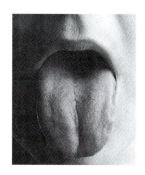
Geschwollene Zunge
Feuchtigkeit

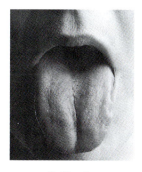
Steife oder abweichende Zunge
Wind

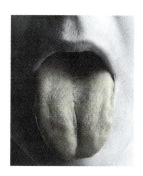
Zitternde Zunge
Qi-Mangel

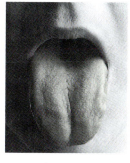
Kurze, horizontale Risse
Qi-Mangel

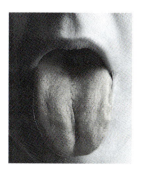
Seitliche Zahnabdrücke
Mangel an Milz-Qi

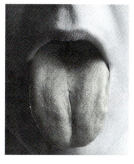
Seichte, mittlere Furche (nicht bis in die Spitze)
Magenproblem

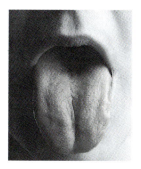
Lange, tiefe mittlere Furche
Herzproblem

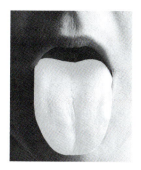
Dünner, weißer Belag
Normal

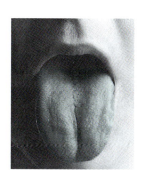
Dicker Belag
Krankheitserregende Einflüsse

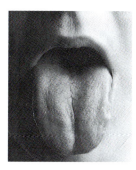
Kein Belag/ geschälte Zunge
Yin-Mangel

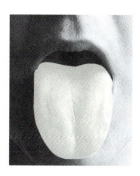
Weißer Belag
Kälte (wenn dünn: normal)

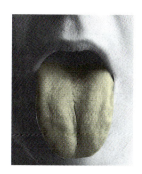
Gelber Belag
Hitze

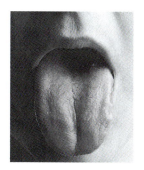
Leicht feucht
Normal

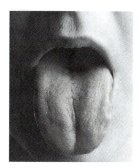
Nasse Zunge
Feuchtigkeit

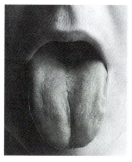
Klebriger Belag
Schleim

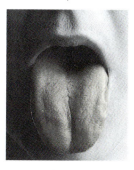
Trockene Zunge
Hitze

HÖREN UND RIECHEN

DIE STIMME des Patienten zu beurteilen, kann hilfreich sein. Eine laute, aufdringliche Stimme läßt auf ein Zuviel und eine leise Stimme auf einen Mangelzustand schließen. Zuviel Reden kann ein Zeichen von Hitze, Wortkargheit ein Zeichen von Kälte sein. Ähnlich kann die Art, wie jemand atmet, auf Übermaß oder Mangelzustand hinweisen.

Auch wenn die Bereitschaft des Arztes, seinen Patienten zu „riechen", wahrscheinlich begrenzt ist – besonders im Westen – sollten hier einige wichtige Punkte gesagt werden: Ein starker, unangenehmer Geruch läßt auf Hitze, Geruchlosigkeit auf Kälte schließen. Wenn Harn und Stuhl übel riechen, kann Hitze oder Feuchtigkeit vorhanden sein.

BEFRAGEN

DER ARZT GEWINNT viele Informationen, wenn er die Antworten des Patienten nach den Prinzipien der chinesischen Medizin bewertet. In solch einem diagnostischen Gespräch werden verschiedene Bereiche abgefragt. Beim ersten Mal ist man vielleicht von der Länge des Gesprächs und den vielen scheinbar überflüssigen Fragen überrascht. Symptome, die mit den Beschwerden scheinbar nicht im Zusammenhang stehen, und die allgemeine Lebensweise geben Hinweise auf die Ursache der Erkrankung und die erforderliche Behandlung.

UNTEN
Die Stimmlage eines Patienten, seine Antworten und sogar sein Körpergeruch können auf eine bestimmte Disharmonie hinweisen.

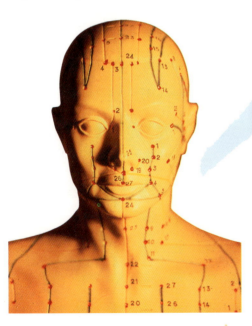

OHREN

DIE NIEREN öffnen sich in die Ohren. Daher können in der chinesischen Medizin Hörstörungen auf eine Nieren-Disharmonie hinweisen. Die Ohren werden vom Nieren-Jing ernährt – Ohrenschmerzen, Ohrensausen oder Hörschwäche können ein Zeichen dafür sein, daß sie wenig Nieren-Jing erhalten. Das erklärt, warum solche Probleme besonders im Alter auftreten, wenn Jing ohnehin abnimmt. Ohrensausen kann ebenfalls Zeichen einer Disharmonie von Nieren oder Leber sein. Eine hohe Stimme läßt Leber-Disharmonie, eine tiefe Stimme Nieren-Disharmonie vermuten.

AUGEN

Die Leber öffnet sich in die Augen. Mangel an Leberblut kann Augenbeschwerden verursachen, während glänzende, klare Augen auf eine gesunde Leber, aber auch auf ein gesundes Herz, mit dem die Leber eng verbunden ist, hinweisen. Augenschmerzen können eine Disharmonie von Herz oder Leber sowie das Eindringen von äußerem Wind anzeigen. Verschwommenes Sehen läßt auf Blutmangel schließen. Druck- und/oder Trockenheitsgefühl läßt eine Nierenstörung vermuten.

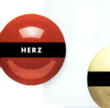

NASE, RACHEN UND BRUSTKORB

Die Lunge öffnet sich in die Nase. Sie überwacht Energiehaushalt und Atmung, und ihre Ausgewogenheit ist daher offensichtlich mit Brustraum und Atmung verbunden. Probleme der Nase, des Rachens und der Brust hängen mehr mit der Lunge, aber auch mit dem Herzen zusammen, das die Lunge über die Regulierung des Blutflusses beeinflußt. Brustschmerzen weisen auf Stagnation des Blutes oder Eindringen von Wind und Hitze hin, wenn sie mit Husten und gelbem Schleim einhergehen. Eine chronisch verstopfte Nase verweist auf Feuchtigkeit und Schleim.

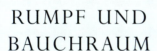

RUMPF UND BAUCHRAUM

Bei Bauchschmerzen oder Unwohlsein im Bauch ist eine genaue „Ortsangabe" wichtig. Mehrere Zang-Organe können betroffen sein. Schmerzen oder Unwohlsein im Hypochondrium, beidseitig unter dem Rippenbogen, hängen oft mit Leber oder Gallenblase zusammen. Probleme im Epigastrium, der Magengegend, hängen in der Regel mit Magen oder Milz zusammen. Probleme im Unterbauch können auf eine Disharmonie von Blase oder Nieren hinweisen.

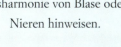

KOPF

In der chinesischen Medizin fließen alle Yang-Meridiane im Kopf zusammen. Wenn zu viel Yang-Energie zum Kopf gelangt, kann dies zu Problemen wie Kopfschmerzen und Schwindel führen. Bei Yang-Mangel kann es zu Benommenheit und zu Bewußtlosigkeit kommen. Eine detaillierte Beschreibung der Meridiane und der Zangfu würde den Rahmen dieses Buches sprengen. Genaue Informationen über Disharmonien im Kopfbereich sind aber sehr wichtig.

VERDAUUNG

WENN EIN Patient Verdauungsprobleme oder -eigenarten beschreibt, ist das oft ein wichtiger Hinweis auf die Verfassung von Milz und Magen – auch wenn sie nach Meinung des Patienten nichts mit dem eigentlichen Problem zu tun haben. Um extreme Beispiele zu nennen: Appetitmangel deutet auf eine Milzerkrankung hin, ständiges Hungergefühl dagegen auf Magenfeuer. Ein Beigeschmack im Mund kann auf viele mögliche Disharmonien hinweisen. In der Regel betreffen diese Milz oder Magen, aber auch Nieren oder Leber.

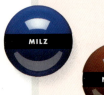

DARM

DIE ART der Darmbewegung gibt wichtige Hinweise auf mögliche Disharmonien im Körper. In der chinesischen Medizin ist es also wichtig, genaue Informationen über die Peristaltik zu bekommen. Hauptsächlich sind Milz und Magen betroffen. Funktionsmängel und zu viel Kälte oder Feuchtigkeit beeinträchtigen den Darm. Disharmonien der Nieren oder der Leber können ebenfalls angezeigt sein. Verstopfung kann Feuer, Kälte oder Blutmangel, aber auch Leber-Disharmonie bedeuten. Durchfall kann auf Feuer oder Disharmonie von Milz, Nieren oder Leber hinweisen.

GETRÄNKE UND FLÜSSIGKEITEN

DURST oder fehlender Durst, die Wahl der Flüssigkeit und sogar die Art des Trinkens sind wichtig für die Diagnose. Der Arzt muß Art und Menge der zugeführten Flüssigkeit in Betracht ziehen. Im allgemeinen gilt: Eine Vorliebe für kalte Getränke läßt ein Hitze-, und für warme Getränke ein Kältemuster vermuten. Fehlender Durst weist auf Milz-Disharmonie mit Kälte hin. Durst ohne den Wunsch zu trinken bedeutet feuchte Hitzemuster. Langsames Nippen deutet auf Yin-Mangel.

BLASE

EIGENSCHAFTEN des Harns und die Art des Wasserlassens sind ebenfalls von Bedeutung und können vom Arzt als Bestandteil eines Disharmonie-Musters interpretiert werden. Insbesondere wird die Harnfarbe angeschaut. Wenn er hell ist, bedeutet dies Kälte, wenn er dunkel ist, Hitze; Feuchtigkeit wird bei trübem Urin angenommen. Zusätzlich ist die Art des Wasserlassens ein wichtiger Hinweis. Schwierigkeiten beim Wasserlassen deuten auf eine Disharmonie der Nieren oder der Blase hin, häufiges Wasserlassen auf Qi-Mangel in den Nieren. Extreme Harnmengen verweisen auf Disharmonie der Nieren. Schmerzen beim Wasserlassen deuten auf Stagnation oder Hitzemuster, Schmerzen nach dem Wasserlassen auf einen Mangelzustand hin.

SCHLAF UND ENERGIE

SCHLAFGEWOHNHEITEN und Konstitution geben Hinweise auf die Gesundheit von Qi, Blut und Yin. Viele Patienten schlafen unruhig, gar nicht oder nur zu unpassenden Zeiten oder können nicht wach bleiben. Diese Probleme können mit Ernährung und Lebensweise zusammenhängen, auf einen Mangel von Zangfu oder Disharmonien hinweisen.

Jede Schlaflosigkeit deutet auf eine besondere Art der Disharmonie: Einschlafstörungen rühren von Blutmangel, ständiger Wach- und Schlaf-Wechsel weist auf eine Disharmonie der Niere hin; Alpträume lassen auf eine Disharmonie der Leber oder des Herzens schließen. Sekundenschlaf am Tag, Abgeschlagenheit und ständige Müdigkeit sind Indizien für Milz-Disharmonie oder – in sehr schweren Fällen – Nieren-Disharmonie.

SCHWITZEN

DIE BESCHREIBUNG des Schwitzens kann bei der Unterscheidung der Disharmonien sehr hilfreich sein. Diese Befunde können beim nächsten Diagnoseschritt, dem Betasten, erhärtet werden, wenn der Arzt die Beschaffenheit der Haut prüft.

Die wichtigsten Punkte beziehen sich insbesondere auf die befallenen Stellen, auf Tageszeit und Beschaffenheit des Schweißes. Das Blut des Herzens kann an jeder ungewöhnlichen Schweißbildung beteiligt sein – stark riechender, nervöser Schweiß weist besonders darauf hin. Schwitzen nur im Kopfbereich bedeutet Magen-Feuer, und Schwitzen an Fußsohlen, Handtellern oder Brust läßt auf Yin-Mangel schließen. Schwitzen am Tage bedeutet Yang-Mangel, Schwitzen in der Nacht Yin-Mangel.

SCHMERZ

WIE WIR wissen, gibt es verschiedene Arten von Schmerz. Schmerzen können über einen ausgedehnten Zeitraum oder plötzlich für kurze Zeit auftreten. Es ist immer wichtig, den Ort, die Dauer und das Wesen des Schmerzes zu ermitteln. Es würde den Rahmen des Buches sprengen, die Bedeutungen des Schmerzes umfassend darzustellen, aber einige grundlegende Gedanken sollen aufgezeigt werden.

Ein akuter, scharfer Schmerz zeigt meist einen Extremzustand an. Er kann ausgelöst werden durch Eindringen äußerer Faktoren wie Wind, Kälte, Hitze oder Feuchtigkeit, durch innere Kälte oder Hitze, Stagnation von Qi, Blut oder Schleim sowie natürlich durch eine äußere Verletzung oder Zangfu-Disharmonie.

Ein dumpfer, anhaltender und ausgedehnterer Schmerz weist meist auf einen Mangelzustand hin. Er kann durch Qi- oder Blutmangel ausgelöst werden. Bei jeder Schmerzwahrnehmung liefert der Ort wichtige Hinweise auf den betroffenen Meridian und kann sowohl äußere als auch innere Disharmonien anzeigen.

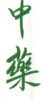

KLIMA-EINFLÜSSE

Damit meinen wir die klimatischen Verhältnisse, denen der Mensch ausgesetzt ist, und die Reaktion des einzelnen auf Hitze, Kälte, Feuchtigkeit und Wind. Diese können sich von Mensch zu Mensch stark unterscheiden und als Hinweis für das Verständnis innerer Disharmonien dienen. Abneigung gegen Kälte mit Verlangen nach Wärme läßt ein Kältemuster oder Yang-Mangel vermuten, während Abneigung gegen Wärme sowie Vorliebe für Kälte ein Hitzemuster oder Yin-Mangel bedeutet. Ablehnung von Feuchtigkeit zeigt, daß der Patient an innerer Feuchtigkeit leiden könnte, Abneigung gegen Wind kann auf eine Disharmonie der Leber, insbesondere auf Leberwind, hinweisen.

EMOTIONEN

Es ist immer wichtig, gefühlsbedingte Disharmonie wahrzunehmen. Die sieben Emotionen sind nach chinesischer Sicht an der Entstehung von Disharmonien maßgeblich beteiligt. Die Art, wie ein Patient gefühlsmäßig reagiert, kann auf bestimmte Disharmonien und das betroffene Zangfu-System hinweisen. Insbesondere kann Erregung auf Herzprobleme und auf gestörtes Shen hinweisen; Depression deutet auf Disharmonie von Herz oder Lunge. Ärger oder Frustration weisen auf Leber-Disharmonie, Konzentrationsschwäche auf Milzstörung. Angst kann Nieren-Disharmonie anzeigen.

LEBENSWEISE

Auf diesem Gebiet haben die chinesische Medizin und die moderne westliche viele Gemeinsamkeiten. Beide betonen die Wichtigkeit regelmäßiger Bewegung und ausgewogener Ernährung mit nur mäßigem Alkoholgenuß. Die chinesische Medizin aber geht noch einen Schritt weiter und untermauert die Vorschriften philosophisch.

Der chinesische Arzt befragt den Patienten ausführlich nach allen Lebensgewohnheiten wie Ernährung, Alkoholgenuß, Medikamente (verschrieben oder Selbstmedikation), Rauchen, Sport, familiäre Verhältnisse, Beschäftigung und Hobbys. Dies führt zu einem Bild, das das Wesen der Beschwerden erklärt.

GYNÄKOLOGIE

Bei weiblichen Patienten ist es wichtig, nach der Art ihrer Periode und deren Begleitsymptomen zu fragen.

Allgemeine Punkte, die erforscht werden müssen, sind Regelmäßigkeit des Zyklus, Blutungsmenge, Farbe und Konsistenz des Blutes und Art des Flusses, mögliche Schmerzen oder andere Symptome wie Blähungen, Kopfschmerzen, Eßgelüste, Gemütsschwankungen oder ähnliche Symptome vor oder während der Periode. Andere vaginale Beschwerden (wie Leukorrhoe/Weißfluß) sind auch von Bedeutung.

BETASTEN

 DIE LETZTE der vier Untersuchungsmethoden chinesischer Heilkundler ist das „Betasten". Zwei Formen des Tastens müssen dabei unterschieden werden: die Palpation (Abtasten des Körpers) und das Pulsfühlen. Das Pulsfühlen gilt als derart wichtig in der chinesischen Medizin, daß ein regelrechtes Geheimnis daraus gemacht wird und es zu einer Kunstform erhoben wird. Als erste Methode erklären wir Handhabung und Bedeutung der Palpation.

PALPATION

Das Betasten ist ein systematisches Berühren der Körperoberfläche, um mögliche äußere oder innere Disharmonien zu entdecken. Folgende drei Faktoren sind dabei wichtig.

KÖRPERTEMPERATUR

Es kann hilfreich sein, die Aussage des Patienten, ob ihm warm oder kalt ist, mit den eigenen Eindrücken beim Betasten der Haut zu vergleichen.

- Wenn sich die Haut kalt anfühlt, läßt dies auf eine Kälte-Disharmonie schließen.
- Wenn sich die Haut warm anfühlt, kann dies auf Eindringen äußerer Hitze hinweisen.
- Wenn die Haut erst beim Anfassen warm wird, kann dies auf inneres Feuer deuten, möglicherweise durch Yin-Mangel hervorgerufen.

FEUCHTIGKEIT

Auch hierbei kann es hifreich sein, die Aussage des Patienten über seine Schweißbildung durch die direkte Berührung der Haut zu überprüfen.

- Feuchte Haut läßt auf Lungen-Disharmonie schließen,
- trockene Haut auf Blut- oder Säftemangel.

SCHMERZ

Wichtige Hinweise auf Stagnation können durch Betasten der Meridiane auf der Suche nach empfindlichen Punkten, in der chinesichen Medizin Ashi-Punkte genannt, gewonnen werden. Sie können auf ein Problem der betroffenen Bahn oder auf ein tiefersitzendes Zangfu-Problem hindeuten.

Man muß daran denken, daß viele Akupunkturpunkte bei starkem Druck empfindlich sein können, ohne daß eine Disharmonie vorliegt. Jede so gewonnene Information kann also nur im Zusammenhang mit dem ganzen diagnostischen Bild beurteilt werden.

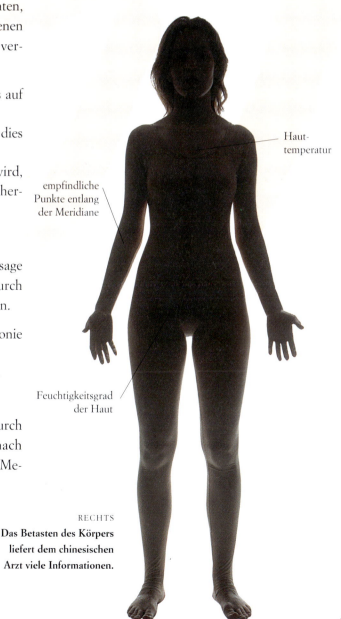

— Haut-temperatur

empfindliche Punkte entlang der Meridiane

Feuchtigkeitsgrad der Haut

RECHTS
Das Betasten des Körpers liefert dem chinesischen Arzt viele Informationen.

DIAGNOSETECHNIKEN

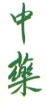

PULS

Das Fühlen des Pulses ist in der chinesischen Medizin ein besonders wichtiges Diagnosemittel. Die Betonung liegt auf der Pulsbeschaffenheit an verschiedenen Stellen des Handgelenkes. Es gibt 28 verschiedene Pulsqualitäten, die an drei unterschiedlichen Stellen und in drei verschiedenen Tiefen an jedem Handgelenk gelesen werden können.

Natürlich würde es zu weit führen, in diesem Buch eine vollständige Betrachtung des Wesens und der Bedeutung des Pulses für die chinesische Medizin anzubieten. Jeder Student der chinesischen Medizin lernt bald, daß das Fühlen und Lesen des Pulses wirklich eine Kunst ist, die praktische Erfahrung unter Anleitung eines erfahrenen Kollegen erfordert.

Nach dieser Einleitung werden wir einige wichtige Aspekte des Pulsfühlens in der chinesischen Medizin erläutern.

Lage des Pulses

Es gibt drei Stellen oberhalb des Handgelenks an der Arteria Radialis. Jede Stelle hängt mit einem besonderem Aspekt der Zang-Organe zusammen. Diese Stellen sehen Sie unten auf dem Bild.

Pulstiefe

Die Tiefe des Pulses wird in drei Ebenen durch ansteigenden Druck ermittelt. Diese Ebenen sind: die Hautoberfläche, die mittlere und die tiefe Ebene direkt am Knochen.

Pulsfrequenz

Wie in der westlichen Medizin wird die Pulsfrequenz erfaßt und mit dem Durchschnitt von 68 bis 75 Schlägen pro Minute verglichen.

Pulsvolumen

Das Pulsvolumen unter den fühlenden Fingern wird ebenfalls vermerkt.

Pulskraft

Die Beurteilung der Pulskraft ist ein wichtiger Hinweis für Mangel oder Übermaß.

Pulsform

Es gibt viele Pulsformen, die als Zeichen bestimmter Disharmonien verstanden werden.

Pulsrhythmus

Der Rhythmus des Pulses und jede Unregelmäßigkeit werden für wichtig gehalten.

Die wichtigsten Merkmale der häufigsten Pulsarten werden auf der Seite gegenüber aufgezeigt. Bitte denken Sie daran, daß es sich hier um die Zusammenfassung eines sehr komplexen Themas handelt.

Es gibt andere, weniger häufige Pulsarten, die auch beschrieben werden könnten, aber die Tabelle gibt nur die häufigsten an. Ein Puls kann viele Qualitäten an verschiedenen Stellen und Tiefen aufweisen. Eine vollständige Diagnosestellung muß auch die beobachteten Qualitäten in Verbindung mit dem entsprechenden Organ sehen.

Es gibt Geschichten über chinesische Ärzte, die jedes Disharmonie-Muster allein durch Pulslesen erkennen können. Für die meisten Ärzte ist der Puls allerdings nur ein – wenn auch sehr wichtiger – Teil im Geduldspiel der chinesischen Diagnostik.

LAGE	LINKS	RECHTS	ENERGIE
Erste	Herz	Lunge	Qi
Zweite	Leber	Milz	Blut
Dritte	Nieren-Yin	Nieren-Yang	Yin

LINKS
Der Puls wird in drei Tiefen und an drei Stellen gelesen.

PULS-CHARAKTERISTIKA

PULS	CHARAKTERISTIK	BEDEUTUNG
tanzend oder oberflächlich	mehr oberflächlich fühlbar, fehlt in mittlerer und tiefer Ebene	*Eindringen äußerer Einflüsse wie Kälte, Wind, usw.*
tief	mehr in der Tiefe fühlbar, fehlt an der Oberfläche und in den oberen Lagen	*innere Disharmonie*
schnell	schneller Puls, deutlich über der Durchschnittsfrequenz	*inneres Feuer*
langsam	langsamer Puls, deutlich unter dem Durchschnitt	*innere Kälte*
fadenförmig/ dünn/fein	fühlt sich wie ein dünner Faden unter den Fingern an, ziemlich deutlich spürbar	*Blutmangel*
stark/groß	sehr breit, aber deutlich	*Übermaß*
leer	ähnlich wie großer Puls, aber nur undeutlich spürbar	*Blut- und Qi-Mangel*
voll	ähnlich wie großer Puls, aber sehr kräftig in allen Lagen	*Übermaß*
drahtig	fühlt sich straff und klar an wie Gitarrensaiten	*Leber-Disharmonie*
schlüpfrig	gleitet unter den Fingern wie eine zähflüssige Substanz	*innere Feuchtigkeit, Milz-Disharmonie*
zerfließend	ungleichmäßig, wie eine Blase auf der Wasseroberfläche	*Blutmangel*
straff	wie drahtig, fühlt sich aber wie ein vibrierendes straffes Seil an	*Übermaß, Stagnation*
unregelmäßig/ knotig	langsam, mit gelegentlichen Aussetzern	*Disharmonie des Herzblutes*
unterbrochen	regelmäßige und häufigere Aussetzer	*Herz-Disharmonie (schwerwiegend)*

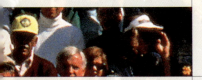	**YIN**	Mischung aus Innerem, Kälte und Mangel
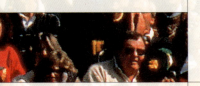	**YANG**	Mischung aus Äußerem, Hitze und Übermaß
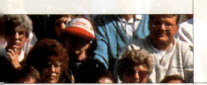	**INNERLICH**	Den ganzen Körper betreffende, chronische Symptome, das Zangfu-System ist befallen
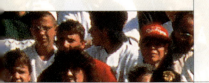	**ÄUSSERLICH**	Plötzlicher Beginn, akute Störung, Eindringen äußerer krankmachender Einflüsse wie Hitze, Kälte, Feuchtigkeit usw., Meridianprobleme, tanzender Puls, Symptome betreffen mehr Kopf und Nacken als den ganzen Körper
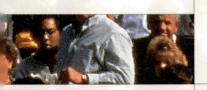	**KÄLTE**	Blässe, Abneigung gegen Kälte, langsame, bedächtige Bewegungen, Hitze lindert Problem, Introvertiertheit, klarer Harn, Neigung zu Durchfällen, blasse Zunge, weißlicher Belag, langsamer Puls
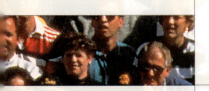	**HITZE**	Rötliche Gesichtsfarbe, Fieber, schnelle Bewegungen und erregte Sprache, Abneigung gegen Wärme, Kälte lindert Problem, Durst, dunkler Urin, Neigung zu Verstopfung, roter Zungenkörper mit gelbem Belag, schneller Puls
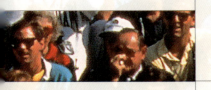	**MANGEL**	Müdigkeit und Abgeschlagenheit, schwache, kraftlose Bewegungen, flache Atmung, leise Stimme, Druck kann Unwohlsein erleichtern, Appetitlosigkeit, blasse Zunge, leerer Puls
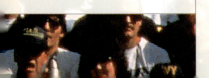	**ÜBERMASS**	Starke Bewegungen, laute Stimme und lautes Atmen, Druck verstärkt Unwohlsein, dicker Zungenbelag, voller Puls

DISHARMONIE-MUSTER

NACHDEM DER chinesische Arzt durch die Diagnose umfassende Informationen gewonnen hat, muß er die erkannten Energien und Disharmonien systematisch zu einem klaren Bild ordnen.

Es gibt mehrere Möglichkeiten: Die am häufigsten verwendeten sind die sogenannten Acht Grundmuster, die sich auf das Zangfu-System beziehen, das Fünf Elemente-Muster und, besonders für relativ einfache äußere Einflüsse, die Meridian-Theorie.

In diesem Teil des Buches werden wir die Acht Grundmuster und ihre Anwendung auf das Zangfu-System betrachten und das Wesen der inneren Disharmonien möglichst genau beschreiben. Jeder der vier Diagnostikaspekte bezieht sich auf eines der vier Musterpaare, um so ein ganzheitliches Bild des Patienten zu gewinnen.

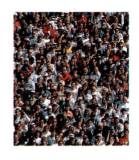

OBEN
Viele Symptome ergeben zusammen ein Muster.

DIAGNOSTISCHE MÖGLICHKEITEN

Acht Grundmuster
Zangfu-Systeme
Fünf-Elemente-Muster
Meridian-Theorie
Sechs-Stadien-Modell
Vier-Ebenen-Muster

Viele Anhänger der Akupunktur verwenden das Prinzip der Fünf Elemente für ihre Diagnostik, worüber wir hier aber nicht sprechen wollen. Heilkundige in China halten die Anwendung der Acht Grundmuster auf das Zangfu-System für besonders wichtig – auch im Westen gewinnt diese Methode immer mehr an Bedeutung.

DIE ACHT GRUNDMUSTER

DIE THEORIE der Acht Grundmuster mit ihren Gegensatzpaaren hält sich an die Philosophie von Yin und Yang: Yin und Yang, Innerlich und Äußerlich, Kälte und Hitze, Mangel und Übermaß. Wenn man wirklich genau sein will, muß man Yin und Yang als übergeordnet betrachten, denen sich die anderen Muster zuordnen lassen (siehe rechts). Jedes Muster zeigt eine ganze Reihe typischer Merkmale auf.

LINKS
Merkmale der Acht Grundmuster.

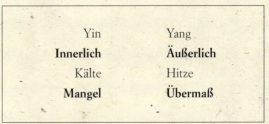

Yin	Yang
Innerlich	**Äußerlich**
Kälte	Hitze
Mangel	**Übermaß**

DIAGNOSE-VERFAHREN

DIE LEHRE der chinesischen Medizin bietet viele alternative Möglichkeiten der Diagnose und Behandlung von körperlichen und geistigen Beschwerden. Die Acht Grundmuster zeigen, wie man viele Informationen über ein sehr dynamisches Energiesystem – den menschlichen Körper – systematisch ordnen kann. Es handelt sich dabei immer um ein Zusammenspiel von sich verändernden Mustern.

Dazu ein Beispiel: Ein Patient zeigt Zeichen von Wind- und Kälteeinfluß, was ein äußerliches Übermaß-Muster mit überwiegender Kälte darstellt. Unbehandelt wandelt sich Wind/Kälte in Wind/Hitze (Yin wandelt sich in Yang), was ein äußerliches Übermaß-Muster mit überwiegender Hitze darstellt. Das äußerliche Muster könnte sich dann in eine innere Disharmonie verwandeln, wahrscheinlich mit Befall der Lunge. Dies wiederum würde die Lunge schwächen und einen Qi-Mangel ergeben. Dann würde das Problem zu einem innerlichen Mangelmuster, wobei wiederum Yin über Yang dominiert.

Obwohl es typische Kombinationsmuster gibt, sind diese immer fließend und veränderlich. Deswegen sollte ein chinesischer Arzt die Acht Grundmuster flexibel anwenden, um Veränderungen im Energiegleichgewicht folgen zu können.

Einige der häufigsten Kombinationen werden auf Seite 104–105 dargestellt. Jedesmal gibt die Art der Symptome wieder, ob Yin oder Yang überwiegt. Man muß daran denken, daß auch scheinbar gegensätzliche Muster gleichzeitig vorhanden sein können.

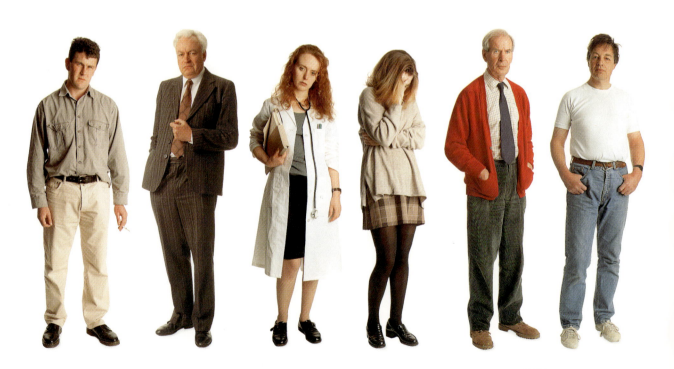

OBEN

Jeder Mensch hat eigene Disharmonien, obwohl gewisse Muster häufiger als andere beobachtet werden.

HÄUFIGE DISHARMONIEN

DIE WECHSELWIRKUNG zwischen äußeren krankmachenden Einflüssen und inneren emotionalen und ernährungsbedingten Gegebenheiten kann zu vielen wechselseitigen Disharmonien im Zangfu-System führen.

Äußere Ursachen wie Wind, Kälte, Sommerhitze und Feuchtigkeit können durch die Meridiane in den Körper eindringen und die Lunge befallen – „das äußerlichste" Zangfu. Wenn man diesen Einflüssen länger ausgesetzt ist, dringen sie tiefer ein. So können Kälte und Feuchtigkeit letztlich die Nieren befallen, Ärger und Frustration können als innere Auslöser zur Stagnation von Leber-Qi führen.

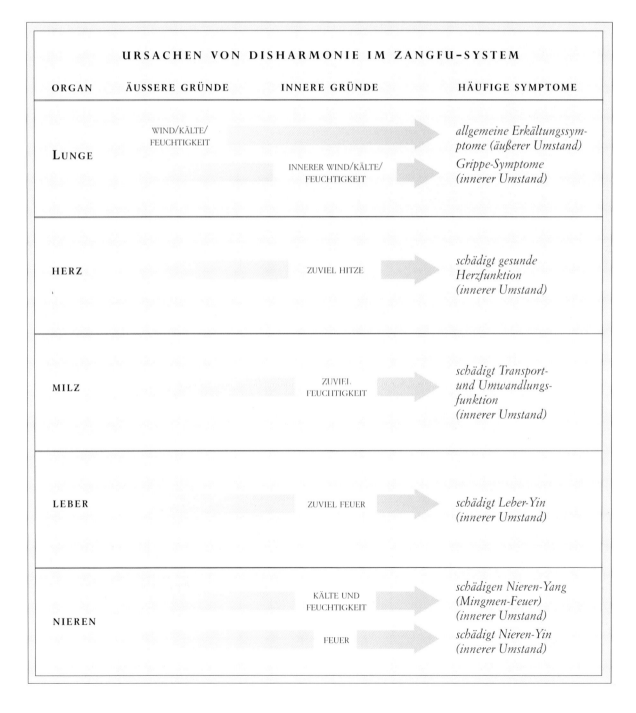

URSACHEN VON DISHARMONIE IM ZANGFU-SYSTEM

ORGAN	ÄUSSERE GRÜNDE	INNERE GRÜNDE	HÄUFIGE SYMPTOME
LUNGE	WIND/KÄLTE/FEUCHTIGKEIT	INNERER WIND/KÄLTE/FEUCHTIGKEIT	*allgemeine Erkältungssymptome (äußerer Umstand)* *Grippe-Symptome (innerer Umstand)*
HERZ		ZUVIEL HITZE	*schädigt gesunde Herzfunktion (innerer Umstand)*
MILZ		ZUVIEL FEUCHTIGKEIT	*schädigt Transport- und Umwandlungsfunktion (innerer Umstand)*
LEBER		ZUVIEL FEUER	*schädigt Leber-Yin (innerer Umstand)*
NIEREN		KÄLTE UND FEUCHTIGKEIT FEUER	*schädigen Nieren-Yang (Mingmen-Feuer) (innerer Umstand)* *schädigt Nieren-Yin (innerer Umstand)*

ÄUSSERE KÄLTE/ÜBERMASS

Eine Kombination von Yang und Yin, einem Muster, das sich gegenseitig auszugleichen versucht. Die Symptome sind nicht so schwerwiegend.

Toni wacht leicht fröstelnd und mit Schmerzen im ganzen Körper auf. Aus seiner Nase läuft klares, dünnflüssiges Sekret. Er beschließt, im Bett zu bleiben.

Dieses einfache Beispiel schildert ein Übermaß an Kälte, aber in manchen Fällen kann auch ein Wei Qi-Mangel vorliegen, der wiederum mehr auf ein äußerliches Mangelmuster hindeutet. In diesem Fall sind die Symptome eher chronischer Natur, doch weniger schwerwiegend.

Wenn Toni z. B. eher eine Tendenz zu Mangel hätte, würde er meinen, die Symptome kämen und gingen in Schüben. So empfinden es häufig Menschen, die „wetterfühlig" und häufig auch aus nichtigen Anlässen unpäßlich sind. Selbst bei diesem relativ klaren Bild sollten auch andere vorliegende Muster für einen Gesamteindruck miteinbezogen werden.

OBEN
Eine Erkältung kündigt sich an.

ÄUSSERE HITZE/ÜBERMASS

Eine Kombination zweier Yang-Muster, die sich zu einem stärkeren Yang-Muster addieren. Wahrscheinlich sind die Symptome weitaus ernster und Yang-betont.

Toni bekommt Halskratzen und erhöhte Temperatur, obwohl er im Bett geblieben ist. Er schwitzt und hustet zähen gelben Schleim aus. Sein Puls ist schnell. Er fühlt sich elend und bleibt weiter im Bett.

Wie im ersten Beispiel steht vielleicht hinter der Veränderung von Wind/Kälte in Wind/Hitze ein Mangelmuster.

OBEN
Der Patient bekommt Fieber.

KÄLTE/ÜBERMASS

Eine Kombination aus Yin und Yang-Muster mit gedämpften Symptomen. Falls Schmerz dazukommt, ist dieser stark und sehr berührungsempfindlich.

Florian fiel über die Tiefkühltruhe seiner Mutter her und aß eine ganze Packung Eis. Er klagt über starke Bauchkrämpfe und kämpft mit Durchfall. Die Geduld seiner Mutter ist überstrapaziert!

OBEN
Hitze führt zu Verlangen nach Kälte.

Es ist möglich, daß die übermäßige Kälte des Eises sich in Magen und Milz als Kältemuster auswirkt. Florian wird sich schnell erholen, und man kann hoffen, daß er nicht mehr so schnell über die Tiefkühltruhe herfällt.

MANGEL/KÄLTE

EINE KOMBINATION aus zwei Yin-Mustern, und als Ergebnis wird sich starkes Yin zeigen. In der Praxis wird es oft als chronischer Yang-Mangel gesehen, der in der Regel Milz oder Nieren befällt und ein relatives Yin-Übergewicht im Körper hervorruft. Er kann auch in Herz- und Lungenmustern vorkommen.

Die 79jährige Margarete lebt allein. Sie klagt ständig, sogar bei mildem Wetter, über Kältegefühl und Abgeschlagenheit. Sie ißt und trinkt sehr wenig und leidet unter chronischem Durchfall, insbesondere am Morgen. Ihre Knöchel sind geschwollen und ihr Rücken ist ständig kalt und schmerzt.

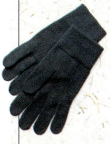

OBEN
Yang-Mangel führt zu Kälte.

Das ist ein klassisches Beispiel für das Nachlassen der Yang-Energie in den Nieren aufgrund des Alters. Durch falsche Ernährung und eine fehlende Heizung wird es verstärkt. In extremen Fällen führt Yang-Mangel in hohem Alter zu Unterkühlung.

ÜBERMASS/FEUER

BEIDE SIND Yang-Muster, und daraus resultiert ein übermäßiges Yang. Im allgemeinen zeigen sich klassische Hitze-Zeichen und äußerst dominantes Verhalten.

Michael läßt sich nicht gern zum Narren halten und zeigt sich sehr frustriert und verärgert, wenn nicht alles planmäßig läuft. Er wurde einige Male extrem zornig, bekam einen roten Kopf und starke Kopfschmerzen. Michael nahm Medikamente gegen hohen Blutdruck, und sein Arzt warnte ihn vor einem Schlaganfall, wenn er sich weiter so verhielte.

Michaels Ärger und Kummer führten zu Stagnation von Leber-Qi. Sie erzeugt inneres Feuer in der Leber, das manchmal in den Kopf aufsteigt. Michael starb mit 51 Jahren an einem Schlaganfall.

OBEN
Übermäßiges Feuer zeigt sich in klassischen Verhaltensweisen.

MANGEL/HITZE

EINE KOMBINATION aus Yin und Yang, so daß sich die beiden relativ ausgleichen. Es wird meist als Yin-Mangel gesehen, der zu einem relativen Yang-Übermaß führt. Man bezeichnet es oft als „Leeres Feuer". Es ist durch feuchte Hände, Nachtschweiß und allgemeine geistige Überregbarkeit charakterisiert.

Marlies ist in der Menopause und hat große Probleme mit Hitzewallungen und Nachtschweiß. Sie klagt über einen bohrenden Dauerschmerz im Lendenbereich. Sie ist überempfindlich, aggressiv und weinerlich, sie leidet unter Depressionen und Schlafstörungen.

Ein Zeichen der Menopause ist Yin-Mangel in den Nieren, der, wie bei Marlies, zu Symptomen wie „Leerem Feuer" führt. „Leeres Feuer" befällt das Herz und stört Shen, was Ruhelosigkeit und emotionale Symptome hervorruft.

RECHTS
Nachtschweiß und gestörter Schlaf.

SELBSTERKENNTNIS

HIER SIND einige einfache Übungsbeispiele, damit Sie eine klarere Vorstellung von den Acht Grundmustern bekommen. Überlegen Sie dabei immer, ob die Disharmonie überwiegend auf äußere oder innere Einflüsse, auf Hitze oder Kälte, auf Mangel oder Übermaß zurückzuführen ist.

Wenn Sie sich sicher sind, bilden Sie sich anschließend ein Urteil darüber, ob es sich vorwiegend um eine Yin- oder Yang-Störung handelt.

1 Sie waren abends bei einem Fußballspiel. Es herrrschte naßkaltes Wetter, und Sie standen ungeschützt. Am nächsten Morgen wachen Sie zitternd vor Kälte und mit leichtem Fieber auf. Sie niesen, aus der Nase läuft ein dünnes, klares Sekret und Sie fühlen sich benommen.

ANTWORT In diesem Fall befällt ein Übermaß an Kälte von außen her den Körper. Obwohl Kälte dem Wesen nach Yin ist, läßt der plötzliche Beginn eines äußerlichen Übermaß-Musters auf ein überwiegendes Vorherrschen von Yang schließen.

ABOVE
Disharmonien können sehr vielfältig sein.

2 Sie fühlen sich sehr müde und abgeschlagen. Ihr Gesicht ist blaß, Ihre Haut wirkt trocken, und Ihr Haar fühlt sich spröde an. Sie haben sich während der letzten paar Monate immer schlechter gefühlt, und jetzt sind Sie regelrecht benommen, in den Fingern prickelt es.

ANTWORT In diesem Fall handelt es sich offensichtlich um ein langwieriges Problem, das zu einem inneren Mangelzustand geführt hat. Es gibt keine ausreichenden Angaben, um zu entscheiden, ob es ein Hitze- oder Kälteeinfluß sein könnte. Aus diesem Grunde ist es auch unklar, ob die Disharmonie mehr dem Yin oder dem Yang zuzuordnen ist.

3 Ihr Arzt sagt Ihnen, daß Sie an zu hohem Blutdruck leiden und daß Sie ein bißchen „langsamer treten" sollen. Dies fällt Ihnen schwer, und wenn Sie die Arbeit oder die Familie frustriert, bekommen Sie einen roten und heißen Kopf. Sie regen sich leicht auf und bekommen schließlich meistens starke Kopfschmerzen.

ANTWORT In diesem Fall liegt offensichtlich inneres Feuer vor, das durch eine innere Störung entstanden ist. Der plötzliche Beginn dieser Anfälle läßt ein Übermaß annehmen, das sich schnell innen aufbaut. Der hohe Blutdruck deutet auf einen chronischen Zustand hin, wahrscheinlich das Ergebnis eines Mangels. Möglicherweise handelt es sich hier sowohl um ein Yin- als auch um ein Yangmuster.

Überlegen Sie, wie Sie diese kurzen Beispiele gedeutet haben. Wie Sie sehen können, ist die Diagnosestellung im richtigen Leben selten so einfach und bietet sich nicht als Wahl zwischen zwei Möglichkeiten an.

Wenn Sie beginnen, an entsprechende Beispiele für die Acht Grundmuster zu denken, können Sie sich vielleicht in das Denken eines chinesischen Arztes bei der Diagnosestellung versetzen.

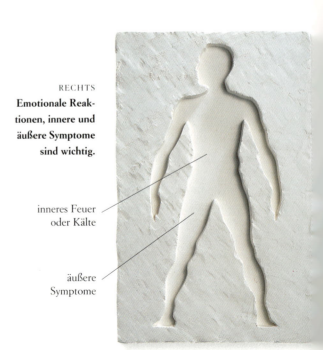

RECHTS
Emotionale Reaktionen, innere und äußere Symptome sind wichtig.

inneres Feuer oder Kälte

äußere Symptome

ZANGFU-MUSTER

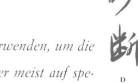

WENN CHINESISCHE Mediziner die Acht Grundmuster als Leitfaden verwenden, um die Disharmonie eines Patienten zu erforschen, übertragen sie diese Muster meist auf spezielle Zangfu-Systeme. So können sie z. B. ein Mangelproblem oder ein Übermaß am Milzsystem festmachen. Die Diagnose entsteht also durch das Zusammenführen der Acht Grundmuster-Theorie mit dem Wissen über bestimmte Zangfu-Systeme. In Wirklichkeit kommt es aber eher vor, daß verschiedene Disharmonien gleichzeitig veschiedene Zangfu-Systeme unterschiedlich angreifen. Aber um den Prozeß als solchen besser zu verstehen, ist es hilfreich, den Aufbau eines Symptomen- und Merkmalkomplexes und ihren Einfluß auf nur ein Zangfu-System zu zeigen. Jeder der folgenden Fälle zeigt ein besonderes Zangfu-Muster. Bei jedem einzelnen werden wir untersuchen, was im Körper zu solchen Symptomen führen kann, was also die Ursache des Problems ist.

Dann erst können wir einschätzen, welche Therapiemethode der chinesischen Medizin in Frage kommen könnten.

Alle beschriebenen Therapiemöglichkeiten werden ausführlicher auf den Seiten 125–161 dargestellt.

> **AKUPUNKTUR**
> Seite 131
>
> **MOXIBUSTION**
> Seite 142
>
> **SCHRÖPFEN**
> Seite 145
>
> **AKUPRESSUR**
> Seite 149
>
> **SELBSTHILFE-AKUPRESSUR**
> Seite 150
>
> **CHINESISCHE HEILKRÄUTERKUNDE**
> Seite 163
>
> **QI GONG**
> Seite 189
>
> **SELBSTHILFE-ANLEITUNGEN**
> Seite 192
>
> **TAI CHI UND TAI CHI CHUAN**
> Seite 206
>
> **LEBENSWEISE**
> Seite 211

ZANG-ORGAN-MODELLE

ZANG-ORGANE dominieren im Zangfu-System, und oft sucht der Arzt zuerst nach der möglichen Zang-Disharmonie bei der Diagnose. Viele Symptome können zusammen betrachtet werden, aber dies bitte nicht als „Syndrom" bezeichnen, unter dem ein Patient leidet. Für einen chinesischen Arzt ist es klar, daß jede Krankheit ein dynamischer Prozeß ist: Sie als Muster zu betrachten, ist weitaus hilfreicher.

Manche Symptome hängen offensichtlich mit einem bestimmten Zang-Organ zusammen (Atemnot mit der Lunge, stechende Brustschmerzen mit dem Herzen), bei manchen ist der Bezug weniger offensichtlich (Gereiztheit und Depression mit der Leber, Ödeme und Schwellungen mit den Nieren). Solche Zusammenhänge sind sowohl in der westlichen als auch in der chinesischen Medizin bekannt.

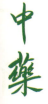

DIE LUNGE

DIE FUNKTION der Lunge umfaßt in der chinesischen Medizin die Kontrolle über die Bildung von Körper-Qi, Verteilung und Absteigen von Qi, Regelung des Wasserhaushalts (durch die Verbindung mit dem Dickdarm) und Unterstützung der Nieren.

Vor diesem Hintergrund kann man überlegen, was einem Patienten mit dem nachfolgend beschriebenen Symptombild fehlt. Betrachten wir die Disharmonien aufgrund der Acht Grundmuster und der Lungenfunktion.

Stefan leidet unter Kurzatmigkeit, vor allem, wenn er sich anstrengt. Seine Stimme hört sich leise und ziemlich schwach an. Er leidet unter chronischem Husten, häufig mit etwas wäßrigem Auswurf, er schwitzt leicht – insbesondere während des Tages.

Stefan klagt über mangelnde Energie und ständiger Abgeschlagenheit. Er ist sehr blaß und wirkt müde. Seine Zunge ist blaß mit einem leichten weißen Belag. Sein Puls ist tief und ziemlich leer.

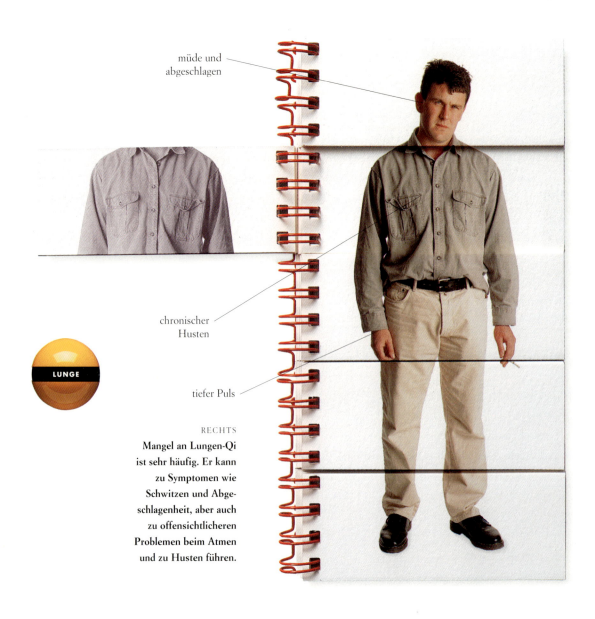

RECHTS
Mangel an Lungen-Qi ist sehr häufig. Er kann zu Symptomen wie Schwitzen und Abgeschlagenheit, aber auch zu offensichtlicheren Problemen beim Atmen und zu Husten führen.

WAS FEHLT STEFAN?

ANHAND DER Informationen ist es klar, daß Stefans Problem eher auf einen Mangel als auf ein Übermaß zurückzuführen ist. Die Erkrankung besteht schon einige Zeit und wurde zu einer innerlichen Disharmonie. In diesem Fall resultierte daraus eine Lungenstörung.

Bei Qi-Mangel kann die Lunge nicht die Atmung regeln, was sich in Kurzatmigkeit und schwacher Stimme zeigt. Das geschwächte Lungen-Qi kann nicht tief genug absteigen und verursacht den chronischen Husten. Da die Lunge den Wasserhaushalt nicht mehr steuern kann, bildet sich wässeriger Auswurf, der mit dem chronischen Husten hochkommt. Die Lunge hat die Aufgabe, Abwehr-Qi (Wei Qi) im Körper zu verteilen. Wenn dieses fehlt, können Körpersäfte leicht verloren gehen, daher das Schwitzen bei geringster Anstrengung. Dies bedeutet auch, daß Stefan gegen äußere Krankheitserreger sehr anfällig ist und regelmäßig wegen kleinerer Beschwerden darniederliegt und diese wegen mangelndem Qi nie richtig auskurieren kann. Resultat: Stefans Energie nimmt immer weiter ab, so daß er ständig müde und abgeschlagen ist.

Diese Symptome stehen als Beispiel für Disharmonie eines Zang-Organs, dem Qi-Mangel der Lunge.

WELCHE URSACHEN KÖNNTEN STEFANS PROBLEM AUSGELÖST HABEN?

VIELE FAKTOREN können zu Stefans Problem von mangelndem Lungen-Qi beigetragen haben. Es könnte sich um vorgeburtliche oder vererbte Schwäche handeln, die die Lunge im allgemeinen empfindlich macht. Außerdem ist die Lunge das „äußerste" der inneren Zang- Organe, sie ist am meisten äußeren Einflüssen wie Wind/ Kälte/Feuchtigkeit ausgesetzt. Wenn der Körper nicht stark genug ist, diese Einflüsse abzuwehren, kann die Lunge befallen werden mit der Folge eines Qi-Mangels. In diesem Teufelskreis wird das Abwehr-Qi weiter geschwächt, so daß noch mehr Kälte/Wind/Feuchtigkeit eindringen und das Problem verschärfen können.

Wenn Stefan eine überwiegend sitzende Beschäftigung hat und jeden Tag verkrampft über seiner Arbeit brütet, kann der Qi-Fluß in die Lunge behindert sein und zu Mangel an Lungen-Qi führen. Sollte er rauchen oder Antibiotika nehmen, kann dies ebenfalls zu Mangel an Lungen-Qi führen.

WIE KANN DIE CHINESISCHE MEDIZIN STEFAN HELFEN?

HAUPTZIEL der Behandlung ist die Stärkung des Lungen-Qi durch Akupunktur, Moxibustion oder Heilkräuter. Wichtig ist auch, Stefan zu beraten, welche Verhaltensweisen das Problem verschärfen und welche es verbessern können. Falls er raucht, sollte er damit aufhören. Vielleicht empfiehlt es sich auch, einige Stunden Qi Gong-Unterricht zu nehmen. Solche Übungen bauen das Brust-Qi langsam wieder auf.

ANDERE LUNGENMUSTER

Störungen der Lunge umfassen:

- *Mangelndes Lungen-Yin*
- *Trockenheit der Lunge*
- *Befall der Lunge durch Wind und Kälte*
- *Befall der Lunge durch Hitze*
- *Befall der Lunge durch Wind und Feuchtigkeit*
- *Erschwertes Atmen durch Schleim und Feuer*
- *Erschwertes Atmen durch Schleim und Feuchtigkeit*
- *Erschwertes Atmen durch flüssigen Schleim*

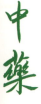

CHINESISCHE MEDIZIN

DAS HERZ

NACH DEN Vorstellungen der chinesischen Medizin herrscht das Herz über das Blut, kontrolliert die Blutgefäße, beherbergt Shen und unsere Stimmungen und Emotionen.

Um Ihnen eine typische Disharmonie des Herzens nach den Acht Grundmustern zu veranschaulichen, denken Sie den folgenden Fall mit uns durch. Die hier gezeigten Symptome wurden durch psychische und körperliche Überanstrengung ohne ausgleichende sportliche Betätigung ausgelöst.

Peter ist ein 50jähriger Manager. Er klagt über häufiges Herzklopfen und stechende Brustschmerzen, die bis in die Innenseite des linken Armes ausstrahlen.

Die Beschwerden werden bei körperlichen Anstrengungen oder bei Aufregungen, die sich sowohl daheim in der Familie als auch am Arbeitsplatz häufen, immer stärker. Gelegentlich fühlt er Atemnot. Seine Hände sind kalt und feucht. Seine Zunge ist violett mit einigen dunklen Flecken. Sein Puls ist straff und drahtig.

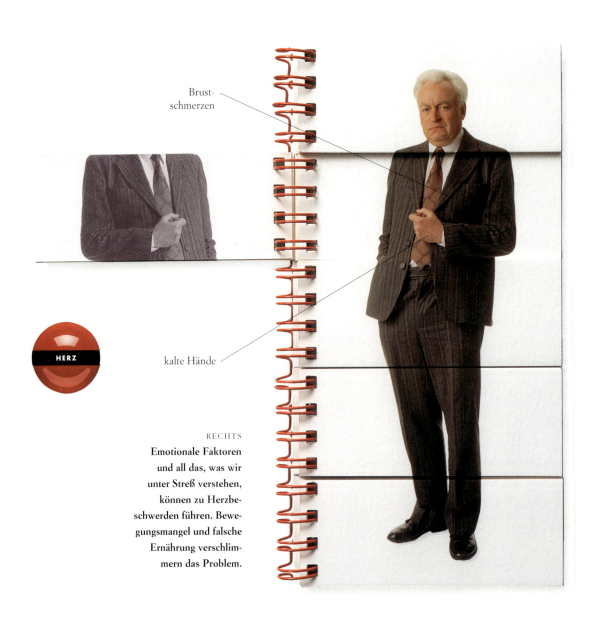

Brustschmerzen

kalte Hände

HERZ

RECHTS
Emotionale Faktoren und all das, was wir unter Streß verstehen, können zu Herzbeschwerden führen. Bewegungsmangel und falsche Ernährung verschlimmern das Problem.

110

WAS FEHLT PETER?

PETER LEIDET im westlichen Sinne unter den typischen Symptomen von Angina pectoris. Dieses Krankheitsbild ist oft der Vorläufer oder die Folge eines lebensbedrohlichen Herzinfarkts. Wie betrachtet die chinesische Medizin einen solchen Zustand?

In diesem Fall liegt mangelndes Herz-Qi vor, das die ordnungsgemäße und gleichmäßige Blutregulation verhindert. Wenn Yang-Energie das Blut nicht ausreichend in Fluß halten kann, führt dies zu einem Blutstau, der wiederum die beschriebenen bedrohlichen Symptome auslöst. Stagnation wird als inneres lokales Übermaß gesehen, das durch den anfänglichen Mangel verursacht wurde.

Da die Yang-Energie geschwächt ist, kommt es zu einem ausgeprägten Kältegefühl, insbesondere in Armen und Beinen. Offensichtlich ist auch Shen nicht ordnungsgemäß kontrolliert. Als Folge treten Gemütsschwankungen und Angstgefühle auf.

Zusammengefaßt handelt es sich bei Peters Problem um einen gleichzeitigen Zustand von Mangel und Übermaß im Herz-Zang.

Die geschilderten Symptome sind typische Beispiele für eine Disharmonie des Zangs: Stagnation von Herzblut.

WELCHE URSACHE KÖNNTE PETERS PROBLEM AUSGELÖST HABEN?

WAHRSCHEINLICH spielen Streß und eine sitzende Tätigkeit bedeutende Rollen bei diesem Problem. Seelischer Streß über lange Zeit kann das Herz-Qi beeinträchtigen und dadurch zu einem Mangel an Herz-Blut und Herz-Yang führen. In der chinesischen Medizin heißt es, daß Angst im Brustkorb gespeichert wird. Schließlich führt der Yang-Mangel zur Stagnation des Blutes im Brustkorb und zu den klassischen Schmerzen von Angina pectoris. Die Ausstrahlung in den linken Arm erfolgt meist entlang des Herz- und/oder Kreislauf/Sexus-Meridians.

Es ist offensichtlich, daß eine sitzende Tätigkeit ohne Ausgleichssport das Qi schwächt, was eine weitere Ursache für den Ausbruch einer Herzerkrankung darstellt.

KANN DIE CHINESISCHE MEDIZIN PETER HELFEN?

DIE BEHANDLUNGSFORM nach der chinesischen Medizin hängt davon ab, ob die Schmerzattacken sehr schwerwiegend sind oder nicht.

Im ersten Fall wird man vor allem das stagnierende Blut in Bewegung bringen und die Durchblutung fördern. Dies kann man durch Akupunktur oder Heilkräuter erreichen. In weniger akuten Fällen kann Moxibustion zusätzlich das Herz-Yang stärken. Qi Gong-Übungen sind hilfreich. Gesunde Ernährung und körperliche Bewegung sind sehr zu empfehlen.

Achtung: Bei einer lebensbedrohlichen Situation mit Herzbeschwerden wie z. B. bei einem Verschluß der Herzkranzgefäße (Herzinfarkt), ist eine sofortige Notfallbehandlung nach westlicher Schulmedizin am erfolgreichsten. Allerdings kann auch Akupunktur alle Erste-Hilfe-Maßnahmen sehr wirkungsvoll unterstützen.

ANDERE HERZSTÖRUNGEN

Zu den häufigsten Herzdisharmonien gehören:

- *Mangelndes Herz-Qi*
- *Mangelndes Herz-Yang*
- *Kollaps des Herz-Yangs*
- *Mangelndes Herzblut*
- *Mangelndes Herz-Yin*
- *Übermäßiges Herzfeuer*
- *Erregung des Herzens durch Schleim und Feuer*
- *Schleim verwirrt das Herz*

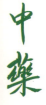

DIE MILZ

ZU DEN WICHTIGSTEN Aufgaben der Milz zählen Transport und Umwandlung. Die Milz ist unerläßlich für die Gewinnung und Umwandlung von lebenswichtigem Qi aus Essen und Trinken und für die anschließende Verteilung dieses nährenden Qi im ganzen Körper. Wenn die Milzfunktion beeinträchtigt ist, können viele Disharmonien entstehen.

Am folgendem Beispiel können wir die Entstehung einer Milzstörung aus Sicht der Acht Grundmuster verfolgen.

Anja fühlt sich seit einiger Zeit immer wieder sehr müde und abgeschlagen. Sie klagt über Völlegefühl im Brustraum und Blähungen. Als Medizinstudentin im Praktischen Jahr muß sie viel für ihr Examen lernen, aber sie kann sich nicht lange konzentrieren. Sie gibt zu, sich in den letzten Monaten nicht vernünftig ernährt zu haben. Ihre Zunge ist rosa mit muschelförmigen Abdrücken an der Seite und zeigt einen dünnen, grauen Belag mit einigen Rissen im Zungenkörper. Ihr Puls ist etwas leer und schlüpfrig.

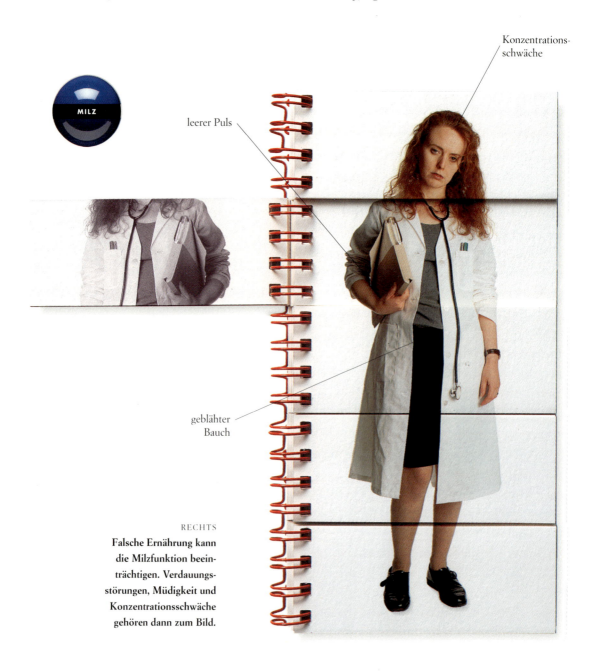

RECHTS
Falsche Ernährung kann die Milzfunktion beeinträchtigen. Verdauungsstörungen, Müdigkeit und Konzentrationsschwäche gehören dann zum Bild.

WAS FEHLT ANJA?

DIE PROBLEMATIK weist auf ein Mangelmuster hin. Anja hat sich bei den Prüfungsvorbereitungen überarbeitet, sich zu wenig Pausen gegönnt und zusätzlich falsch ernährt. Wahrscheinlich haben diese Faktoren zusammen die Milz geschädigt. Die Fähigkeit der Milz, fette Speisen zu verdauen, ist begrenzt. Wird sie überfordert, kommt es auf die Dauer zu Blähungen oder Durchfall. Der klebrige Belag auf der Zunge, der schlüpfrige Puls und das Völlegefühl lassen vermuten, daß Anja zu viel Feuchtigkeit zurückhält, die die Milzfunktion zusätzlich schädigt.

Die Milz kann nicht ausreichend Qi aus der Nahrung zur Lunge schicken, wodurch die gesamte Qi-Menge abnimmt. Daher fühlt sich Anja müde und abgeschlagen.

Anjas Disharmoniemuster ist ein Beispiel für ein mangelndes Milz-Qi.

WELCHE URSACHE HAT ANJAS PROBLEM AUSGELÖST?

WIE WIR gesehen haben, hat wahrscheinlich eine falsche und unregelmäßige Ernährung zusammen mit übermäßiger geistiger Aktivität zur Beeinträchtigung der Milzfunktion geführt. Vielleicht hat in diesem speziellen Fall auch Bewegungsmangel das Problem verschärft.

KANN DIE CHINESISCHE MEDIZIN ANJA HELFEN?

WICHTIGSTES Therapieziel in diesem Fall ist die Beseitigung der Feuchtigkeit und die Stärkung des Milz-Qi. Akupunktur und Moxibustion können mit Heilkräutern angewandt werden. Man muß Anja auch zu regelmäßigen Mahlzeiten und zu ausreichenden Erholungsphasen bzw. zu Bewegung als Ausgleich für die geistige Arbeit ermuntern. Sie sollte auch blähende und kalte Speisen meiden.

In China lassen die Studenten oft vor wichtigen Prüfungen ihre Milz stärken – wenn sie wissen, daß eine Menge geistiger Arbeit vor ihnen liegt.

ANDERE ERKRANKUNGEN DER MILZ

Zu den häufigsten Milz-Disharmonien gehören:

- *Mangelndes Milz-Yang*
- *Sinkendes Milz-Qi*
- *Unfähigkeit der Milz, das Blut zu leiten*
- *Befall der Milz durch Kälte und Feuchtigkeit*
- *Befall der Milz durch feuchte Hitze*

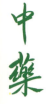

DIE LEBER

DIE LEBER ist in der chinesischen Medizin das Zang-Organ, das für einen sanften Qi- und Blutfluß verantwortlich ist. Ist der Qi-Fluß aus irgendeinem Grund behindert, kann so gut wie jedes Körpersystem betroffen sein.

Andrea hat starke innere Beschwerden vor ihrer Menstruation. In der Woche vor der Regelblutung leidet sie unter Blähungen, Spannungsgefühl in den Brüsten und starken Gemütsschwankungen. Sie läßt sich leicht schon durch Kleinigkeiten aus der Fassung bringen. Eine heftige Auseinandersetzung mit ihrem Freund, so berichtet sie, hat sie sehr erregt. Auch beruflich fühlt sie sich sehr frustriert, weil sie nicht befördert wurde, obwohl ihr dies ihrer Meinung nach eigentlich zusteht.

Ihre Zunge ist ohne Befund, aber ihr Puls ist sehr drahtig.

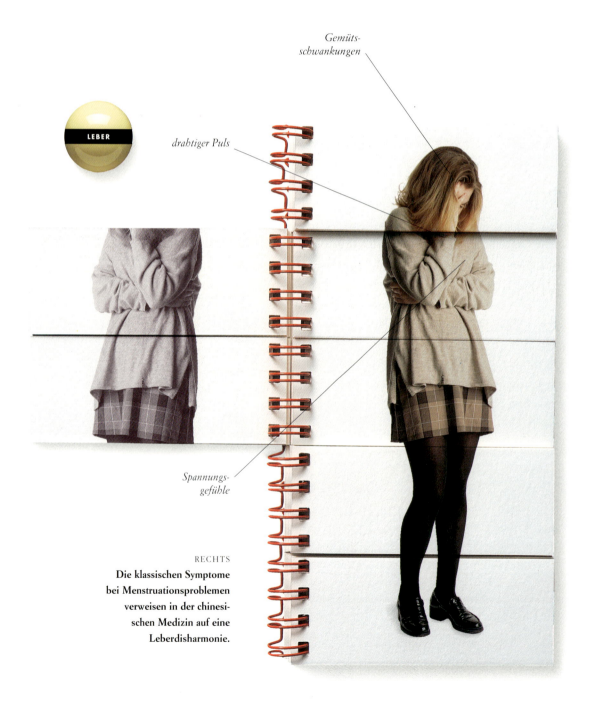

RECHTS
Die klassischen Symptome bei Menstruationsproblemen verweisen in der chinesischen Medizin auf eine Leberdisharmonie.

Was fehlt Andrea?

ANDREA ZEIGT alle Zeichen eines Übermaßes, das die Fähigkeit der Leber, einen sanften Qi-Fluß zu gewährleisten, schwer beeinträchtigt. Die Blähungen und die Spannungen in den Brüsten vor der Regel lassen auf Qi-Stau schließen. Die Neigung zu gefühlsbetonten Überreaktionen deutet auf einen „springenden" unkontrollierten Qi-Fluß, der eher zu emotionalen als zu körperlichen Reaktionen führt.

Die Situation zeigt gewisse Ähnlichkeiten mit einem Dampfdrucktopf, dessen Ventil einen zu starken Überdruck als Dampf abläßt, weil er sonst explodieren würde.

Diese Symptome sind Zeichen eines stagnierenden Leber-Qi.

Was verbirgt sich hinter Andreas Problem?

ZWEIFELSOHNE ist der wichtigste Auslöser ihrer Beschwerden ihr Gefühlschaos. Ärger und Unmut beeinträchtigen sie offensichtlich privat und beruflich.

Die Leber ist das Zang-Organ, das mit Ärger verbunden ist. Wenn Ärger nicht entsprechend herausgelassen werden kann, staut er sich auf und behindert die „ausstreuende" Funktion der Leber. Dadurch stagniert das Leber-Qi, was zu den von Andrea beschriebenen Symptomen führt.

Diese Probleme verstärken sich insbesondere vor der Regelblutung, wenn das Qi besonders gefordert wird, um die Menstruation in Gang zu setzen.

Wie kann die chinesische Medizin Andrea helfen?

ALS ERSTES muß gesagt werden, daß auch die chinesische Medizin nicht die Ursache von Ärger und Frustration in Andreas Leben beseitigen kann. Wenn sie diese Probleme nicht von Grund auf lösen kann, werden sie immer wiederkehren. Zweifellos können Akupunktur und Heilkräuter helfen, stagnierendes Leber-Qi in Bewegung zu setzen. Zusätzlich kann eine Shiatsu-Massage guttun.

ANDERE LEBERSTÖRUNGEN

Folgende weitere Leberdisharmonien können in der Praxis beobachtet werden:

♦ *Mangelndes Leberblut und -Yin*
♦ *Stagnation des Leberblutes*
♦ *Kräftiges Aufwärtslodern des Leberfeuers*
♦ *Heftiges Aufsteigen des Leber-Yangs*
♦ *Leberwind*
♦ *Kälte im Lebermeridian*
♦ *Feuchtigkeit und Feuer in Leber und Gallenblase*

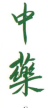

DIE NIEREN

DIE NIEREN sind in der chinesischen Medizin sehr wichtig. Sie sind die Basis von Yin- und Yang-Energie im Körper. Eine Disharmonie der Nieren führt unvermeidlich zu weiteren Disharmonien der anderen Zangfu-Organe. Die Nieren halten nicht nur die Körpertemperatur aufrecht, sie herrschen auch über unsere Fortpflanzung, regulieren den Flüssigkeitshaushalt im unteren Dreifachen Erwärmer und unterstützen die Lunge bei einer gesunden Atmung.

Stellen Sie sich folgendes Beispiel vor, das für ältere Leute in vieler Hinsicht typisch ist.

Der 66jährige Heinz klagt, daß es ihm auch bei schönem Wetter nie richtig warm ist. Er friert besonders im Lendenbereich und um die Knie herum. Seine Bewegungen sind langsam und steif. Sein Gesicht ist sehr blaß.

Heinz war immer sehr aktiv, aber jetzt findet er kaum Energie, etwas zu unternehmen. Er klagt über häufiges Wasserlassen und unfreiwilligen Stuhlabgang, vor allem sofort nach dem Aufstehen. Seine Zunge ist blaß und feucht, seine Knöchel leicht geschwollen, sein Puls leer und etwas schwach.

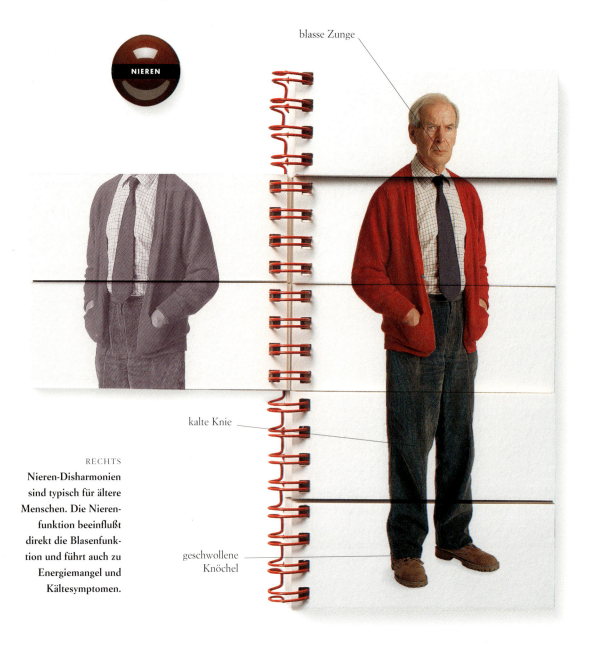

RECHTS
Nieren-Disharmonien sind typisch für ältere Menschen. Die Nierenfunktion beeinflußt direkt die Blasenfunktion und führt auch zu Energiemangel und Kältesymptomen.

Passiert so etwas nicht jedem im Alter?

WIR KÖNNTEN jetzt meinen, daß der Zustand von Heinz alterstypisch ist. Doch wie stellt sich das Problem aus Sicht der chinesischen Medizin dar? Mit zunehmendem Alter nimmt die Energie der Nieren allmählich ab. Die Yang-Energie der Nieren reicht schließlich nicht mehr aus, um das „Mingmen-Feuer", die Wärmequelle des Körpers, zu entfachen. Die Nieren spielen auch bei der Stärkung der Knochen eine Rolle. Jede Schwäche wird besonders in der Lendengegend bemerkt. Wenn nicht genügend Yang-Energie vorhanden ist, können außerdem die Körpersäfte nicht ausreichend verteilt werden. Die Folgen sind reichlich klarer Harn und Flüssigkeitsansammlungen unter der Haut, wie z. B. Ödeme im Bereich der Knöchel.

Die Yang-Energie der Nieren reicht auch für die Unterstützung der Milz nicht aus, so daß die Milzenergie eher abwärts sinkt als aufsteigt. So kommt es zu unfreiwilligem Stuhlabgang, besonders am Morgen, wenn die Yin-Energie ihr Maximum und die Yang-Energie ihr Minimum erreicht hat, gemäß dem natürlichen Rhythmus des kosmischen Energiekreislaufs.

Die Symptome zeigen, daß Heinz unter chronisch mangelndem Nieren-Yang leidet.

Was könnte das Problem verursacht haben?

ES IST offensichtlich, daß es in diesem Fall im wesentlichen am allgemeinen Alterungsprozeß liegt. Trotzdem kann diese Disharmonie durch jede längerdauernde Krankheit, die am Qi des Körpers Raubbau treibt, verschlimmert werden. Chinesische Ärzte glauben auch, daß zu viel sexuelle Aktivität das Nieren-Qi schwächt und letztendlich zu Mangel an Nieren-Yang führt.

Unangemessene Ernährung schädigen auch die Milz, und es sammelt sich innere Feuchtigkeit an. Die hervorgerufenen Veränderungen schädigen auch das Nieren-Jing.

Kann die chinesische Medizin bei diesem Problem helfen?

DIE CHINESISCHE Medizin kann den Alterungsprozeß nicht rückgängig machen, aber durch entsprechende Änderungen der Lebensweise können diese Vorgänge als langsamer Reifeprozeß erlebt werden.

Heinz würde von Akupunktur, von Moxibustion zur Erwärmung des Nieren-Yang und von Yang-stärkenden Heilkräuterrezepturen profitieren. Zusätzlich würde man ihm raten, warme und gesunde Nahrung zu sich zu nehmen und nach Möglichkeit Überanstrengung, Kälte, Feuchtigkeit und Zugluft zu meiden. Befolgt Heinz diese Empfehlungen, wird sich sein Wohlbefinden trotz Alters bedeutend verbessern.

> ### Andere Erkrankungen der Nieren
>
> Für die chinesische Medizin sind Nierenerkrankungen vorwiegend Mangelzustände, Übermaßprobleme treten eher selten auf. Die häufigsten Disharmonien sind:
>
> + *Mangelndes Nieren-Yin*
> + *Schwaches Nieren-Qi*
> + *Die Nieren können Qi nicht „ergreifen"*
> + *Mangel an Nieren-Jing*
> + *Mangelndes Nieren-Yin mit Leerem Feuer*
> + *Mangelndes Nieren-Yang mit Wasser in Lunge und Herz*

FU-ORGANE

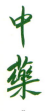

WIR HABEN gesehen, daß die Fu-Organe die Nährstoffe aufnehmen, trennen und verteilen. Sie werden hauptsächlich Yang zugeschrieben, da es hier in erster Linie um Bewegung geht.

Da jedes Fu-Organ mit einem entsprechendem Zang-Organ ein Paar bildet, besteht in vielen Krankheitsfällen eine dynamische Wechselwirkung zwischen einer Zang-Disharmonie und dem zugehörigen Fu-Organ. So kann z. B. eine Leberdisharmonie auch die Gallenblase beeinträchtigen. Es gibt aber auch viele Disharmonien, die vorwiegend Fu betreffen.

DER MAGEN

Robert kam mit starkem epigastrischen Brennen (im Oberbauch) und saurem Aufstoßen in die Klinik. Er hatte ständig Hunger und Durst und nahm viele kalte Getränke zu sich. Die Befragung ergab, daß Robert sich überwiegend von Fast food, vorzugsweise Currywurst und Tiefkühlkost, ernährte.

Er hatte Mundgeruch und sein Zahnfleisch blutete häufig, vor allem beim Zähneputzen. Seine Zunge war rot mit einem trockenen gelben Belag. Er hatte einen schnellen Puls.

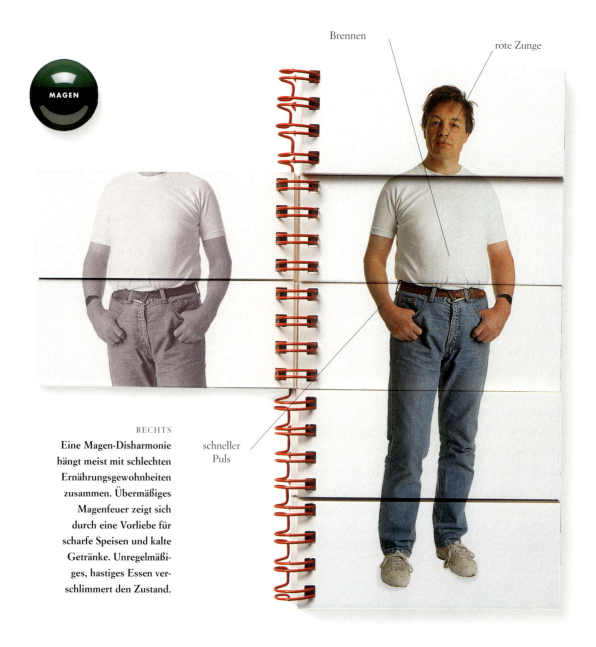

RECHTS
Eine Magen-Disharmonie hängt meist mit schlechten Ernährungsgewohnheiten zusammen. Übermäßiges Magenfeuer zeigt sich durch eine Vorliebe für scharfe Speisen und kalte Getränke. Unregelmäßiges, hastiges Essen verschlimmert den Zustand.

WAS FEHLT ROBERT?

ROBERT WEIST eindeutig Zeichen eines Übermaßes mit viel innerem Feuer auf. Von den Fu-Organen leidet der Magen am meisten darunter. Der Magen nimmt die Nahrung auf. Das Feuer wird größer und trocknet die Magensäfte aus. Das innere Feuer behindert die natürliche Funktion des Magens, Qi absteigen zu lassen. Als Folge fließt Magensäure nach oben. In manchen Fällen kann dies sogar zu Übelkeit und Erbrechen führen.

Das Feuer steigt ebenfalls entlang des Magenmeridians in den Mund auf und führt dort zu Zahnfleischbluten. Die trockene rote Zunge mit dem gelben Belag und der schnelle Puls weisen beide auf krankhaftes inneres Feuer hin.

Bob leidet unter einem innerlichen Übermaß im Fu-System: Magenfeuer.

WAS HAT ZU ROBERTS PROBLEM GEFÜHRT?

DIE WICHTIGSTEN Ursachen des Magenfeuers sind zweifellos Roberts schlechte Ernährungsgewohnheiten. Vorliebe für scharfe und fette Speisen bringt das Feuer direkt in den Magen. Zusätzlich spielt Roberts Lebensweise eine wichtige Rolle. Zum gesunden Lebensstil gehören auch regelmäßige Mahlzeiten in ruhiger und entspannter Atmosphäre.

Das Eßverhalten gehört ebenfalls dazu, etwa, ob man schnell etwas hinunterschlingt, während man andere Dinge erledigt, oder ob man ruhig und entspannt das Essen am Tisch zu sich nimmt.

Bei dieser Art von Disharmonie steht der Mensch offensichtlich unter Druck von außen. Dieser kann beruflich oder privat bedingt sein, und er wird Roberts Gesundheitszustand emotional stark beeinflussen.

In einem solchen Fall ist oft auch eine Milz-Disharmonie möglich. Wahrscheinlich tragen auch Disharmonien anderer Fu-Organe zum Problem bei.

WIE KANN DIE CHINESISCHE MEDIZIN ROBERT HELFEN?

DAS ÜBERMASS an Feuer sollte man so schnell wie möglich beseitigen. Akupunktur kann das Feuer mildern und den Magen in seiner natürlichen, absteigenden Funktion stärken. Heilkräuter können ebenfalls verabreicht werden.

Zusätzlich muß Robert seine Ernährungsgewohnheiten ändern, andernfalls tritt ein Rückfall ein, der den Zustand verschlechtern und andere Zangfu-Organe schädigen kann.

Roberts Fall ist ein Beispiel dafür, wie eine Disharmonie vorwiegend das Fu betreffen kann. Es gibt noch viele andere, die wir hier aber nicht näher erläutern wollen. Das Wichtigste ist, zu verstehen, daß Disharmonien sich nicht auf die fünf wichtigsten Yin-Organe des Zangs beschränken.

ANDERE FU-STÖRUNGEN

Viele Erkrankungen der Fu-Organe zeigen sich häufig im Zusammenhang mit dem entsprechenden Zang-Organ. Der Therapeut berücksichtigt folgende Verbindungen sowohl bei der Diagnose als auch in der Therapie:

- *Magen und Milz*
- *Blase und Nieren*
- *Dickdarm und Lunge*
- *Dünndarm und Herz*
- *Gallenblase und Leber*

ZUSAMMENFASSUNG

*D*IE BESCHRIEBENEN *Fallbeispiele geben einen guten Einblick, wie Prinzipien bei der Betrachtung von Zangfu-Disharmonien weiter verfeinert werden können. Sie sind nur einige Beispiele dafür, wie ein chinesischer Arzt die vielen Zeichen und Symptome eines Patienten bewertet.*

Zusätzlich zum Spektrum der Fu-Disharmonien gibt es viele Kombinationen, die nicht erwähnt wurden, in denen typische Wechselwirkungen zwischen bestimmten Organen auftreten. Als Beispiel: Ein Mangel an Nieren- und Lungen-Yin tritt häufig gemeinsam auf und verstärkt sich gegenseitig.

Beachten Sie bitte auch, daß ein Patient gleichzeitig mehrere Disharmonien in sich tragen kann. Der Arzt muß in der Lage sein, die verschiedenen Muster voneinander zu unterscheiden – insbesondere, ob Mangel oder Übermaß vorliegt. Und danach muß er natürlich eine entsprechende Therapie aufstellen.

WELCHE DISHARMONIEN ERKENNEN SIE?

Am Ende dieses Kapitels soll Ihnen, lieber Leser, die Möglichkeit gegeben werden, Disharmonien in einigen Fällen zu erkennen. Dieses Buch ist zwar nicht im entferntesten ein Lehrbuch der chinesischen Medizin, aber es kann Ihnen vielleicht helfen, sich in das Denken eines chinesischen Arztes hineinzuversetzen.

Lesen Sie folgende Fallbeispiele und versuchen Sie, sich für eine Diagnose zu entscheiden. Notieren Sie jedes Zeichen oder Symptom, das Sie erkennen können, und ordnen Sie es anhand der Acht Grundmuster ein:

Yin	Yang
Innerliches	**Äußerliches**
Kälte	Wärme
Mangel	**Übermaß**

Entscheiden Sie, ob Yin oder Yang überwiegt. Überlegen Sie, ob Ihre Diagnose mit einer Zangfu-Störung in Verbindug gebracht werden kann.

Maria ist eine 32jährige Krankenschwester. Sie läßt sich gerade scheiden und kämpft um das Sorgerecht für ihre beiden Kinder. Sie ist vor kurzem befördert worden und steht unter starkem Druck, die Ansprüche der neuen Stelle zu erfüllen.

Sie klagt über Völlegefühl im Bauch, Enge in der Brust und „einen Kloß" im Hals. Sie sagt, sie hätte überhaupt keine Kraft und spüre die Beine wie Blei. Sie kann ihre Patienten kaum heben und pflegen. Ihre Beschwerden verstärken sich vor der Periode, sie ist dann sehr launisch und gereizt gegenüber ihren Kindern und Kollegen.

Nach eigener Aussage ernährt sie sich richtig, aber sie gibt zu, sehr auf ihr Gewicht zu achten. Sie ißt manchmal viel Salat, um dann auf „Fast Food" zurückzufallen, wenn sie unter Druck steht. Sie sagt: „Immer wenn ich mit meinem Mann sprechen muß, ist meine Diät für die Katz."

Ihre Zunge ist rosa mit leichten Zahnabdrücken an der Seite. Ihr Puls ist drahtig.

Was geht Ihrer Meinung nach in Maria vor? Vergleichen Sie Ihre Ergebnisse mit meinen Vorschlägen!

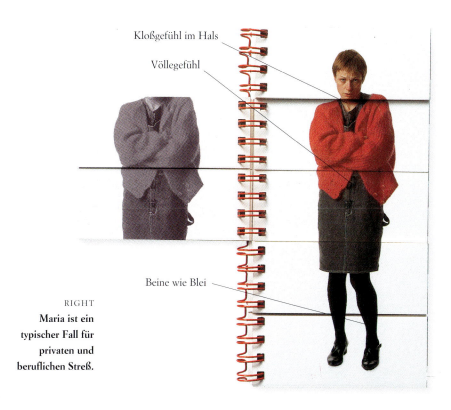

RIGHT
Maria ist ein typischer Fall für privaten und beruflichen Streß.

Kloßgefühl im Hals
Völlegefühl
Beine wie Blei

ALLGEMEINE ÜBERLEGUNGEN

Hier gibt es verschiedene Faktoren bezüglich der Lebenssituation, die man unbedingt betrachten sollte.

1. Maria ist Krankenschwester und wird wahrscheinlich körperlich hart arbeiten.
2. Sie hat eine leitende Stelle in der Arbeit und steht unter starkem Druck.
3. Durch ihre zerbrochene Ehe ist sie sehr gestreßt.
4. Sie ernährt sich nicht richtig.
5. Sie ist launisch und gereizt.

WAS IST LOS?

Der Nährboden für die Erkrankung ist wahrscheinlich beruflicher und privater Streß. Dieser führte zur Stagnation des Leber-Qi, wie emotionale Gereiztheit (besonders vor der Periode), der drahtige Puls und Kloßgefühl vermuten lassen.

Wahrscheinlich hat die Disharmonie auch die Milz angegriffen, die schon durch falsche Ernährungsgewohnheiten geschädigt ist. Hierdurch entstehen Symptome eines Qi-Mangels wie Blähungen, schwere Beine und allgemeine Abgeschlagenheit. Die leichten Zahnabdrücke auf der Zunge weisen ebenfalls auf Mangel an Milz-Qi hin. Die Diagnose wäre also: Stagnation von Leber-Qi (Übermaß) und Mangel an Milz-Qi (Mangelmuster).

BEHANDLUNG

Ziel wäre es, einen sanften Fluß des Leber-Qi anzuregen und die Milz zu stärken. Maria sollte sich ausgeglichen ernähren – vielleicht wären die Mittel der Wahl hier Akupunktur und/oder Heilkräuter.

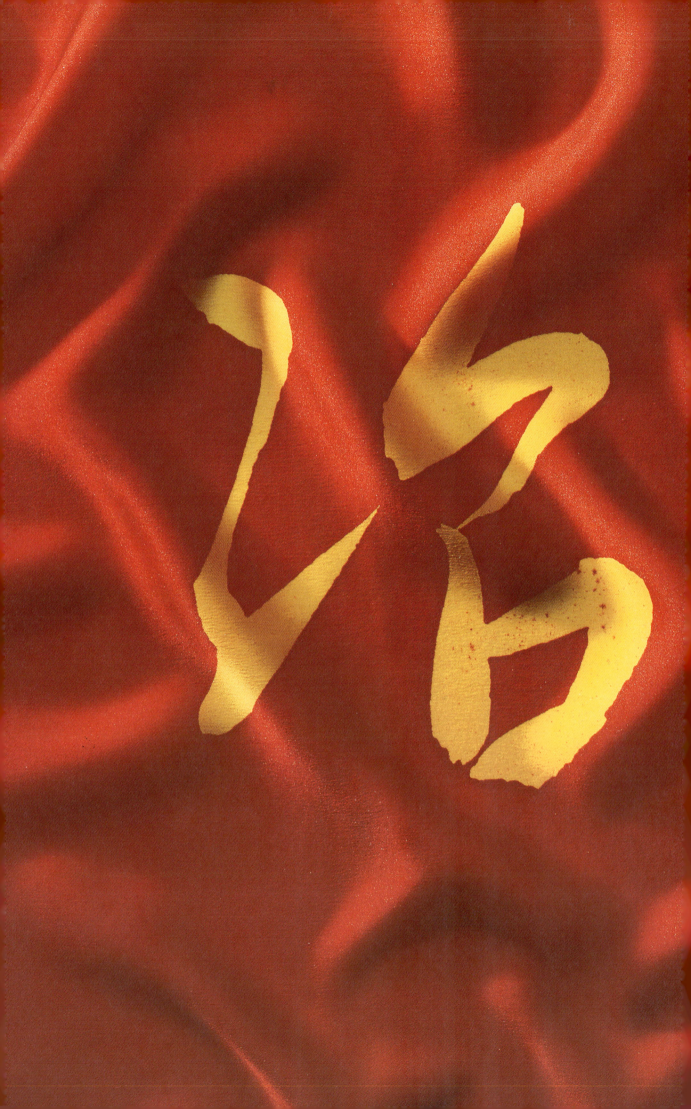

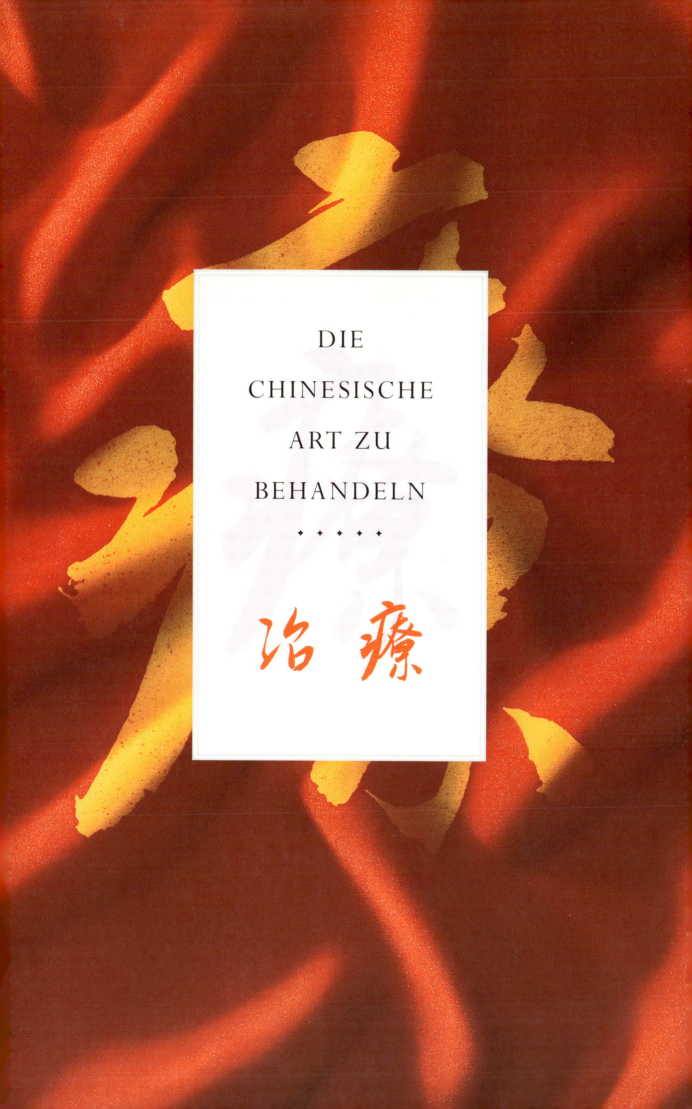

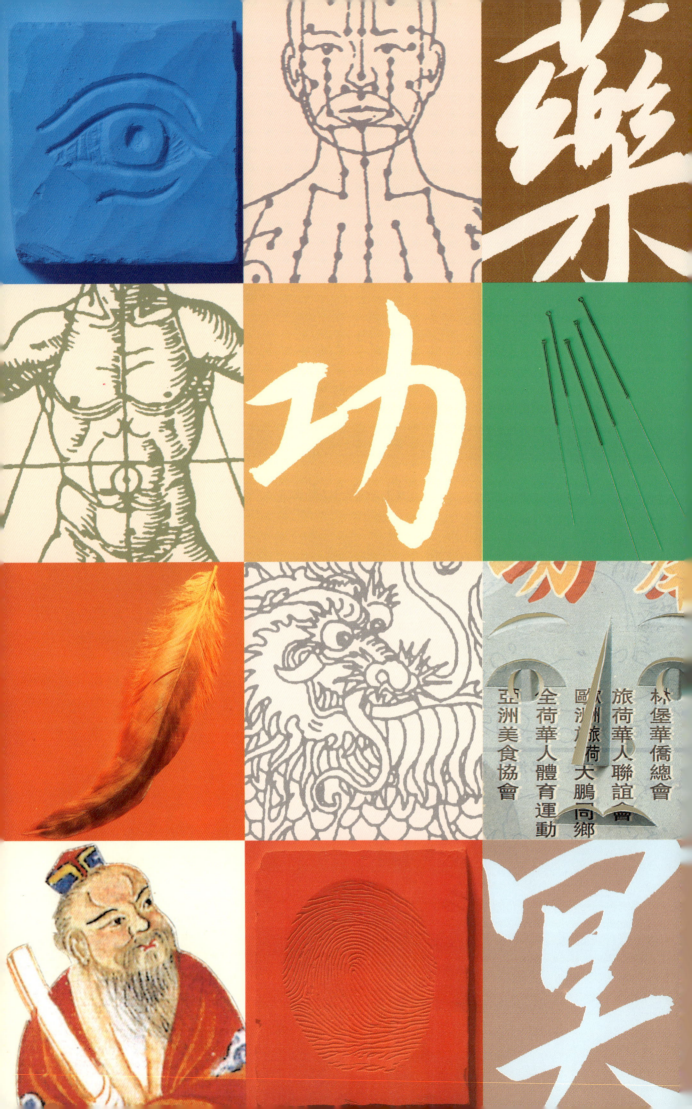

THERAPIEVERFAHREN

NACHDEM WIR *die Prinzipien des menschlichen Körpers und seiner Disharmonien aus chinesischer Sicht betrachtet haben, können wir uns jetzt den Therapieverfahren zuwenden, die entwickelt wurden, um Disharmonien zu beseitigen und dem Menschen die Rückkehr zu Gleichgewicht und Gesundheit zu erleichtern. Akupunktur, Heilkräuter, Moxibustion, Schröpfen, Akupressur-Massage, Qi Gong, Ernährung und die allgemeine Lebensweise (einschließlich Feng Shui) werden beschrieben. Therapie erwächst aus der Notwendigkeit, Schmerzen zu lindern, Krankheiten zu beseitigen und aus dem Wunsch nach einem gesunden und erfüllten Leben. Philosophie, Theorie und Praxis führen gemeinsam zum Erfolg.*

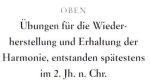

OBEN
Übungen für die Wiederherstellung und Erhaltung der Harmonie, entstanden spätestens im 2. Jh. n. Chr.

In den früheren Kapiteln wurde gezeigt, wie reich an philosophischen und theoretischen Hintergründen die chinesische Medizin ist. Ihre Therapiemaßnahmen bei geringen ebenso wie bei lebensbedrohlichen Leiden haben sich in Generationen entwickelt und sind seit langem erprobt. Dieses Buch will den Leser informieren, wie chinesische Medizin bei

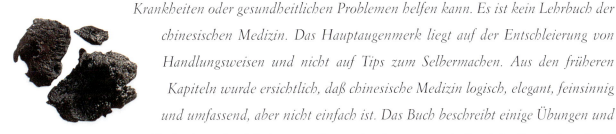

OBEN
Verzeichnis der chinesischen Heilkräuter, erschienen im 3. Jh. v. Chr.

Krankheiten oder gesundheitlichen Problemen helfen kann. Es ist kein Lehrbuch der chinesischen Medizin. Das Hauptaugenmerk liegt auf der Entschleierung von Handlungsweisen und nicht auf Tips zum Selbermachen. Aus den früheren Kapiteln wurde ersichtlich, daß chinesische Medizin logisch, elegant, feinsinnig und umfassend, aber nicht einfach ist. Das Buch beschreibt einige Übungen und Techniken, die daheim versucht werden können, und gibt einige Ratschläge. Seine Botschaft ist jedoch klar: Wenn Sie ein bestimmtes Problem mit den Methoden der chinesischen Medizin behandeln wollen, müssen Sie sich an einen erfahrenen Therapeuten wenden.

Deshalb will die Darstellung der verschiedenen Therapieverfahren im folgenden Kapitel nur die Zusammenhänge zwischen Behandlungsmethode und zugrundeliegenden Prinzip der chinesischen Medizin aufzeigen. Genaue Akupunkturpunkte werden nicht beschrieben, es gibt keine Rezepturen für Heilkräuteranwendungen bei bestimmten Störungen, keine Anleitungen zu speziellen Qi Gong-Übungen, usw. Alle Behandlungsmethoden der chinesischen Medizin erfordern professionelles Training und lassen sich nicht aus Büchern erlernen – auch wenn sie noch so gut beschrieben sind.

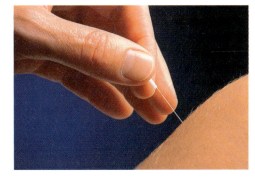

RECHTS
Akupunktur wird im *Neijing*, einer wichtigen chinesischen medizinischen Schrift aus dem Jahr 200 v. Chr., beschrieben.

125

BEHANDLUNGSGRUNDSÄTZE

EGAL FÜR welche Therapie man sich entscheidet, das Ziel bleibt dasselbe. Die Wurzeln aller Therapien leiten sich von den Acht Grundmustern ab, die unter Disharmonien des Zangfu im Detail beschrieben wurden. Ein Dampfdrucktopf bietet ein gutes Bild für das Verständnis der verschiedenen Therapieansätze:

Wenn der Kochtopf effektiv arbeitet, bleibt der Druck innen optimal und gart das Essen. Dies kann man erreichen, indem man den Kochtopf entsprechend aufheizt und den Dampfdruck mit einem einfachen Ventil auf dem richtigen Niveau hält. Im ganzen System besteht ein dynamisches Gleichgewicht, und die Energie wird optimal zum Erreichen des Ziels eingesetzt. Trotzdem können Probleme entstehen.

ÜBERMASS

Wenn das Ventil blockiert ist und der Innendruck über das Optimum steigt, wird das ganze System instabil. Ohne einzugreifen, würde der Kochtopf bald explodieren. Man kann sagen, daß im Kochtopf Übermaß herrscht, das gemindert werden muß, um das Gleichgewicht wiederherzustellen.

MANGEL

Wenn das Ventil durchlässig ist und der Druck schneller entweicht, als er aufgebaut werden kann, wird es sehr lange brauchen, bis das Essen fertig ist. Wenn der ganze Druck verlorengeht, kocht es vielleicht überhaupt nicht. In diesem Fall handelt es sich um einen Mangelzustand. Das System muß gestärkt werden, um den Druck so zu steigern, wie es für ein Gleichgewicht nötig ist.

BEHANDLUNG

Wenn ein Übermaß eine Disharmonie verursacht, muß das Zuviel gemindert werden und jede mögliche Ursache für das Übermaß ausgeschaltet werden. Bei Mangel muß auf die Beseitigung des Mangels geachtet werden und darauf, daß der für Gesundheit und Wohlergehen notwendige Energiepegel beibehalten wird.

Den Vergleich mit dem Dampfdrucktopf können auch die Hitze- und Kälteregeln veranschau-

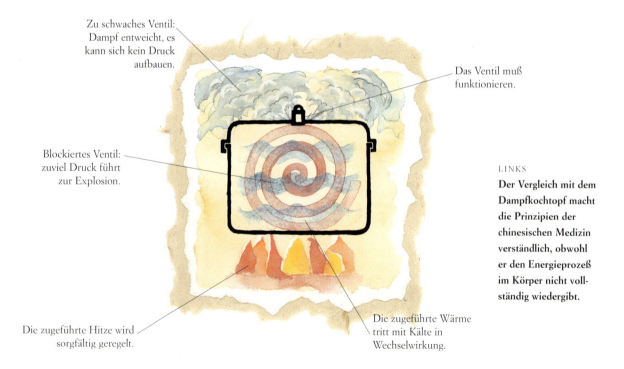

Zu schwaches Ventil: Dampf entweicht, es kann sich kein Druck aufbauen.

Das Ventil muß funktionieren.

Blockiertes Ventil: zuviel Druck führt zur Explosion.

Die zugeführte Hitze wird sorgfältig geregelt.

Die zugeführte Wärme tritt mit Kälte in Wechselwirkung.

LINKS
Der Vergleich mit dem Dampfkochtopf macht die Prinzipien der chinesischen Medizin verständlich, obwohl er den Energieprozeß im Körper nicht vollständig wiedergibt.

HITZE- UND KÄLTEREGELN

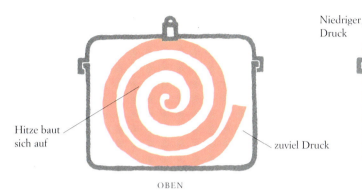
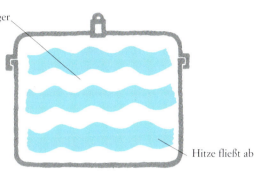

OBEN
Bei zuviel Hitze im Körper muß die Hitze abgeleitet werden.

OBEN
Bei zuwenig Hitze muß der Körper aufgewärmt werden.

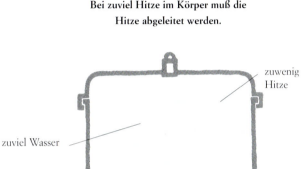
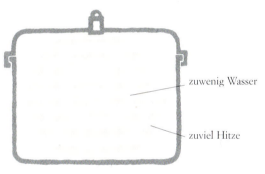

OBEN
Zuviel Wasser (Feuchtigkeit) im Körper kann durch inneres Feuer in Schleim umgewandelt werden. Zuviel Feuchtigkeit muß abgeleitet werden, genau wie zuviel Wasser aus einem Dampfdrucktopf.

OBEN
Flüssigkeitsmangel macht den Körper trocken und schuppig, wie man an der Haut sieht. Die Flüssigkeitsproduktion muß gefördert und die Hitze ins Gleichgewicht gebracht werden (Wie im Dampfdrucktopf Wasser zugefügt und Hitze reguliert wird).

lichen. Der Kochtopf braucht eine bestimmte Menge an Hitze, um effizient arbeiten zu können. Zu viel oder zu wenig führt zu Problemen. Ähnlich braucht der gesunde Körper auch die richtige Wärme. Zuviel Hitze führt zu Übermaß und zuwenig Hitze zu Mangel. Zuviel Kälte erzeugt ebenfalls ein Übermaß, bei extremer Kälte zerspringt der Kochtopf, weil die Flüssigkeit im Inneren gefriert und sich ausdehnt.

WICHTIGE ASPEKTE DER BEHANDLUNG

- Bei Mangel muß Energie gestärkt werden
- Bei Übermaß muß Energie gemindert werden
- Zuviel Hitze muß abgeleitet oder gekühlt werden
- Zuviel Kälte muß abgeleitet oder erwärmt werden
- Feuchtigkeit muß aufgelöst werden
- Schleim muß aufgelöst werden

DIAGNOSE-REGELN

ES GIBT leider nur wenige Therapeuten, die alle chinesischen Behandlungmethoden anbieten. Immer mehr werden in Akupunktur ausgebildet, aber viel weniger lernen dabei auch die chinesische Heilkräuterkunde. Während die Schulmedizin auf ein gut ausgebildetes Netz von Spezialisten und Informationssystemen hinweisen kann, die den Patienten bei seiner Suche unterstützen, muß sich ein Patient der chinesischen Medizin selbst darum kümmern, einen Therapeuten zu finden. Es ist wichtig, einen voll ausgebildeten Fachmann zu finden, nicht nur, weil Sie sich ganz in seine Hand begeben, sondern weil Sie auch die Hilfe einer für Sie neuen und fremden Medizin suchen.

Um herauszufinden, welche therapeutischen Maßnahmen für Sie am geeignetsten sind, muß unbedingt ein Fachmann zu Rate gezogen werden. Die folgende Aufzählung bietet einige allgemeine Hinweise:

Sie sind gesund und möchten mit Hilfe der chinesischen Medizin fit und gesund bleiben.
◆ Lassen Sie sich bezüglich Ernährung und allgemeine Lebensweise beraten.
◆ Nehmen Sie Qi Gong- und Tai Chi-Kurse. ◆ Akupressurmassage zur Entspannung und Stärkung tut gut.

Sie haben nach einer Verletzung oder einem leichten Unfall Schmerzen. Das Problem ist akut und äußerlich, meist auf Meridianebene.
◆ Akupressurmassage kann guttun. ◆ Selbst-Akupressur mit Fingerdruck. ◆ Auch Qi Gong-Übungen können helfen.

Sie haben ein kleines Problem, aber es ist chronisch und will nicht weggehen.
◆ Suchen Sie einen Fachmann auf – Akupunktur ist sehr erfolgreich bei hartnäckigen Stauproblemen im Meridianbereich. ◆ Akupressur und Moxibustion können empfohlen werden. Sie können gelegentlich auch in Eigenregie erfolgen (nach den Ratschlägen des Arztes).

Sie fühlen sich ziemlich unwohl – entweder durch ein akutes, kurzfristiges Problem oder durch ein langwierigeres chronisches Leiden.
◆ Suchen Sie unverzüglich einen Fachmann für Akupunktur oder Heilkräuterkunde auf.

Sie fühlen sich nicht schlecht, aber Ihr Leben ist allgemein aus dem Gleichgewicht geraten, Sie sind oft verletzlich und wissen nicht, warum.
◆ Suchen Sie einen Fachmann auf, um eine mögliche Disharmonie abzuklären.
◆ Ein Feng Shui-Spezialist sollte den Energiezustand in Ihrem Hause/an Ihrem Arbeitsplatz untersuchen. Energieströme in der Umgebung können das eigene biologische Energiesystem durcheinanderbringen.

LINKS
Die chinesische Medizin bietet viele Möglichkeiten, um gesund zu bleiben.

VORBEUGUNG

DER WUNSCH *jeder Medizin ist es, Krankheiten vorzubeugen und sie gar nicht erst entstehen zu lassen. Im Westen ist Vorbeugung hauptsächlich darauf beschränkt, krankheitsverursachende Bedingungen wie schlechte Ernährung, Bewegungsmangel oder starke Streßbelastung zu verringern. Die chinesische Medizin bietet hier viele Behandlungsformen an, die auch eine gestörte Organfunktion verbessern.*

Akupunktur und Heilkräuterkunde bleiben dem Fachmann vorbehalten und werden bei einer bereits vorhandenen Disharmonie angewandt. Beide kann man jedoch auch vorbeugend einsetzen.

HEILKRÄUTERKUNDE

Bestimmte fertige Kräuterelexiere dienen zur Stärkung von Qi und Blut. Aber kein chinesisches Heilkäuterprodukt kann als Wundermittel betrachtet werden. Außerdem können manche Mittel, wenn sie einzeln genommen werden, sogar schädlich sein – z. B. Ginseng (Ren Shen). Der beste Rat ist immer, einen Fachmann zu fragen, bevor man irgendwelche Kräuter einnimmt, auch wenn Sie sich damit nur fit halten wollen.

AKUPUNKTUR

Auch Akupunktur kann vorbeugend eingesetzt werden. Ein überreiztes Gehirn kann die Milz schädigen und zu Qi-Mangel führen. Da Akupunktur die Milz stärken kann, ist sie bei übermäßiger geistiger Anstrengung, etwa der Vorbereitung auf ein Examen, nützlich.

LEBENSWEISE

Auch hier ist die chinesische Medizin sehr nützlich. Die meisten Ratschläge bezüglich Ernährung, Gewohnheiten und Übungen kommen nicht nur in der chinesischen Medizin vor, sie sind meistens auch logisch nachvollziehbar, auch wenn einige Ideen über gesunde Diätformen manch „heilige Kuh" herausfordern (zum Beispiel: viel kalte und rohe Nahrungsmittel wie Salate zu essen, wird aus Sicht der chinesischen Medizin als schlecht erachtet). Qi Gong und Tai Chi können die Gesundheit erhalten, aber es ist wichtig, einen erfahrenen und vertrauenswürdigen Lehrer zu finden. Eine Feng Shui-Beratung daheim oder in der Arbeit kann zu vielen Änderungen führen, aber wie immer ist es auch hier wichtig, die Beratung von einem erfahrenem Fachmann zu erhalten. Die Praktiken der chinesischen Medizin können ein wichtiger Bestandteil für ein gesundes Leben werden. Im nächsten Kapitel können Sie überlegen, welche Bedeutung Sie ihnen beimessen könnten.

RECHTS

Ein erfahrener Fachmann benutzt jede Therapieform, um den Körper zu stärken und Krankheiten vorzubeugen.

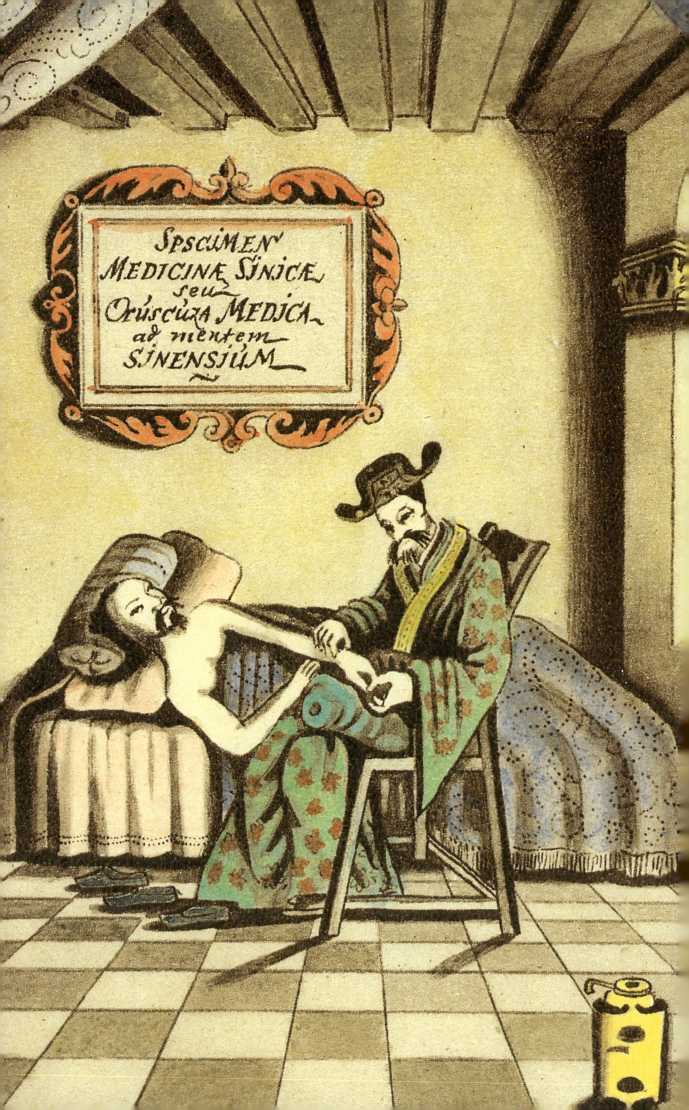

AKUPUNKTUR

DAS BILD eines Körpers, der mit vielen dünnen Nadeln bespickt ist – scheinbar nach dem Zufallsprinzip – ist vielleicht die typische Vorstellung von chinesischer Medizin. Es ist tatsächlich schwer zu verstehen, wie diese Behandlung bei bestimmten Problemen helfen kann. Für viele Menschen im Westen ist die chinesische Medizin etwas Geheimnisvolles und Bizarres, woran man zweifelt oder wovor man sich fürchtet – so wie das Bild zeigt. Aber die chinesische Medizin benützt und verfeinert die Akupunkturtechnik seit über 3000 Jahren mit beachtlichem Erfolg.

Es soll daran erinnert werden, daß Akupunktur sich als eine im wesentlichen empirische Wissenschaft entwickelt hat. Mit anderen Worten, sie beruht auf dem Wissensschatz dauernder systematischer Beobachtungen der Reaktion bestimmter Körperpunkte und -bereiche während ihrer Nadelung. Anfänglich wurden nur roh verarbeitete Nadeln aus Stein, Knochen oder Bambus benutzt, um „Hindernisse in den Meridianen zu beseitigen und den Qi- und Blutfluß zu regeln". Dieses Zitat aus der Zeit zwischen 200 v. Chr. und 100 n. Chr. belegt, daß die Akupunktur-Theorie schon jahrhundertelang bekannt war. Aus der anfänglichen Methode, Nadeln in schmerzende Punkte, die „Ashi", einzuführen, entwickelte sich systematisch das Energiemodell von Qi, Jing, Blut und Säften. Der Energiefluß wurde als Meridiane aufgezeichnet. Besondere Punkte wurden gefunden und ihre Reaktionen aufgeschrieben. Einigen Punkten wurde eine besondere Wirkung zugeschrieben. Auch heutzutage entwickelt und verfeinert sich die Akupunktur immer noch weiter. Im klinischen Alltag ist Akupunktur heute weit entfernt von den anfänglichen Formen, aber die grundlegenden Prinzipien bleiben die gleichen.

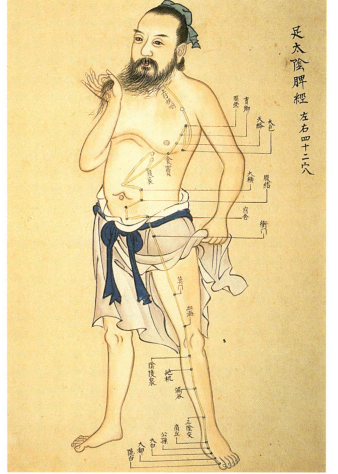

RECHTS
Akupunkturpunkte („Ashi") wurden über Jahrhunderte sorgfältig aufgezeichnet.

OBEN
Akupunkturnadeln der Frühzeit waren weit entfernt von den verfeinerten Instrumenten der heutigen Zeit.

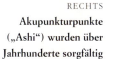

LINKS
Der Akupunktur geht immer eine längere Diagnose voran.

131

WIE KANN AKUPUNKTUR HELFEN?

IN DER chinesischen Medizin kann eine Disharmonie durch verschiedene Faktoren entstehen:

- *Mangel oder Übermaß an Yin und/oder Yang*
- *Eindringen äußerer krankmachenden Einflüsse, die sich entweder äußerlich oder innerlich auswirken*
- *ein Problem auf Meridian- oder Kollateralebene oder eine Störung des Zangfu-Systems*
- *begleitende Hitze oder Kälte.*

Die Diagnose einer Disharmonie anhand der Acht Grundmuster macht das Therapieziel deutlich. Die Nadelung richtet sich nach der ausgewählten Behandlungsform. Bei Mangel z. B. wird Akupunktur zur Stärkung der entsprechenden Energie verwendet. Da die chinesische Medizin jede Krankheit als eine energetische Disharmonie betrachtet – die durch Akupunktur wieder herzustellen ist – gibt es keine Erkrankung, für die diese Therapie nicht geeignet wäre. Wann und wie Akupunktur helfen kann, wird in der folgenden Tabelle zusammengefaßt.

Es gibt nur wenige Fälle, in denen Akupunktur nicht angewendet werden darf. Die häufigsten sind:

- bei Blutern
- bei Schwangeren (bestimmte Punkte und Manipulationen sind in der Schwangerschaft verboten)
- bei schweren Psychosen nach Drogen- oder Alkoholkonsum. Obwohl Akupunktur in solchen Fällen generell kontraindiziert ist, kann sie bei Drogen- und Alkoholentzug wirksam eingesetzt werden.

Die Behandlung HIV-Infizierter durch Akupunktur ist nicht kontraindiziert, aber man sollte streng auf Hygiene achten. Akupunktur kann

PROBLEMEBENE	WIRKUNG DER AKUPUNKTUR	KOMMENTAR
Meridianprobleme (oberflächlich)	Bewegt Qi, beseitigt Stagnation und äußere Krankheitsauslöser. Lokale und Fernpunkte werden benutzt, hilft häufig sehr schnell.	*Viele oberflächliche Schmerzen und akute Erkrankungen werden auf dieser Ebene behandelt.*
Disharmonie des Zangfu (innerlich)	Die Wahl der Punkte richtet sich nach der Disharmonie und nach dem befallenem Zangfu-Organ.	*Langwierige Probleme von Übermaß und Mangel, u. U. langandauernde Behandlung.*
Kombination	Man kann verschiedene Problem-Ebenen gleichzeitig behandeln. Prioritäten müssen gesetzt werden; Übermaß wird in der Regel vor Mangel behandelt.	*Sie wird häufig mit anderen therapeutischen Maßnahmen wie Heilkräutern angewandt.*

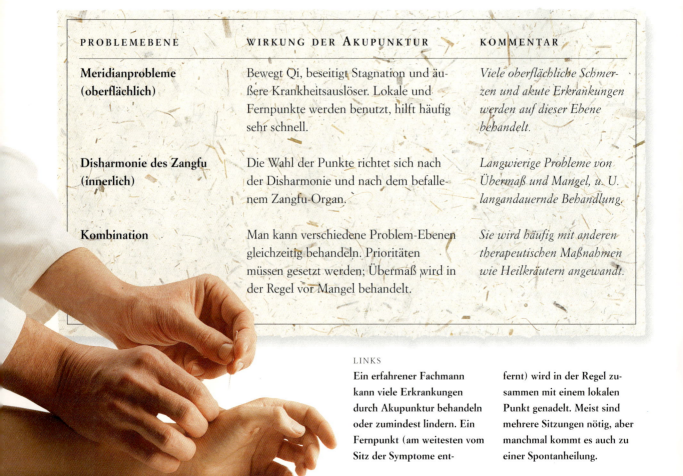

LINKS
Ein erfahrener Fachmann kann viele Erkrankungen durch Akupunktur behandeln oder zumindest lindern. Ein Fernpunkt (am weitesten vom Sitz der Symptome entfernt) wird in der Regel zusammen mit einem lokalen Punkt genadelt. Meist sind mehrere Sitzungen nötig, aber manchmal kommt es auch zu einer Spontanheilung.

RECHTS
Akupunktur kann sowohl bei Erwachsenen als auch bei Kindern angewandt werden. Sie ist bei bestimmten Erkrankungen besonders erfolgreich:

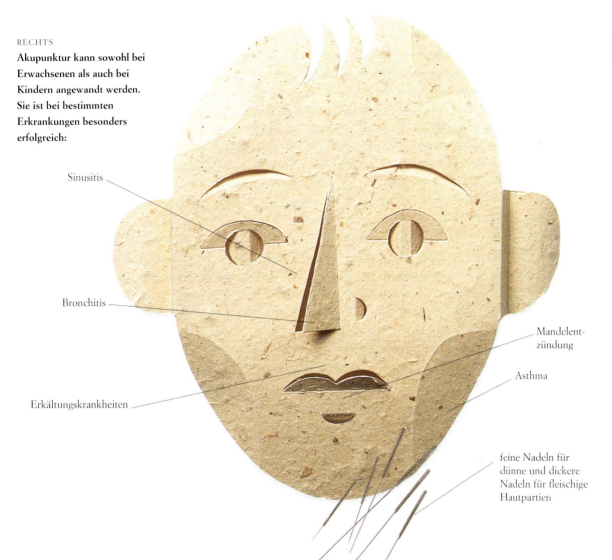

Sinusitis

Bronchitis

Erkältungskrankheiten

Mandelentzündung

Asthma

feine Nadeln für dünne und dickere Nadeln für fleischige Hautpartien

治療 AKUPUNKTUR

HIV-Patienten besonders helfen, da sie eine bestimmte Störung auf einzigartige Weise angeht und häufig wirksamer als Medikamente ist. Akupunktur kann AIDS nicht heilen, aber sie kann die Behandlung der vielen Begleitsymptome unterstützen. Es gibt einige Erkrankungen, wie die Schuppenflechte oder Ekzeme, bei denen die Akupunktur vielleicht an ihre Grenzen stößt – aber man sollte sie dann zusammen mit anderen Heilmethoden wie Heilkräuteranwendungen einsetzen.

Im Westen steht der Akupunkteur meist chronischen Erkrankungen gegenüber. Für diese Patienten ist Akupunktur oft die letzte Hoffnung. In solchen Fällen tritt der Erfolg langsam ein – und viele Sitzungen sind notwendig. Gelegentlich aber erzielt die Akupunktur auch schnelle erstaunliche Ergebnisse.

Obwohl die Akupunktur in der Schmerztherapie bereits eine lange Geschichte hat, wird sie erst seit 1958 bei chirurgischen Eingriffen in China eingesetzt.

Narkose durch Akupunktur konnte sich im Westen nicht durchsetzen – es dürfte auch schwierig sein, jemanden zu finden, der sie perfekt beherrscht.

Da sich die chinesische Medizin im großen und ganzen immer mehr im Westen durchsetzt, wählen viele Patienten sie auch schon als erste Therapieform. Damit wächst auch die Zahl der erfolgreichen Behandlungen ständig.

Akupunktur kann immer helfen, wenn man sich an einen entsprechend ausgebildeten Fachmann wendet, mit dem man die Probleme im einzelnen erörtern kann.

133

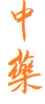

CHINESISCHE MEDIZIN

HILFSMITTEL

NADELN

Die ersten Nadeln waren aus geschärftem Stein, Bambus und Knochen. Über die Jahrhunderte wurden Verfahren zur Herstellung verfeinerter Nadeln aus Stahl entwickelt. Früher wurden Nadeln sterilisiert und wiederverwendet, was in China auch heutzutage noch üblich ist. Sterilisierungsvorschriften sind heute sehr streng, und ein westlicher Therapeut muß sie strikt befolgen. Wenn Nadeln wiederverwendet werden, sollte sich der Patient vom Standard des Sterilisierungsverfahrens überzeugen – wegen HIV und damit verbundener Erkrankungen muß auf peinliche Sauberkeit der Nadeln geachtet werden. Gut ausgebildete Akupunkteure sind äußerst sorgfältig, was die Sterilität ihrer Nadeln und die Methode des Setzens betrifft. Im Westen werden heutzutage steril hergestellte, in Folie verschweißte oder in Hülsen steril verpackte Einwegnadeln verwendet. Unterschiedliche Hersteller haben unterschiedliche Verpackungsweisen, halten sich aber alle an das Prinzip der einmaligen Verwendung. Gebrauchte Nadeln werden in einem festen Behälter aufbewahrt und später verbrannt. Es gibt Nadeln in unterschiedlichen Längen und Dicken.

Die Wahl der Nadeln hängt von den Erfahrungen des Fachmanns, vom jewei-

OBEN
Die Nadeln sind immer steril verpackt.

UNTEN
In knochennahe Hautpartien wie die Stirn werden Nadeln in einem flachen Winkel gestochen.

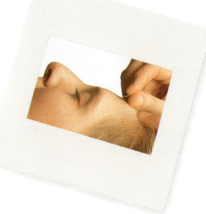

UNTEN
In fleischige Hautareale wie das Gesäß werden die Nadeln senkrecht eingeführt.

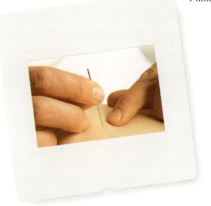

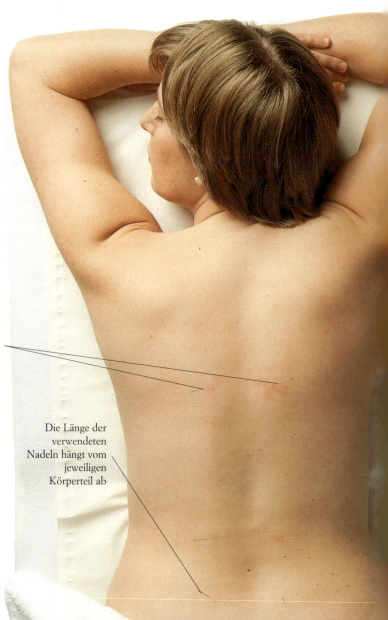

Nadelpaar auf korrespondierenden Blasenmeridian-Punkten

Die Länge der verwendeten Nadeln hängt vom jeweiligen Körperteil ab

134

ligen Hautbereich und von der erwarteten Wirkung ab. Die gebräuchlichsten Nadeln sind zwischen einem und fast acht Zentimetern lang. Längere, sehr feine Nadeln werden gelegentlich verwendet, um den Meridianbahnen um den Kopf herum zu folgen, direkt unter der Hautoberfläche. Die meisten Akupunkturnadeln sind so fein, daß der Stich durch die Haut kaum zu spüren ist.

Sehr scharfe Punktionsnadeln werden zum Ablassen von kleinen Mengen Blut an bestimmten Punkten verwendet, z. B. am Lungenmeridian beim Daumen, um übermäßiges Feuer auszuleiten. Dies ist eine sehr wirksame Behandlung bei Halsschmerzen, wenn sich Wind-Kälte-Einfluß in Wind-Hitze umwandelt. Das „Pflaumenblütenhämmerchen" hat einen kleinen Hammerkopf und einen biegsamen Körper. In diesem Kopf stecken 12 kleine scharfe Nadeln, mit denen man vorsichtig die Haut beklopft, um den Qi- und Blutfluß lokal anzuregen. Hierbei kommt es in der Regel zur Hautrötung und manchmal auch zu einer oberflächlichen Blutung. Diese Methode ist bei vielen verschiedenen Erkrankungen anzuwenden. Der Therapeut beurteilt Angemessenheit und Nutzen der Methode nach einem Gespräch mit dem Patienten.

Bei der Ohrakupunktur werden bestimmte Punkte gereizt, die mit verschiedenen Teilen oder Systemen im Körper verbunden sind. Hierzu werden herkömmliche Nadeln oder spezielle Dauernadeln verwendet, die für eine längere Zeit (eine Woche oder länger) im Ohr verbleiben. Diese winzigen Nadeln werden durch ein kleines Pflaster befestigt. In manchen Fällen werden sie auch durch kleine Samenkörner ersetzt, die mit einem Pflaster auf den Ohrpunkten befestigt werden und als milde Akupressur dienen. Die Ohrakupunktur wird gerne bei der Suchttherapie eingesetzt: Der Patient kann die Dauernadel jedesmal pressen, wenn das Verlangen zu groß wird.

LINKS

Diese Patientin mit Rückenschmerzen erhält Nadeln in die Ashi-Punkte, um die stagnierende Energie in den Muskeln wieder in Bewegung zu bringen.

AKUPUNKTURNADELN

Heutzutage werden verschiedene Nadeln verwendet – je nach Hautbereich und gewünschter Wirkung

STAHLNADELN

Diese Nadeln sind 7 bis 50 mm lang.

KUPFERNADELN

Am Ende dieser Nadeln wird Moxakraut verbrannt.

PRISMANADELN

Die Nadeln werden zum Blutablassen verwendet.

OHRAKUPUNKTURNADELN

Dauernadeln für Ohrakupunktur.

„PFLAUMENBLÜTENHÄMMERCHEN"

Nadeln zum Stimulieren der Hautoberfläche (rechts abgebildet).

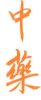

STICHTECHNIKEN

Man mag meinen, daß zwischen Setzen und Entfernen der Nadeln nichts passiert.

Das ist natürlich weit gefehlt. Feingefühl und Geschicklichkeit in der Akupunktur verlangt viel mehr als nur die richtige Bestimmung des Punktes. Die Nadel muß auch richtig gesetzt und gedreht werden, um die gewünsche Wirkung zu erzielen. In jedem Fall möchte der Therapeut mit der Nadel den Qi-Fluß erreichen.

Das Auftreffen auf Qi wird „Deqi" genannt und kann sowohl vom Therapeuten als auch vom Patienten gespürt werden. Für den Patienten macht sich das Deqi als Prickeln oder Taubheitsgefühl bemerkbar. Gelegentlich breitet sich dieses Gefühl entlang des Meridians aus.

Es ist sehr schwer, das Gefühl zu beschreiben, z. B. unterscheidet es sich sehr von dem, was man bei einer Spritze spürt. Einmal erlebt, wird man Deqi nie vergessen, und der Patient kann dem Therapeuten hilfreich mitteilen, wenn der richtige Punkt getroffen wurde. Ein erfahrener und feinfühliger Therapeut kann ebenfalls ein subjektives Gespür für Deqi entwickeln.

AN DER OBERFLÄCHE

Therapeuten, die sich an die Fünf Elemente halten, nadeln oft an der Oberfläche und entfernen die Nadeln, sobald Deqi erreicht ist. Die Therapeuten der Traditionellen Chinesischen Medizin (TCM), der häufigsten Richtung in China und im Westen, setzen die Nadeln viel tiefer, um Deqi zu erhalten und belassen sie dort zehn Minuten bis eine Stunde lang, um die gewünschte Wirkung zu erzielen. Die durchschnittliche Zeit liegt bei zehn Minuten.

Wie schon erwähnt, gibt es Qi-Mangel und Übermaß. Wenn Qi-Mangel diagnostiziert wurde, muß die Behandlung den Qi-Fluß anregen, bei Qi-Übermaß muß ein Abbau erreicht werden.

Die häufigsten drei Verfahren sind:

▶ *Tonisieren – wenn man einen Qi-Mangel beheben möchte*

▶ *Sedieren – wenn Qi-Übermaß abgebaut werden soll*

▶ *Balancieren – wenn weder Stärkung noch Minderung erzielt werden soll.*

Die Techniken beinhalten Setzen und Drehen der Nadeln, wenn Deqi erreicht ist, und manchmal auch Schnipsen oder Streichen des Nadelhalses.

Welche Technik angewandt wird, hängt oft von Wahl und Vorliebe des Therapeuten ab und entwickelt sich ständig mit der Praxis. Unter

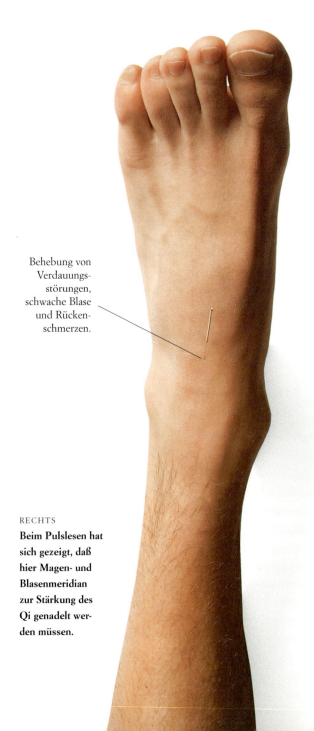

Behebung von Verdauungsstörungen, schwache Blase und Rückenschmerzen.

RECHTS
Beim Pulslesen hat sich gezeigt, daß hier Magen- und Blasenmeridian zur Stärkung des Qi genadelt werden müssen.

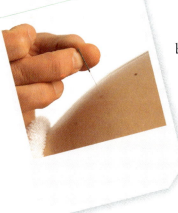

OBEN
Die Nadel kann leicht angeschlagen werden, um das Qi zu steigern.

besonderen Umständen können auch andere, kompliziertere Nadelungstechniken angewandt werden.

Entsprechend seinen Erfahrungen und Methoden benutzt der Therapeut unterschiedliche Techniken an verschiedenen Punkten. Immer ist die geistige Aufmerksamkeit des Therapeuten genauso wichtig wie die körperliche Stimulation mit der Nadel.

Nach Ansicht der chinesischen Medizin folgt Qi dem Gedanken. Wenn der Geist abgelenkt oder gleichgültig ist, zerstreut sich Qi. So wird sich ein echter Therapeut immer dessen bewußt sein, was er mit jeder gesetzten Nadel erreichen möchte. Eine perfekte Stichtechnik ist kein Ersatz für mangelnde Konzentration.

Wie die Nadel gesetzt wird, hängt vom Körperbereich ab. Bei großen fleischigen Arealen (Gesäß und bestimmte Teile des Rumpfes) kann die Nadel ziemlich tief gehen und ihre Stimulation sehr kräftig sein.

Im Gesicht, wo die Haut dünn ist, werden Nadeln viel oberflächlicher, direkt unter die Haut und über den Knochen gesetzt. In solchen Fällen sind die Stimulationen der Nadeln sanfter.

Folgende Umstände beeinflussen zusätzlich die Stichtechnik:

- Große Körper mit viel Fleisch werden anders behandelt als zierliche und magere.
- Bei alten und schwachen Patienten müssen sanftere Techniken angewendet werden als bei jungen, kräftigen Patienten.
- Babys und kleine Kinder haben ein viel empfindlicheres Energiesystem und brauchen eine spezielle Nadelung, d. h. ein kurzes Anstechen des entsprechenden Punktes und Entfernen der Nadel unmittelbar nach dem Deqi. Akupunktur im Kindesalter ist ein Spezialgebiet. Eine Zusatzausbildung ist nötig, um an sehr kleinen Kindern erfolgreich arbeiten zu können. Manchmal ist es bei Kindern besser, anstelle der Nadeln eine andere Therapie wie Moxibustion oder Massage anzuwenden. Bei Kindern kann man eine Unausgewogenheit im Frühstadium erkennen und behandeln, damit wird einem chronischen Verlauf vorgebeugt. Man hat festgestellt, daß der Behandlungserfolg schneller eintritt als bei einem erwachsenen Patienten.

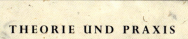

RECHTS
Kräftiges Drehen der Nadel bringt stagniertes Qi in Bewegung.

RECHTS
Kräftiges Bewegen der Nadel bewegt das stagnierende Qi.

THEORIE UND PRAXIS

Obwohl Meridiane physikalisch nicht sichtbar sind, ist ihre Existenz durch die beobachtete Stimulationswirkung an verschiedenen Druckpunkten bewiesen. Theorie und Praxis der Akupunktur entwickelten sich aus der Beobachtung unterschiedlicher Nadelungstechniken und ihrer Wirkung an verschiedenen Punkten des Körpers.

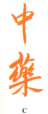

WAS PASSIERT WÄHREND EINER AKUPUNKTUR-SITZUNG?

DIE MEISTEN Menschen sind natürlich ängstlich und verunsichert, wenn sie das erste Mal zu einer Akupunkturbehandlung kommen. Um diese Ängste zu beseitigen, beschreiben die nächsten Seiten eine typische Akupunktur-Sitzung. Natürlich gibt es unterschiedliche Therapeuten, aber es gibt auch allgemeine Richtlinien, an die sich jeder hält.

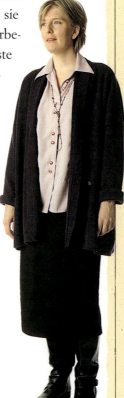

RECHTS
Vor der ersten Behandlung fühlt sich der Patient oft unsicher.

IST AKUPUNKTUR SICHER?

Die übliche Angst bei neuen Patienten ist die Angst vor den Nadeln. Das ist verständlich.

Die Antwort muß lauten, wenn der Therapeut nicht weiß, was er tut, kann er mit der Akupunkturnadel Verletzungen zufügen. Jeder ausgebildete und erfahrene Therapeut weiß aber, wie Nadeln sicher und wirksam eingesetzt und wie eventuell gefährliche Bereiche gemieden werden können. Besondere Vorsicht gilt dem Lungenbereich im oberen Rücken, da dort ein senkrechter Stich zu einem Pneumothorax (Lungenkollaps) führen kann. Bei korrekter Stichtechnik besteht auch diesbezüglich keine Gefahr. Es kann nicht genügend betont werden, wie wichtig es ist, einen entsprechend geübten Therapeuten auszusuchen. In seinen Händen ist Akupunktur eine sehr sichere und wirksame Therapieform.

DAS DIAGNOSTISCHE GESPRÄCH

AKUPUNKTUR unterscheidet sich nicht von anderen Arten des therapeutischen Miteinanders. Wichtige Voraussetzung für eine erfolgreiche Therapie ist die Schaffung einer Beziehung zwischen Therapeut und Patient. Da bei der Akupunktur die Energie des Therapeuten über die Nadel mit der Energie des Patienten in Wechselwirkung tritt, kann die Bedeutung einer vertraulichen und offenen Beziehung nicht genügend betont werden.

Die Akupunktur ist nicht nur ein mechanischer Prozeß, wo einer den anderen mit Nadeln bespickt, sondern ein geistiger, psychologischer und spiritueller Vorgang, der als solcher respektiert werden sollte.

Der Therapeut beginnt mit der Sammlung biographischer Daten und bittet den Patienten, seine Beschwerden mit eigenen Worten zu schildern. Der Therapeut muß dann diese Informationen im Rahmen der chinesischen Medizin zusammenhängend ordnen. Wie bereits beschrieben, folgen darauf die vier Untersuchungen:

✦ *Betrachten* ✦ *Hören und Riechen* ✦ *Befragen*
✦ *Betasten*

Die so gewonnenen Informationen werden dann zu einem aussagefähigem Bild zusammengesetzt. „Betrachten" bedeutet das Beobachten der körperlichen Erscheinung, einschließlich der Haltung und, sehr wichtig, der Zunge. „Hören und Riechen" können wichtige Hinweise darüber geben, ob es sich um ein Mangel- oder Übermaß-Muster handelt.

Man muß jedoch sagen, daß westliche Therapeuten ihre Patienten kaum aktiv beraten. Sogar die chinesische Medizin muß sich den hier üblichen westlichen Normen und Gewohnheiten anpassen. „Befragen" erlaubt dem Therapeuten, wichtige hilfreiche Puzzlestücke für sein Gesamtbild zu bekommen. Schließlich kann der Therapeut durch „Betasten" Schmerzbereiche identifizieren, Temperatur und Beschaffenheit der Haut beurteilen und als wichtigstes die Pulse fühlen oder lesen.

Am Ende des Gesprächs, das eine halbe bis ganze Stunde dauern kann, hat der Therapeut eine Menge Informationen, die er den Acht Grundmustern Yin/Yang, Innerlich/Äußerlich, Kälte/Hitze und Mangel/Übermaß zuordnen kann. Er kann nun das Wesen der Disharmonie und das betroffene Zangfu-Organ erkennen. In den meisten Fällen handelt es sich um eine komplexe Wechselwirkung der Muster.

Es muß beurteilt werden, welche Disharmonie über- oder untergeordnet ist, um in der Therapie Prioritäten setzen zu können. Da es ziemlich unwahrscheinlich ist, daß alle Hinweise des diagnostischen Gesprächs in eine Richtung weisen, muß der Therapeut von den Informationen diejenigen auswählen, die am besten zusammenpassen.

GESPRÄCH ÜBER THERAPIE UND VORGEHEN

Am Ende des Gesprächs hat der Therapeut eine Diagnose erstellt und sich bereits eine Therapie überlegt. Jetzt ist es wichtig, daß er seine Gedanken dem Patienten mitteilt. In der Regel erklärt er dem Patienten das Wesen der Erkrankung und die vorgeschlagene Therapie. Er ist verpflichtet, dem Patienten seine Ansicht über die Störung klar und deutlich mitzuteilen, so daß dieser sie versteht.

Auf jeden Fall sollte der Patient das von ihm erwarten und nichts Unverständliches akzeptieren.

Außer in einigen wenigen Fällen wird eine Sitzung allein das Problem nicht vollständig lösen können. Wahrscheinlicher sind mehrere Behandlungen über Wochen und Monate, insbesondere bei langwierigen, chronischen Erkrankungen. Der Therapeut muß dem Patienten erklären, was er von der Akupunktur in seinem Fall erwarten kann.

Der Patient muß auch wissen, wieviele Behandlungen über welchen Zeitraum notwendig sind. Bestimmte Faktoren, unter anderem, wie der Patient auf die

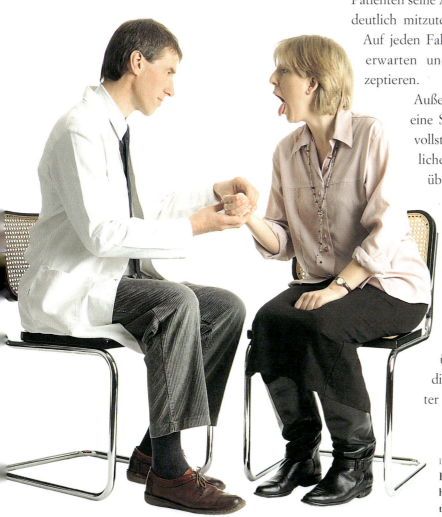

LINKS
Bevor der Akupunkteur sich für eine Behandlung entscheidet, befragt er den Patienten, um ein vollständiges Bild des Falles zu erhalten. Die Pulse müssen sorgfältig gelesen und die Zunge betrachtet werden.

Akupunktur anspricht, bestimmen Fortschritt und Anzahl der notwendigen Sitzungen – was man vor Therapiebeginn natürlich nicht wissen kann.

Viele Therapeuten schlagen anfangs fünf bis zehn Behandlungen vor, um dann Rückschlüsse auf den weiteren Therapieverlauf zu ziehen und sich erneut mit dem Patienten zu besprechen. Wichtig ist, daß der Patient jederzeit weiß, wie das Therapieprogramm aussieht, und welche Schritte er akzeptiert hat und welche nicht.

Es gibt Patienten, die auf eine schriftliche Vereinbarung mit Unterschrift des Therapeuten Wert legen, aber das ist selten. Ein beidseitiges Einverständnis ist nicht nur für fachliches Können und die Ethik wichtig, sondern auch, um die dahinterliegende energetische Beziehung zwischen Patient und Therapeut zu klären.

WIE FÜHLT MAN SICH BEI DER AKUPUNKTUR-BEHANDLUNG?

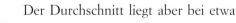

DIE BEHANDLUNGSLAGE des Patienten hängt von der Nadelung und von sonstigen klinischen Bedingungen ab. In der Regel liegt der Patient auf einer Behandlungsliege – auf dem Rücken, auf dem Bauch oder auf der Seite. In manchen Fällen ist es jedoch angenehmer für den Patienten, auf einem Stuhl zu sitzen. Manchmal muß der Patient während der Behandlung die Lage wechseln, damit verschiedene Punkte genadelt werden können.

Wenn der Therapeut die Nadel setzt, versucht er zuerst, in den Meridianen das Qi zu finden. Wenn Qi erreicht ist (Deqi), wird es sowohl vom Patienten als auch vom Therapeuten bemerkt. Das Gefühl kann sich als dumpfer Schmerz oder als prickelnder „Schock" zeigen. Die Stichstelle fängt vielleicht an, „schwer" zu werden, und das Gefühl kann sich entlang des betroffenen Meridians ausbreiten. So kann die Wirkung über den Stichbereich ausstrahlen.

Manche sprechen besser auf Akupunktur an als andere und empfinden das auftretende „Prickeln" oder den Schmerz stärker. Das Ansprechen auf die Nadelung an sich zeigt aber nicht, ob die Akupunktur gut wirkt. Daher sollten Patienten, die wenig oder nichts empfinden, nicht denken, daß die Behandlung bei ihnen wirkungslos ist. Der Therapeut wird nach dem Setzen, je nach Therapieprogramm, die Nadel weiter stimulieren. Dabei kann sich das Deqi-Gefühl beim Pateinten wieder einstellen.

Die Nadeln verbleiben gewöhnlich einige Minuten oder sogar über eine Stunde im Körper. Der Durchschnitt liegt aber bei etwa 20 Minuten.

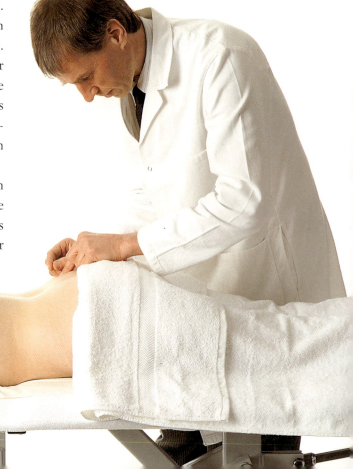

ZUSÄTZLICHE THERAPIEN

WÄHREND EINER Akupunktursitzung können auch andere Techniken unterstützend eingesetzt werden.

ELEKTROAKUPUNKTUR

In bestimmten Fällen kann es angebracht sein, den Qi-Fluß mit Elektroakupunktur zu stimulieren. Einige Nadelpaare können gleichzeitig an das Gerät angeschlossen werden, Frequenz und Stärke des elektrischen Impulses können je nach erwünschter Wirkung verändert werden.

MOXIBUSTION

Akupunktur wird häufig mit Moxibustion kombiniert. Es gibt direkte oder indirekte Moxibustion. Oft drückt man auch eine Gabe loses Moxa auf die Nadelspitze, setzt diese dann in einen bestimmten Akupunkturpunkt und brennt das Kraut ab. *(Weitere Informationen auf Seite 142)*

SCHRÖPFEN

Schröpfen kann der Akupunkturbehandlung vorausgehen. In manchen Fällen kann der Schröpfkopf über eine Nadel gestülpt und dort einige Zeit belassen werden. In Spezialbehandlungen wird ein Schröpfkopf auf einen Punkt gesetzt, der vorher absichtlich blutig gestochen wurde. Dies geschieht, um den Blutfluß zu stimulieren *(Siehe Seite 145)*.

OHRAKUPUNKTUR

Manchmal werden während einer allgemeinen Akupunktursitzung Ohrpunkte genadelt. Dauernadeln oder Samenkörner können gesetzt und bis zur nächsten Sitzung dort belassen werden.

LINKS
Während die Nadeln gesetzt werden, können unterschiedliche Gefühle auftreten.

NEBENWIRKUNGEN

MANCHE PATIENTEN haben Angst vor Nebenwirkungen und vor Schmerzen nach Entfernen der Nadel. Die überwiegende Mehrzahl der Patienten zeigt aber überhaupt keine Gegenreaktion. Nur bei wenigen zeigen sich ernstere Nebenwirkungen wie Benommenheit, Übelkeit, Erbrechen oder sogar Ohnmacht während der Behandlung.

Solche extremen „Nadelschocks" sind sehr selten – sie sind leicht zu beheben, indem man den Patienten in Ruhelage bringt und die Nadeln entfernt. Fingerakupressur auf bestimmte Punkte kann Ohnmächtige wieder zu sich bringen. Leichte Nebenerscheinungen wie Benommenheit und Übelkeit lassen gewöhnlich nach einigen Minuten nach.

Der Patient muß wissen, daß Akupunktur nach Alkoholgenuß oder Drogeneinnahme nicht ratsam ist. Frauen sollten ihren Therapeuten informieren, ob eine Schwangerschaft besteht, da das Nadeln einiger Punkte während der Schwangerschaft verboten ist. Natürlich fragt ein verantwortungsvoller Therapeut immer, ob eine Schwangerschaft vorliegt.

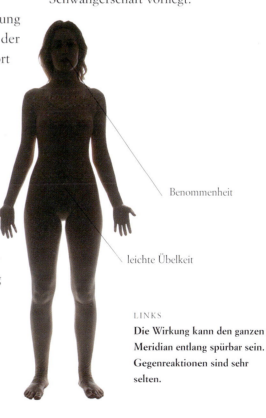

Benommenheit

leichte Übelkeit

LINKS
Die Wirkung kann den ganzen Meridian entlang spürbar sein. Gegenreaktionen sind sehr selten.

MOXIBUSTION

BEI DER *Moxibustion wird Moxa, ein getrocknetes Heilkraut, in der Regel Beifuß (Artemisia vulgaris), entweder direkt oder indirekt etwas über der Haut an speziellen Akupunkturpunkten abgebrannt. Beifuß wird im Frühsommer geerntet, die Blätter läßt man trocknen und reifen. Dann werden sie gemahlen und einige Male durch ein Sieb gedrückt. Das wertvollste Moxa ist der Flaum der Blattunterseite. Man verwendet vor allem diese Sorte, wenn direkt auf der Haut abgebrannt werden soll. Das weniger feine Moxa enthält zusätzlich Teile des Blattkörpers. Diese weniger wertvolle Moxa wird für die indirekte Anwendung verwendet.*

Moxa brennt langsam ab und verbreitet eine eindringliche Hitze, die zu dem Qi- und Blutfluß in den Meridianen gelangt. Es hat einen typischem Moschusgeruch und kann ziemlich stark rauchen. Manche Patienten können den Geruch und Rauch nicht vertragen. Der Geruch hält sich noch lange nach der Behandlung in Haaren und Kleidung. Es gibt zwar auch rauchloses Moxa, es läßt sich aber nur schwer entzünden und wird kaum verwendet.

Moxa ist auch in loser Form erhältlich. Man formt daraus Kegel oder Umschläge um die Akupunkturnadel. Auch als Stäbchen von 15–20 Zentimeter Länge und einer Dicke von ein bis zwei Zentimetern wird Moxa abgeboten.

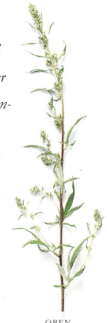

OBEN
Beifuß für Moxibustion wächst in den meisten Teilen der Welt.

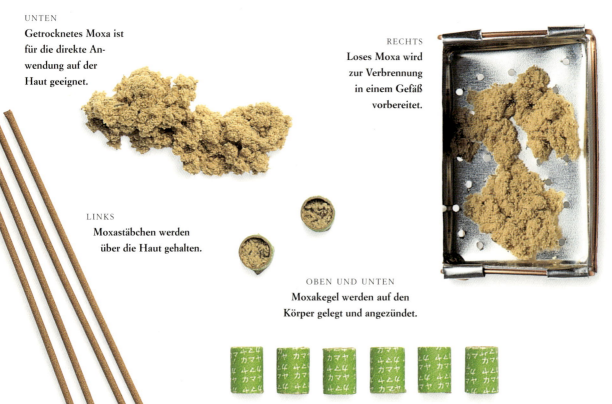

UNTEN
Getrocknetes Moxa ist für die direkte Anwendung auf der Haut geeignet.

RECHTS
Loses Moxa wird zur Verbrennung in einem Gefäß vorbereitet.

LINKS
Moxastäbchen werden über die Haut gehalten.

OBEN UND UNTEN
Moxakegel werden auf den Körper gelegt und angezündet.

DIREKTE MOXIBUSTION

AUS MOXA werden kleine Kegel geformt und an den ausgewählten Punkten auf der Haut angezündet. Der Moxakegel darf solange abgebrannt werden, bis die Haut rot wird. Nach Entfernen der Asche kann ein neuer Kegel angezündet werden. Das Verfahren wird wiederholt, bis die Behandlung beendet ist.

Wenn Moxa bis zur Haut abbrennt, entstehen Narben. Obwohl „narbige Moxibustion" in chinesischen Schriften erwähnt wird, wird sie im Westen kaum praktiziert. Bei der narbigen Moxibustion brennt man das Moxa bis zur Haut ab, und es bildet sich eine Blase. Es kann lange dauern, bis die entstandene Narbe abheilt, und der Hautbereich muß regelmäßig gereinigt und verbunden werden. Die alten Weisen sind der Meinung, daß Blasenbildung für eine Heilung unerläßlich ist, aber nach Ansicht der modernen westlichen Therapeuten kann Moxa auch ohne Narbenbildung sehr effektiv sein.

RECHTS

Moxa kann dirckt auf der Haut (Vorsicht, daß es nicht bis zur Haut abbrennt!) oder auf einer Akupunkturnadel angezündet werden. Es stimuliert die Energie in kalten und schmerzenden Gebieten, wo das Qi schwach ist oder stockt.

INDIREKTE MOXIBUSTION

INDIREKT WIRD Moxa über der Haut oder auf einer anderen Substanz über der Haut verbrannt. Die am häufigsten verwendeten Substanzen sind:

▶ Salz – *häufig wird es auf den Nabel (Akupunkturpunkt Ren 8) gelegt und Moxa auf dieser Salzschicht abgebrannt.*
▶ Knoblauch – *Ein Scheibchen Knoblauch, mehrmals mit einer Gabel eingestochen, wird auf die Haut gelegt, darüber wird Moxa abgebrannt*
▶ Ingwer – *Eine Scheibe Ingwer wird wie Knoblauch benutzt.*

Das Heilkraut Fu Zi (Eisenhut) mit seinen sehr scharfen, ätzenden energetischen Eigenschaften wird laut Literatur ebenfalls für die Moxibustion verwendet – im Westen eher nicht. Fu Zi ist giftig und seine Verwendung in vielen Ländern verboten.

Die Wahl der Substanz hängt von der Erkrankung und der Beurteilung des Therapeuten ab. Sehr häufig ist auch die Verwendung von Moxastäbchen, die dicken Zigarren oder Weihrauchstäbchen ähneln. Sie werden angezündet und in einem Abstand von 2,5 cm von der zu behandelnden Stelle gehalten. In der Regel werden sie dabei gedreht oder die Haut wird mehrmals flüchtig „angepickt".

Eine Behandlung mit dieser Methode kann von einigen Minuten bis zu einer viertel Stunde dauern. Es ist darauf zu achten, daß das brennende Moxastäbchen nicht mit der Haut in Berührung kommt. Es gibt auch sehr kleine Moxastäb-

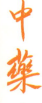

中藥
CHINESISCHE MEDIZIN

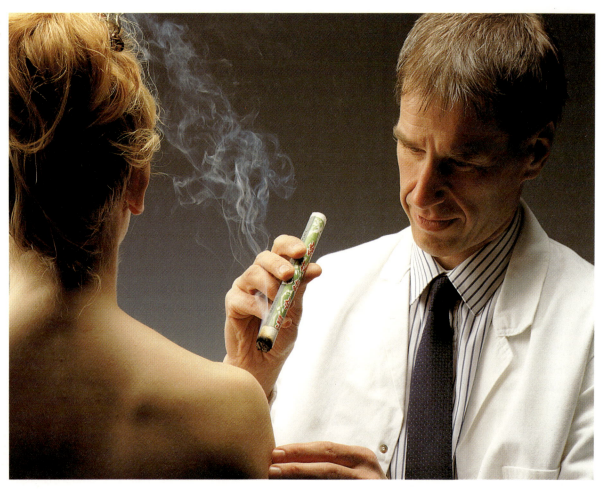

UNTEN
Moxibustion wird sorgfältig vom Therapeuten überwacht.

chen, auf Karton geklebt. Auf der Haut können diese Stäbchen wie indirekte Moxibustion wirken, der Karton ist jedoch ein neutralerer Leiter als die anderen beschriebenen Medien.

Moxastäbchen können auch kürzer (1–3cm) geschnitten werden und am Ende einer Stahlnadel, die in einen bestimmten Akupunkturpunkt gestochen wird, verbrannt werden. So erwärmt die Hitze nicht nur die Haut, sondern dringt auch durch die Nadel in den Meridian ein. Loses Moxa kann auch um die Nadel gewickelt und in gleicher Weise verbrannt werden.

Die andere häufig benutzte indirekte Methode verwendet eine Moxabox. Diese Box ist in verschiedenen Ausführungen erhältlich, die aber alle nach dem gleichen Prinzip arbeiten. Durch das Moxastäbchen oder das mit Moxa umwickelte Nadelende wird die Hitze über einen größeren Bereich verteilt. Bei Rückenschmerzen mangels Nieren-Yang wird Moxa in einer Box über dem Lendenbereich abgebrannt. Dadurch kann die Wärme großräumig eindringen.

Wann und wo Moxibustion eingesetzt werden sollte, ob mit oder ohne Akupunktur, ist eine Entscheidung des Therapeuten im Gespräch mit dem Patienten.

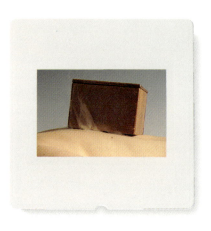

LINKS
Durch eine Moxabox kann die Wärme auf ein größeres Gebiet einwirken.

SCHRÖPFEN

SCHRÖPFEN IST *besonders für die Behandlung einer örtlichen Blut- oder Qi-Stagnation in den Meridianen geeignet. Es kann auch dem äußerlichen Wind-Kälte-Einfluß, der die Lunge befällt, hilfreich entgegenwirken. Schröpfen ist eine alte Methode, die immer noch von modernen Therapeuten verwendet wird. Es kommt in der Regel als Alternative zu Akupunktur in Frage. Die Schröpfköpfe werden auf Akupunkturpunkte gesetzt, wirken aber auf einen größeren Teil des Körpers.*

DIE SCHRÖPFKÖPFE sind entweder aus robustem Glas oder aus Bambus. Auch andere Materialien wurden erprobt, aber die westlichen Therapeuten bevorzugen Glas. (Achtung, auf keinen Fall sollten „selbstgemachte" Schröpfköpfe aus Marmeladen- oder anderen Haushaltsgläsern verwendet werden! Beim Schröpfen entsteht ein starkes Vakuum, und ein solches Haushaltsglas kann durch den Unterdruck platzen und zu Verletzungen führen!).

Beim Schröpfen wird für einen Moment eine dünne brennende Wachskerze in den Schröpfkopf gehalten, bevor dieser auf die ausgewählte Stelle gesetzt wird. Da die Flamme den ganzen Sauerstoff in der Kugel verbraucht hat, entsteht ein Vakuum. Dadurch saugt sich der Kopf auf der Haut fest und zieht sie unter das Glas. Dies bewirkt eine Verbesserung des Qi- und Blutflusses unter dem Schröpfkopf und behebt so eine örtliche Stagnation.

Die Stärke des Vakuums hängt von der Menge des verbrannten Sauerstoffs im Schröpfkopf ab und der Geschicklichkeit des Therapeuten, ihn auf die Haut zu setzen. Manchmal wird der Schröpfkopf für längere Zeit gesetzt, in anderen Fällen wird er schnell wieder entfernt und auf eine andere Körperstelle neu gesetzt. Ein Beispiel: Wenn Schröpfen Wind-Kälte-Einfluß aus der Lunge vertreiben soll, setzt man mehrere Köpfe auf den Lungenbereich am Rücken und „wandert" mit ihnen in diesem Bereich hin- und her, bis die Lunge vollständig abgedeckt worden ist.

Bei einer „Schröpfmassage" wird ein Körperbereich eingeölt oder mit Seife behandelt und der Schröpfkopf hin- und hergezogen, ohne daß der Unterdruck verloren geht – dadurch werden Qi- und Blutfluß in diesem Gebiet großräumig bewegt. Schröpfen zieht Blut in die äußersten Kapillaren, so daß nach der Behandlung kleine, blaue Flecken oder Striemen entstehen können. Der Therapeut muß den Patienten über diese möglichen Folgen informieren.

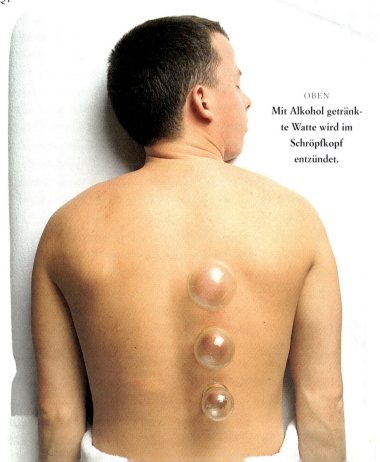

OBEN
Mit Alkohol getränkte Watte wird im Schröpfkopf entzündet.

RECHTS
Das Schröpfen entlang der Wirbelsäule bringt frisches Qi in die Muskeln und beseitigt die aus der Verkrampfung resultierende Stagnation des Qi.

AKUPUNKTUR

WIE FÜHLT MAN SICH DANACH?

NACH DER Behandlung stehen einige Patienten auf, als wäre nichts geschehen, andere spüren noch Nachwirkungen.

Meistens fühlt man sich einige Stunden lang müde und ausgelaugt. Bei einer abendlichen Sitzung ist das kein Problem, aber bei einer Behandlung tagsüber sollten Patienten über diese mögliche Reaktion informiert werden. Es gibt auch Patienten, die sich danach sehr angeregt fühlen.

Es muß auch erwähnt werden, daß einige Symptome sich nach der Behandlung sogar verschlechtern können. Das dauert in der Regel aber nicht lange, und danach kommt es zu einer deutlichen Verbesserung des Gesundheitszustandes. Am Anfang eines Behandlungszyklus kann es vorkommen, daß sich ein Patient weitaus schlechter fühlt, ein paar Sitzungen später kann er vielleicht sogar gar keine Veränderung mehr wahrnehmen – und der Prozeß scheint stillzustehen.

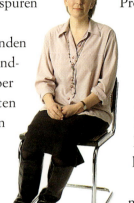

OBEN
Nach einer Behandlung fühlt sich der Patient oft müde und entspannt.

Im Vorgespräch sollte der Patient über all diese möglichen Reaktionen aufgeklärt werden.

In den meisten Fällen tritt durch eine Akupunkturbehandlung eine allmähliche Besserung ein, obwohl es gelegentlich auch zu spontanen großen Erfolgen kommen kann.

Patient und Therapeut sollten regelmäßig gemeinsam die Fortschritte anschauen und besprechen, um eventuell notwendige Änderungen festlegen zu können. Beide bestimmen gemeinsam den Therapieablauf.

Die Therapie kann jederzeit beendet werden, aber meist werden Patienten durch immer seltenere Termine entwöhnt. Kein echter Akupunkteur würde einen Patienten länger als notwendig behandeln.

DIE WAHL DES THERAPEUTEN

Ausbildung und Zulassung unterscheiden sich von Land zu Land, in den Vereinigten Staaten sogar von Staat zu Staat. Einige allgemeine Punkte gelten jedoch überall.

✦ Schulmediziner, die eine Akupunktur anbieten, sind nicht unbedingt in chinesischer Medizin ausgebildet. Sie sind vielleicht in der Lage, geringfügige Leiden wie lokale Schmerzen zu lindern, können aber meist keine Diagnose und Behandlung entsprechend den Prinzipien und Theorien der chinesischen Medizin bieten.

✦ Zugelassene Akupunkteure besitzen eine anerkannte Ausbildung in chinesischer Medizin. Sie haben auch westliche Anatomie, Physiologie und Pathologie studiert. Sie verstehen den Patienten also auch aus der Sicht der Schulmedizin, aber sie bieten keine orthodoxe oder klassische Therapie an.

Diese Therapeuten sind außer an den medizinischen Eid noch an weitere ethische Grundsätze gebunden. Sie haben auch eine umfangreiche Berufshaftpflichtversicherung abgeschlossen.

Es ist ratsam, sich über die entsprechende Zulassung des Therapeuten vorher zu erkundigen.

EIN FALLBEISPIEL

DIANA IST 29 Jahre alt und leidet nach ihren eigenen Worten unter Depressionen. Es begann vor zwei Jahren, als sie in der Arbeit ohnmächtig wurde und nach Hause geschickt werden mußte. Sie erlitt einen totalen Nerverzusammenbruch und konnte seitdem nicht mehr arbeiten. Diana wird in der psychiatrischen ambulanten Abteilung ihres Heimatkrankenhauses mit verschiedenen Medikamenten behandelt. Die Medikamente können jedoch immer nur eine kurzfristige Besserung erzielen.

Diana fühlt sich verängstigt und nervös. Sie hat ständig Hitzewallungen und fühlt sich immer müde, obwohl sie vorher sehr aktiv war.

Sei leidet an Schlafstörungen, wacht zwischen 1 und 3 Uhr in der Nacht auf und kann nicht wieder einschlafen. Sie hat meist ohne erkennbare Ursache in der Nacht Herzklopfen, seit einiger Zeit auch tagsüber. Sie schwitzt im Bett, manchmal wacht sie naßgeschwitzt auf. Ihre Haut ist sehr trocken, ihre Fingernägel sind brüchig, und sie klagt über Haarausfall. Trotz eines guten Appetits und einer ausgewogenen Ernährung (mit Ausnahme der 15 Tassen Kaffee am Tag) klagt sie über Verstopfung. Ihr Urin ist ziemlich dunkel. Sie hat Ohrensausen, und gelegentlich tritt plötzliche Taubheit auf, die sich nach einigen Minuten wieder gibt. Ihre Periode bekommt sie regelmäßig, aber der Blutfluß ist spärlich. Ihre Rückenschmerzen, die bisher nur im Zusammenhang mit der Periode auftraten, merkt sie jetzt dauernd. Sie ist nicht verheiratet, hat verschiedene Sex-partner, konnte aber noch keine feste Beziehung entwickeln. Sie hätte gerne ein Kind und versucht verzweifelt, schwanger zu werden. Ihr Puls ist schnell und etwas oberflächlich, ihre Zunge ist ziemlich trocken und rot, mit einer sehr dunkelroten Spitze.

WAS KANN AKUPUNKTUR BEWIRKEN?

Sehr häufig ist der Akupunkteur die letzte Hoffnung bei einer chronischen Krankheit. Der Therapeut erstellt eine ganzheitliche Diagnose und wird dabei oft feststellen, daß Gefühle und ungeklärte und unbeachtete Symptome mit dem eigentlichen Problem zusammenhängen. Während einer Therapie werden daher oft viele gesundheitliche und emotionale Probleme gleichzeitig gelöst.

Ohrensausen

trockene Haut

Herzklopfen

LINKS
Dianas Symptome ergeben ein typisches Muster.

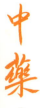

WAS IST LOS MIT DIANA?

Es ist hilfreich, die Symptome anhand der Acht Grundmuster anzuschauen. Am meisten fallen die vielen Hitze-Symptome auf – Hitzewallungen, Schweißneigung, schneller Puls, rote Zunge, dunkler Urin.

Zweitens lassen die Hitze-Zeichen mehr auf Leere als auf eine Fülle schließen. Dies läßt annehmen, daß Hitze durch einen Yin-Mangel ausgelöst wurde. Es handelt sich hier um ein chronisches Zangfu-Problem und daher um eine innere Disharmonie. So zeigen sich entsprechend der Acht Grundmuster:

Hitze ◆ *Mangel* ◆ *Innerlich* ◆ *Yin*

Als nächsten Schritt überlegen wir, welches Zangfu-Organ betroffen ist. Offensichtlich bestehen Disharmonien der Nieren, der Leber und des Herzens.

- *Mangelndes Nieren-Yin* macht sich durch Nachtschweiß, Rückenschmerzen, schnellen Puls, Verstopfung, dunklen Urin, Ohrensausen und Taubheit bemerkbar.
- *Mangelndes Leber-Blut* läßt sich durch trockene Haut, brüchige Fingernägel, Schwäche, Haarausfall, spärliche Periodenblutung, Schlaflosigkeit zwischen 1 und 3 Uhr (Leberzeit nach der Organuhr) erkennen.
- *Mangelndes Herz-Yin* – Herzklopfen, Schlafstörungen, rote Zungenspitze und allgemeine Zeichen von Yin-Mangel.

Aus Sicht der chinesischen Diagnostik zeigt Diana ein Mangelmuster bei Nieren- und Herz-Yin (meist als „Nieren und Herz nicht in Harmonie" bezeichnet) mit zusätzlichem Leber-Blut-Mangel.

WIE KONNTE ES SOWEIT KOMMEN?

Diana hat viele emotionale Probleme wie Ängste und Traurigkeit, die das Herz-Yin leeren. Übermäßige sexuelle Aktivität kann Nieren-Yin schädigen. Offensichtlich hat sie auch emotionale Probleme bezüglich Partnerschaft und Kinderwunsch. Diese Faktoren schwächen zusätzlich die Yin-Energie der Nieren. Nieren-Yin kann das Leber-Yin, das eng mit dem Leber-Blut verbunden ist, nicht ausreichend ernähren, so daß auch diesbezüglich Mangel auftritt. Nieren-Yin kann auch das Herz-Yin nicht ernähren, so daß „leeres Feuer" ins Herz auflodert. Dies führt zu Herzklopfen und dem Unvermögen des Herzens, Shen zu speichern, daher die Schlafstörungen. Ohrensausen und Taubheit entstehen, weil das Nieren-Yin die Ohren (das zugehörige Sinnesorgan) nicht versorgen kann.

WIE KANN AKUPUNKTUR HELFEN?

Ziel in Dianas Fall ist es, Nieren- und Herz-Yin zu stärken, das „leere Feuer" zu beseitigen, Shen zu beruhigen und das Leber-Blut zu stärken. Diana brauchte regelmäßige Akupunktursitzungen, und es wurde ihr empfohlen, ihren übermäßigen Koffeinkonsum und ihre ausgiebige sexuelle Aktivität einzuschränken.

Die Akupunktur erwies sich als beträchtliche Hilfe. Nach sechs Monaten Behandlung konnte sie wieder arbeiten, sie fühlte sich wohler, und sie war glücklich in einer festen Partnerschaft. Sie war tatsächlich symptomfrei. Obwohl sich gelegentlich Rückfälle zeigten, konnte sie damit besser umgehen.

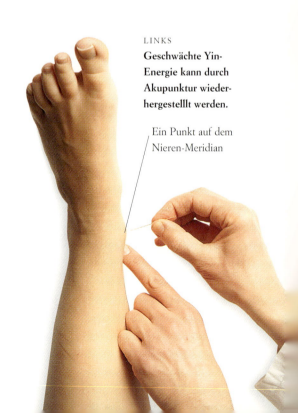

LINKS
Geschwächte Yin-Energie kann durch Akupunktur wiederhergestelllt werden.

Ein Punkt auf dem Nieren-Meridian

AKUPRESSUR

MASSAGE IST *in der chinesischen Medizin weitverbreitet, viele Methoden wurden im Laufe der Zeit entwickelt. Akupressur-Massage kann über größere Körperbereiche zur Anregung des Qi- und Blutflusses im Meridiansystem angewendet werden. Diese Therapieform ist unschätzbar in der Behandlung kleiner Disharmonien wie lokalem Qi- und Blutstau. Sie kann alleine oder zusammen mit anderen Behandlungsmethoden eingesetzt werden. Die Akupressur-Massage wird z. B. häufig vor einer Akupunkturbehandlung eingesetzt.*

Oft wird nach dem Unterschied zwischen Akupressur und Akupunktur gefragt. Im Hinblick der zugrundeliegenden Philosophie und der Grundsätze besteht kein Unterschied, aber bei Akupressur wird gedrückt und nicht genadelt.

Durch Druck an besonderen Akupunkturpunkten kommt es zu bestimmten systemischen Veränderungen im Körper. Je nachdem, ob man tonisieren, sedieren oder einfach ausgleichen möchte, kommen unterschiedliche Drucktechniken in Frage. Die Auswahl der Punkte richtet sich nach der gleichen diagnostischen Methode wie in der Akupunktur.

Mit der allgemeinen Entwicklung der chinesischen Medizin entstanden auch spezielle Akupressur-Massage-Techniken. Tui Na-Massage fördert durch Druck, Manipulation und verschiedene andere Techniken den Qi-und Blutfluß, wodurch wiederum viele Disharmonien behandelt werden können. Die japanische Akupressur-Massage heißt Shiatsu und wird heute von vielen Therapeuten angeboten. Vor einiger Zeit wurde noch Zero Balancing von Fritz Smith entwickelt – mit dieser Methode wird das energetische Gleichgewicht im Körper durch eine Reihe genau festgelegter Behandlungsschritte wiederhergestellt.

Jeder, der Hilfe durch Akupressur-Massage sucht, sollte einen qualifizierten Therapeuten in chinesischer Medizin, Shiatsu oder Zero-Balancing suchen. Hinweise auf zugelassene Therapeuten finden Sie auf den Seiten 246–247.

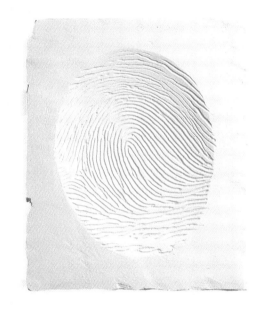

OBEN

Akupressur ist eine besondere Art der therapeutischen Massage.

149

SELBSTHILFE
MIT AKUPRESSUR

OBWOHL NACH Möglichkeit die Hilfe eines Fachmanns in Anspruch genommen werden sollte, können einige einfache Akupressurhandgriffe als „Erste Hilfe-Maßnahme" leicht erlernt werden. Die folgenden Handgriffe können an Freunden und Verwandten geübt und einige auch an sich selbst angewendet werden. Wie im folgenden Beispiel erklärt, können dabei Finger, Daumen oder die ganze Hand benutzt werden. Spannungskopfschmerz oder Reiseübelkeit sprechen gut auf Selbstbehandlung an. Akupressur ist sicher, solange folgende Vorsichtsmaßnahmen beachtet werden.

VORSICHTSMASSNAHMEN

OBWOHL DIE hier beschriebenen Methoden im allgemeinen sehr sicher und einfach sind, müssen dennoch einige Punkte berücksichtigt werden:

- Akupressur nie bei akuten Infektionskrankheiten anwenden.
- Niemals Geschwülste oder Schwellungen oder deren Umgebung massieren.
- Stellen mit Hautausschlägen meiden.
- Verletzte oder geschädigte Hautbereiche meiden.
- Niemals verbrannte oder schuppige Stellen massieren.
- Keine Patienten mit schweren Herz-/Kreislauf- oder Lebererkrankungen massieren.
- Keine Patienten mit Psychosen oder Geisteskrankheiten massieren.
- Bei Schwangeren ist besondere Vorsicht geboten. Überreizung bestimmter Punkte kann eine Fehlgeburt auslösen. (Bei den folgenden Beispielen werden alle Punkte gekennzeichnet, die während der Schwangerschaft verboten sind.)
- Vorsicht während der Periodenblutung.
- Vorsicht bei älteren oder schwachen Leuten, insbesondere wenn sie ernsthaft krank sind.

AKUPRESSURGRIFFE ALS SELBSTHILFE

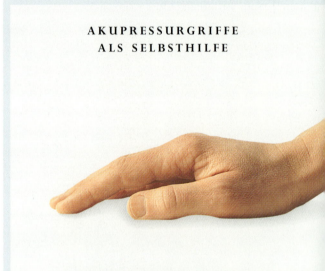

DIE AUSGLEICHENDE (ODER BERUHIGENDE) METHODE
Wenn das Qi allgemein zu stark ist.
Reiben oder streichen Sie sanft das betroffene Gebiet mit der ganzen Handfläche.

ALLGEMEINE GESICHTSPUNKTE

ALLGEMEIN GILT, daß der Druck bei jeder Art von Massage auf jeden Punkt zwei bis drei Minuten ausgeübt werden muß. Bei beidseitigen Akupunkturpunkten (auf beiden Seiten des Körpers), den Druck zuerst auf der einen, dann auf der anderen Seite gleich lang halten. Mit der Zeit werden Sie die Griffe entsprechend Ihrer Erfahrung vielleicht etwas verändern wollen. Probieren Sie es einfach aus.

Zuletzt muß noch einmal ganz deutlich daran erinnert werden, daß eine bewußte innere Einstellung für eine gute Akupressur ausschlaggebend ist. Wenn Sie „tonisieren", sollte auch Ihre innere Absicht „tonisieren" sein, usw. Wenn Sie bei der Ausübung der Griffe mit Ihren Gedanken woanders sind, nimmt die Wirkung Ihrer Therapie deutlich ab, und in manchen Fällen schadet sie vielleicht sogar.

DER ENERGIEKREIS

Erinnern Sie sich, daß bei der Berührung einer anderen Person eine Energieverbindung zwischen Ihnen und dem anderen entsteht. Da Qi immer der Absicht folgt, ist Ihr Gemütszustand bei der Massage ausschlaggebend. Unpassende Gefühle oder Gedanken schädigen immer die Beziehung, d. h. die Therapie. Entspannen Sie sich, und konzentrieren Sie sich auf das, was Sie gerade tun. Falls notwendig, meditieren Sie fünf Minuten, bevor Sie anfangen – oder machen Sie ein paar Atemübungen.

Achten Sie darauf, daß Sie die andere Person, den „Patienten", mit beiden Händen berühren, auch wenn Sie nur mit einer Hand aktiv arbeiten. Der Gebrauch beider Hände gewährleistet, daß sich der Energiekreis schließt, auch wenn eine Hand dabei nur hält oder unterstützt.

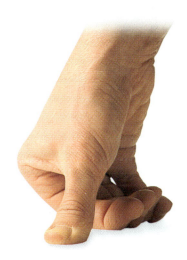

TONISIERENDE METHODE
Bei Qi-Mangel
Üben Sie einen festen und konstanten Druck mit Daumen oder Mittelfinger auf einen bestimmten Punkt aus.

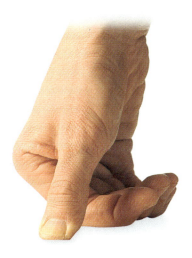

SEDIERENDE (ODER VERTEILENDE) METHODE
Bei Übermaß durch stagnierendes Qi
Üben Sie erst einen festen Druck aus, dann aber verlagern Sie den Druck, indem Sie mit Daumen oder Finger um den Punkt herum kreisen (abwechselnd im und gegen den Uhrzeigersinn) oder ihn in kurzen Abständen mehrmals drücken.

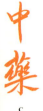

GRIFFE

AKUPRESSUR-MASSAGE wird entlang der Meridiane ausgeübt mit besonderer Beachtung der Akupunkturpunkte, die der Masseur gelegentlich als kleine Knötchen unter der Haut und der Behandelte als Reizpunkte bemerkt. Der Druck auf diese Punkte kann eine Art Schmerz auslösen, aber es fühlt sich an wie therapeutische Schmerzen, wie „Heilschmerzen". Massieren Sie nicht, wenn eine andere Art von Schmerz auftritt.

Achtung: Bedenken Sie bei den folgenden Anleitungen, daß es sich hierbei nur um „Erste Hilfe" handelt. Wenn das Problem anhält oder sich verschlechtert, sollten Sie die Akupressur beenden und Hilfe bei einem Fachmann suchen, der entweder in chinesischer oder in Schulmedizin ausgebildet ist.

ENTSPANNENDE GRUNDMASSAGE

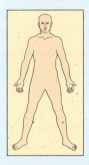

DIESE MASSAGE betrifft die Shu-Punkte oder Zustimmungspunkte des Blasenmeridians, der vom Kopf über Rücken und Beinen bis zur Spitze des kleinen Zehs verläuft. Die Shu-Punkte liegen in etwa zweieinhalb bis drei Zentimetern Entfernung beidseits der Wirbelsäule. Entlang des ganzen Rückens sind diese Punkte mit den Zangfu-Organen verbunden. So korrespondiert Blase 10 (Tianzhu) beispielsweise mit der Lungenfunktion und Blase 23 (Shenshu) mit der Funktion der Nieren. Das Qi fließt entlang des Blasenmeridians am Körper hinunter. Eine sanfte Massage der Shu-Punkte von oben nach unten fördert den Qi-Fluß und stärkt die Funktion der Zangfu-Organe im allgemeinen.

Sitzen oder stehen Sie am Kopf des Patienten, üben Sie einen gleichmäßigen Druck mit dem Daumen oder der ganzen Hand entlang des Blasenmeridians aus. Verwenden Sie hierzu etwas Massageöl. Dies kann drei bis fünf Minuten lang durchgeführt werden und ist nicht nur sehr entspannend, sondern regt auch den ganzen Körper an.

RECHTS
Eine Massage entlang des Blasenmeridians hat einen allgemein entspannenden und anregenden Effekt.

KOPFSCHMERZEN

Gelegentliche leichte Kopfschmerzen kennen wir alle. Die folgenden einfachen Griffe können helfen.

SEDIEREN VON DI 4 (HEGU)

SEDIEREN VON YINTANG

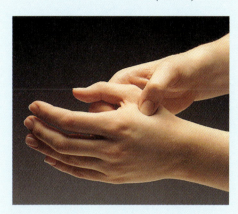

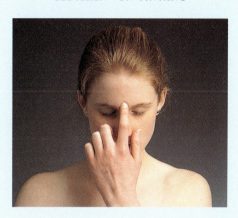

Dieser Punkt liegt in der Mulde zwischen Daumen und Zeigefinger. Drücken Sie zwei Minuten lang fest auf diesen Punkt, dann wiederholen Sie es auf der anderen Seite.

Der Yintang-Punkt liegt zwischen den Augenbrauen. Üben Sie mit den Fingerspitzen einen sanften Druck auf diesen Punkt aus. Das kann sowohl Gedanken klären, als auch Kopfschmerzen beseitigen. Drücken Sie etwa zwei bis drei Minuten lang.

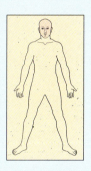

WARNUNG

Bei Schwangeren darf der Hegu-Punkt nicht massiert werden.

ÜBELKEIT / BRECHREIZ

Die folgenden zwei Griffe können Übelkeit und Erbrechen lindern, insbesondere bei Verdauungsstörungen oder auf Reisen.

SANFTES SEDIEREN VON REN 12 (ZHONGWAN) UND LE 13

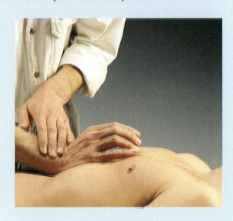

Zuviel oder zu schnelles Essen kann zu Verdauungsstörungen oder zur Stagnation von Qi in Milz und Magen führen. Dies kann Übelkeit verursachen; zu Erbrechen kann es kommen, wenn sich das stagnierende Qi nach oben kämpft, gegen seinen natürlichen Fluß.
Zum Sedieren legt sich der Patient am besten flach auf den Rücken. Bei Neigung zu Erbrechen braucht der Patient sich nicht hinzulegen, die Griffe können auch am sitzenden Patienten durchgeführt werden, wenn auch schwieriger. Mit dem Handgelenk wird der Zhongwan-Bereich (in der Mitte zwischen Sternumende und Nabel) und das Zangmen-Gebiet (unter der elften Rippe am Rippenbogen beidseits) sanft massiert. Machen Sie einige Minuten weiter, bis die Übelkeit aufhört.

STARKES SEDIEREN VON KS 6 (NEIGUAN)

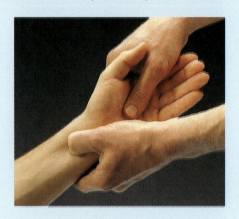

Dieser Punkt ist sehr wirksam bei Übelkeit, wenn sie durch Bewegung ausgelöst wird (Reisekrankheit). Es gibt auch Bandagen zu kaufen, die man um das Handgelenk wickelt, um auch Neiguan zu stimulieren.
Man kann auch selbst Druck auf diesen Punkt ausüben. Drücken Sie mit Daumen oder Mittelfinger auf Neiguan (am Unterarm fünf Zentimeter vom Handgelenk hoch zwischen den beiden Sehnen).

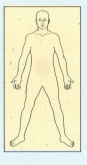

154

SCHMERZEN

GELENK- UND MUSKELBESCHWERDEN sind häufig – insbesondere bei älteren Menschen oder nach einem Unfall –, und lösen lokale Schmerzen aus, die sehr stark sein können. Vor jeder Akupressur-Massage sollte daher eine anfängliche Verletzungsschwellung abgeklungen sein. Es ist auch wichtig zu untersuchen, ob ein Bruch oder ähnliches vorliegen könnte.

HANDGELENK / HAND

Sedieren Sie sanft folgende Punkte, je nach Sitz des Schmerzes.

SEDIEREN VON DI 4 (HEGU)

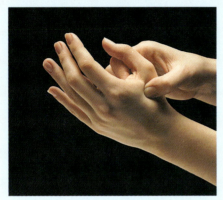

Drücken Sie in die Mulde zwischen Daumen und Zeigefinger. Achtung: nicht bei Schwangeren anwenden!

SEDIEREN VON DÜ 3 (HOUXI)

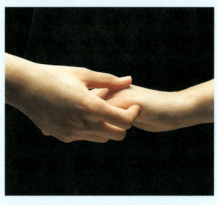

Drücken Sie auf die Außenkante der Hand, in die Grube unter dem Grundgelenk des kleinen Fingers.

SEDIEREN VON DI 15 (YANGXI)

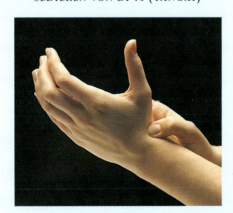

Drücken Sie in die Sehnengrube bei zurückgestrecktem Daumen.

SEDIEREN VON DÜ 5 (YANG GU)

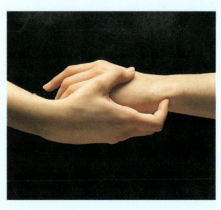

Drücken Sie auf die Außenkante der Hand in der Grube vor dem Handgelenk.

SEDIEREN VON DE 4 (YANG QI)

Drücken Sie in die Mitte der Handgelenksfalte auf dem Handrücken.

ELLENBOGEN

Üben Sie an diesen Punkten je nach Schmerz eine sanfte oder starke Sedierung aus:

SEDIEREN VON DI 11 (QUCHI)

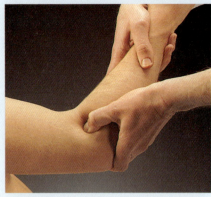

Drücken Sie auf die Außenkante des Ellenbogens. Ermitteln Sie den Punkt, indem Sie beim Armbeugen der Ellenbogenfalte in Richtung Unterarm folgen.

SEDIEREN VON DE 5 (WAIGUAN)

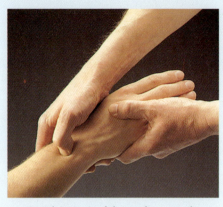

Drücken Sie auf die Außenseite des Unterarms, ungefähr 3,5 Zentimeter über der Handgelenksfalte.

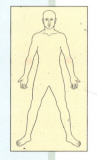

SCHULTER

Üben Sie hier je nach Schmerz eine sanfte oder starke Sedierung aus:

SEDIEREN VON DE 14 (JIANLIAO)

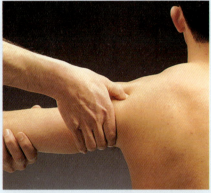

Drücken Sie in die Mulde hinten unter dem Schultergelenk.

SEDIEREN VON DI 15 (JIANYU)

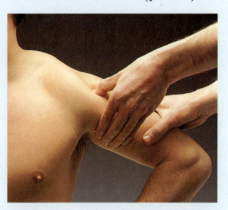

Drücken Sie in die Mulde vorne unter dem Schultergelenk.

SEDIEREN VON DÜ 12 (BINGFENG)

Drücken Sie auf die Muskulatur ca. 12 Zentimeter von der Wirbelsäule entfernt hinter der Mulde am Schulterblatt.

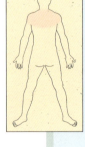

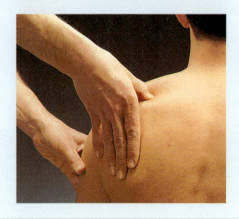

NACKEN

Üben Sie sanfte oder starke Sedierung auf einen oder mehreren der folgenden Punkte aus:

SEDIEREN VON DÜ 12 (BINGFENG) **SEDIEREN VON GB 20 (FENG CHI)**

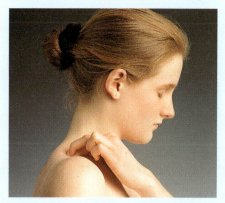 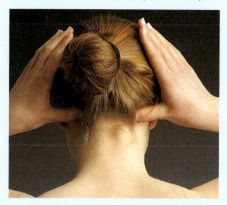

Drücken Sie auf den Muskelbereich ca. 12 cm von der Wirbelsäule entfernt am oberen Ende des Schulterblatts.   *Drücken Sie in die Löcher unterhalb der Schädelknochen in der Nackenmitte.*

SEDIEREN VON GB 21 (JIANJING)
Drücken Sie auf die Muskulatur in der Mitte zwischen Schulter und Nacken.

> **WARNUNG**
>
> Massieren Sie den Jianjing-Punkt nicht bei Schwangeren!

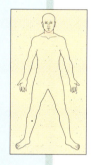

RÜCKENSCHMERZEN/LUMBALBEREICH

Üben Sie einen festen Sedierungsgriff an folgenden Punkten aus:

SEDIEREN VON BL 23 (SHEN SHU)

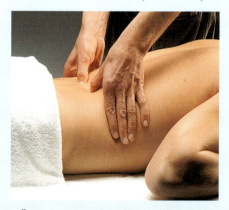
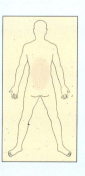

Üben Sie in der Taille Druck aus, etwa 3,5 Zentimeter beidseits der Wirbelsäule.

157

KNIE

Drücken Sie stark oder sanft auf folgende Punkte:

SEDIEREN VON MA 35 (DUBI)

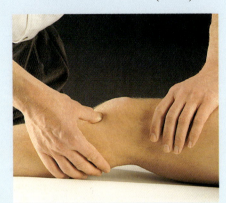

Drücken Sie auf die Außenseite des Kniegelenks unter die Gelenkkapsel.

SEDIEREN VON XIXAN

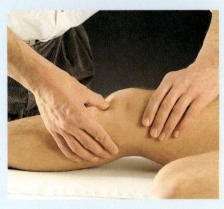

Drücken Sie auf die Innenseite des Kniegelenks unterhalb der Gelenkkapsel.

SEDIEREN VON BL 40 (WEI ZHONG)

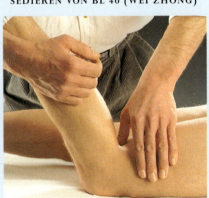

Drücken Sie mitten in die Kniekehle zwischen die Sehnen.

SEDIEREN VON MP 9 (YIN LING QUAN)

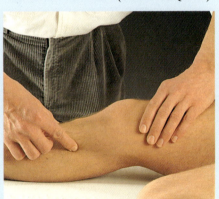

Drücken Sie in die Mulde am inneren Schienbeinkopf, unterhalb des Kniegelenks.

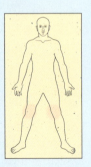

LINKS
Hüft-, Bein-, Knie- und Knöchelprobleme können mit Akupressur behandelt werden.

ISCHIAS

Drücken Sie fest auf folgende Punkte:

SEDIEREN VON BL 23 (SHEN SHU)   **SEDIEREN VON GB 30 (HUAN TIAO)**

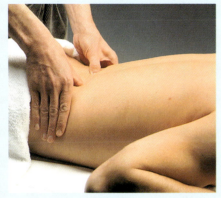 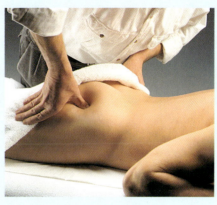

Drücken Sie beidseitig 3,5 Zentimeter von der Wirbelsäule entfernt auf den unteren Rücken.

Drücken Sie in das Gesäß, im äußeren Drittel zwischen Oberschenkelknochen und Steißbein.

KNÖCHEL

Drücken Sie sanft oder fest auf einen der folgenden Punkte:

SEDIEREN VON NI 3 (TAIXI)   **SEDIEREN VON BL 60 (KUNLUN)**

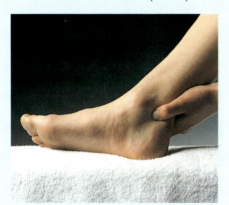 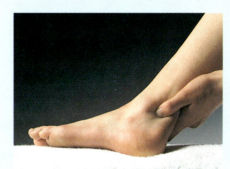

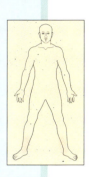

Drücken Sie in die Vertiefung zwischen Innenknöchel und Achillessehne.

Drücken Sie in die Vertiefung zwischen Außenknöchel und Achillessehne.

SEDIEREN VON MA 41 (JIEXI)
Drücken Sie am Fußrücken auf Höhe des Knöchels zwischen die Sehnen.

WARNUNG

Bei Schwangeren darf der Kunlun-Punkt nicht massiert werden.

159

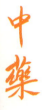

NACKENENTSPANNUNGSTECHNIK SHEN DAO

FÜR DIESE Übungen braucht man einen ausgebildeten Therapeuten, der mehr auf den Qi-Fluß zwischen sich und dem Patienten als auf den physikalischen Druck Wert legt. In festgelegter Reihenfolge werden einige Akupunkturpunkte sehr leicht berührt. Dabei muß die Energie des Therapeuten in Hochform sein.

Diese Behandlung hilft sehr, den allgemeinen physischen und emotionalen Alltagsdruck abzubauen und kann dem Patienten eine starke Entspannung bringen.

Mit anderen Worten: Die Qi-Energie kann wieder fließen und befähigt den Körper dadurch zur Selbstheilung.

ERÖFFNUNG

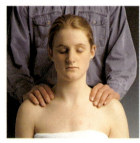

Der Therapeut steht hinter dem Patienten, der aufrecht auf einem Stuhl sitzt. Die Handflächen liegen einige Minuten lang leicht auf der Schulter des Patienten, während sich der Therapeut sammelt. Dazu werden einfache Qi-Gong-Übungen empfohlen (siehe Seiten 194–195). Wenn sich Therapeut und Patient entspannt und ruhig fühlen, kann die Sitzung beginnen. Jeder Punkt wird etwa eine Minute gehalten.

POSITION 1

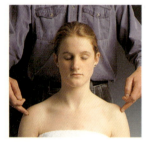

Der Therapeut legt sanft die Spitzen seiner Mittelfinger (Akupunkturpunkte KS 9 (Zhong Chong) auf die Punkte LE 15 (Jianyu) an den Schultern des Patienten.

POSITION 2

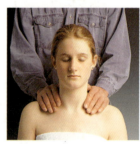

Der Therapeut legt die Hände auf die Schulter des Patienten und verbindet den Punkt in seiner Hand KS 8 (Laogong) mit dem Punkt GB 20 (Jianjing) auf der Schulter.

POSITION 3

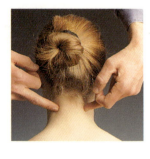

Der Therapeut fährt mit der Spitze seiner Mittelfinger den Blasenmeridian auf beiden Seiten des Nackens hinunter.

POSITION 4

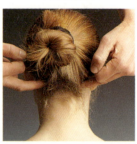

Der Therapeut legt vorsichtig Zhong Chong auf GB 20 (Feng Chi).

POSITION 5

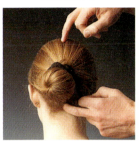

Der Therapeut legt sanft Zhong Chong der linken Hand auf den Punkt LG 16 (Feng Fu) und Zhong Chong der rechten Hand auf den Punkt LG 20 (Baihui) des Patienten.

POSITION 6

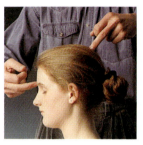

Der Therapeut legt sanft Zhong Chong der linken Hand auf Baihui und den Zhong Chong der rechten Hand auf Yintang.

POSITION 7

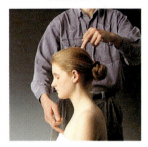

Der Therapeut legt seine linke Hand auf Baihui und Zhong Chong der rechten Hand auf KG 17 (Than Zhong).

POSITION 8

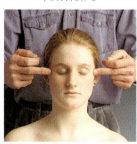

Der Therapeut legt die Zhong Chong-Punkte beider Hände auf die Taiyang-Punkte des Patienten.

POSITION 9

Zum Schluß legt der Therapeut beide Hände auf die Schulter des Patienten – wie abgebildet.

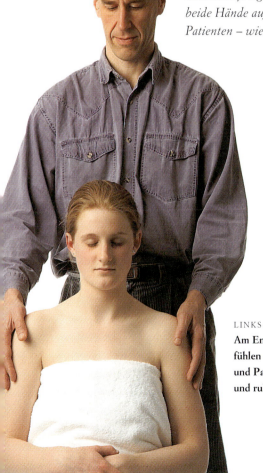

LINKS
Am Ende der Sitzung fühlen sich Therapeut und Patient entspannt und ruhig.

LAGE DER PUNKTE

KS 9 (Zhong Chong)
Spitze der Mittelfinger
KS 8 (Laogong)
in der Mitte der Handfläche
LG 16 (Feng Fu)
In der Nackenmitte unmittelbar unter dem Schädel.
LG 20 (Baihui)
In der Mittellinie des Schädeldachs, auf der Verbindungslinie zu den Ohrenspitzen.
KG 17 (Tang Zhong)
In der Brustbeinmitte unter der vierten Rippe auf der Mamillarlinie.

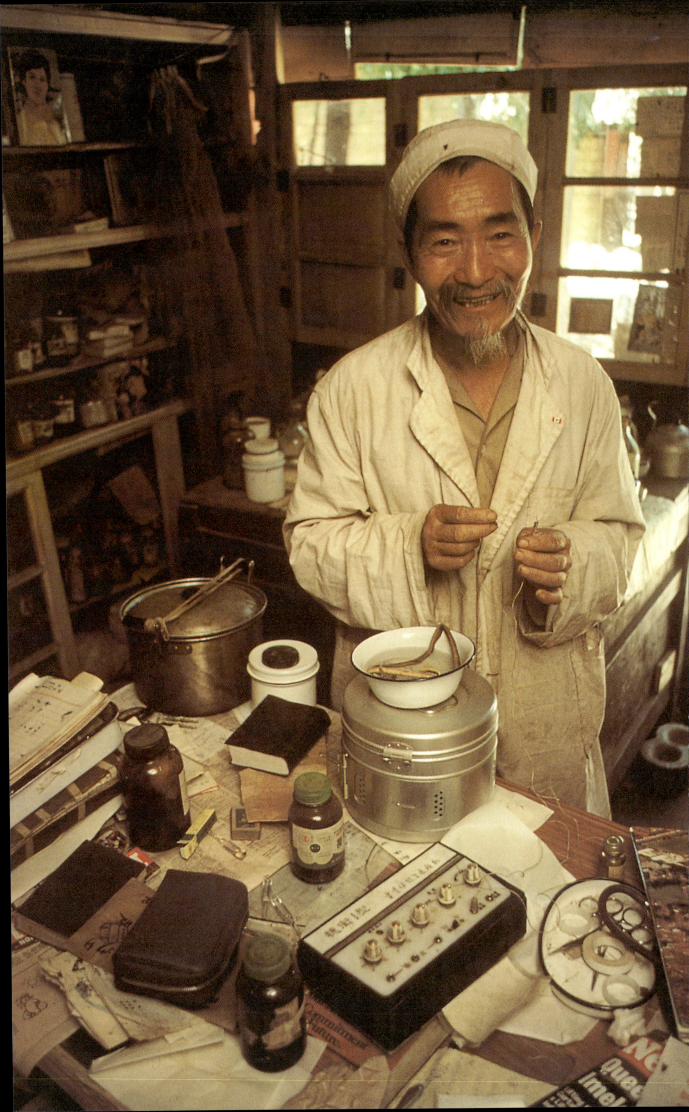

HEILKRÄUTERKUNDE

NEBEN AKUPUNKTUR sind Heilkräuter der zweite wichtige Pfeiler in der chinesischen Medizin. Heilkräutermittel werden in China seit langem benutzt. Nach Überlieferungen sollen Schamanenkulte schon 2000 v. Chr. Pflanzen, Mineralien und tierische Stoffe zur Behandlung von Krankheiten verwendet haben. Im Laufe der Jahrhunderte wurde der Gebrauch dieser Stoffe verfeinert und weiterentwickelt. Um 659 n. Chr. herum entstand eine Arzneimittellehre, die Heilkräuter, ihre Eigenschaften und Wirkungen beschreibt.

Akupunktur und Heilkräuterkunde entstammen der gleichen Quelle. Die Kräuter haben alle eine spezifische Wirkung, und die Heilkräuterrezepte enthalten viele Kräuter, die nicht nur unterschiedliche Eigenschaften und Merkmale besitzen, sondern auch unterschiedliche Disharmonien ausgleichen. Zusätzlich zeigen einige Heilkräuter Wirkungen auf mehrere Disharmonien. Der Heilkräuterkundige muß vieles abwägen, wenn er ein Rezept zusammenstellt, aber der Nutzen für den Patienten kann beträchtlich sein.

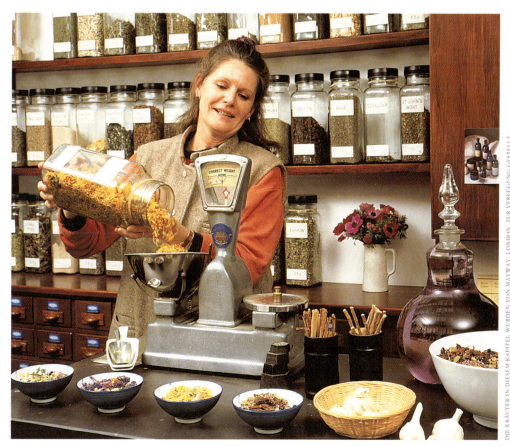

RECHTS UND OBEN
Chinesische Heilkräuterkundige stellten früher ihre Heilmittel selber her. Heutzutage sind Kräuter und andere Inhaltsstoffe im Fachhandel erhältlich.

LINKS
Ein traditioneller chinesischer Kräuterhändler mit seinen Zutaten und Heilmitteln.

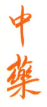

EIGENSCHAFTEN

CHINESISCHE HEILKRÄUTER können nach folgenden Gesichtspunkten unterteilt werden:

DIE VIER ENERGIEN

Die vier wesentlichen energetischen Eigenschaften von Kräutern und die damit verbundene Wirkung hängen von der Temperatur ab, die sie erzeugen. Kühle und kalte Heilkräuter lindern Feuer im Körper, während warme und heiße Kräuter Kältesymptome mildern. Einige Kräuter sind weder kalt noch warm; sie verkörpern die fünfte Energie: die neutralen Heilkräuter. Einige Beispiele: ✦ Sheng Di Huang (frische Wurzeln der Rehmannia) – kühl/kalt – mindert Hitze ✦ Rhui Gui (Zimtbaumrinde) warm/heiß – mildert Kältesymptome ✦ Fu Ling (Poria) – neutral.

FU LING

SHENG DI HUANG

DIE FÜNF GESCHMACKS- RICHTUNGEN

Die fünf Geschmacksrichtungen der Kräuter hängen mit ihrer Wirkung auf das Körper-Qi zusammen. Scharfe/beißende Kräuter verteilen und fördern den Qi-Fluß und beleben das Blut. Süße Kräuter stärken Qi und nähren das Blut; säuerliche Kräuter absorbieren Stoffe und kontrollieren die Funktion des Zangfu; bittere Kräuter reduzieren das Qi-Übermaß und ein Zuviel an trockener Feuchtigkeit; salzige Kräuter mindern Schwellungen. Manche Kräuter werden als „mild" bezeichnet, weil sie ziemlich geschmacksneutral sind. Einige Beispiele: ✦ Hong Hua (Safran) scharf – belebt das Blut ✦ Rhen Shen (Ginsengwurzel) – süß – stärkt das Qi ✦ Wu Wei Zi (Schisandrafrucht) – sauer – mindert Schweißneigung ✦ Huo Po (Magnolienrinde) – bitter – absorbiert Feuchtigkeit ✦ Mang Xiao (Glaubersalz) – salzig – wirkt gegen Verstopfung.

RECHTS
Heilkräuter wirken gegen Kälte oder Hitze und auf verschiedene Teile des Energiesystems. Die Aufbereitungsart beeinflußt ihre Wirkung.

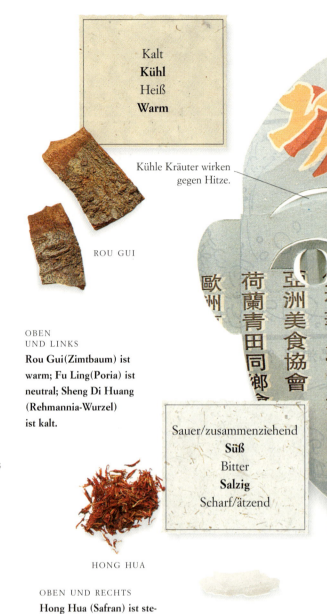

Kühle Kräuter wirken gegen Hitze.

ROU GUI

OBEN UND LINKS
Rou Gui (Zimtbaum) ist warm; Fu Ling (Poria) ist neutral; Sheng Di Huang (Rehmannia-Wurzel) ist kalt.

HONG HUA

OBEN UND RECHTS
Hong Hua (Safran) ist stechend, beißend; Mang Xiao (Glaubersalz) ist salzig; Wu Wei Zi (Schisandrafrucht) ist sauer.

MANG XIAO

Die Einteilung von Heilkräutern in energetische Wirkung und Geschmacksrichtung zeigt, was jedes Heilkraut bewirken kann. Jedoch sind es keine feststehenden Merkmale, sondern sie liegen alle irgendwo auf einer energetischen Linie.

Ein Heilkraut kann leicht warm, warm, sehr warm, heiß, usw. sein, zusammen mit den anderen Eigenschaften und Geschmacksrichtungen.

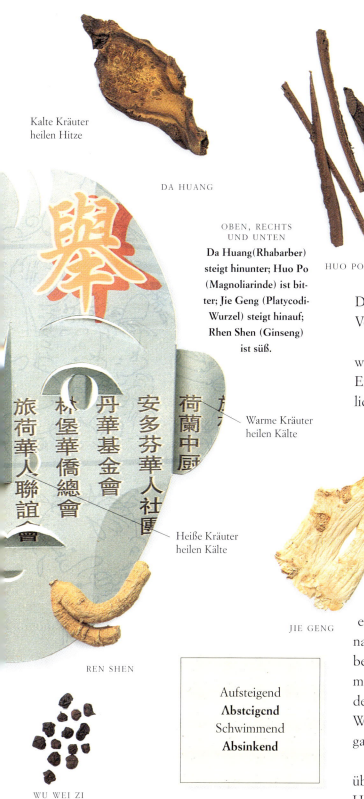

Kalte Kräuter heilen Hitze

DA HUANG

HUO PO

OBEN, RECHTS UND UNTEN
Da Huang (Rhabarber) steigt hinunter; Huo Po (Magnoliarinde) ist bitter; Jie Geng (Platycodi-Wurzel) steigt hinauf; Rhen Shen (Ginseng) ist süß.

Warme Kräuter heilen Kälte

Heiße Kräuter heilen Kälte

JIE GENG

REN SHEN

WU WEI ZI

Aufsteigend
Abstcigend
Schwimmend
Absinkend

flussen den oberen Teil des Körpers und die Extremitäten. Heilkräuter, die absteigen oder -sinken, bewegen sich nach unten und innen und beeinflussen den unteren Teil und das Innere des Körpers, z. B. ♦ Jie Geng (Platycodi-Wurzel oder „Ballonblume") aufsteigend – öffnet und verteilt Lungen-Qi ♦ Da Huang (Rhabarber) absteigend – wirkt gegen Verstopfung.

In Wirklichkeit besteht bei dieser Wirkungsweise ein komplexer Zusammenhang zwischen Energieform und Geschmacksrichtung. Zusätzlich beeinflußt die Aufbereitungsart die Wirkung der Heilkräuter, z. B. verstärkt das Anbraten von Heilkräutern ihre Wirkung, während Einsalzen die absteigende Funktion unterstützt.

EINDRINGEN IN DIE MERIDIANE

In der chinesischen Heilkräuterkunde können Kräuter entlang bestimmter Meridiane in den Körper eindringen und so zu dem entsprechenden Zangfu-Organ gelangen. Genauer gesagt können spezielle Kräuter die Energie bestimmter Zangfu-Organe beeinflussen. Wenn man also sagt, daß Da Zao (chinesische Dattel) in den Milz- oder Magenmeridian eindringt, muß die Wirkung dieses Mittels der Funktion dieser Organe hinsichtlich der Zang-Fu-Theorie ähneln.

Der chinesische Heilkräuterkundige muß sich überlegen, wie die energetischen Qualitäten eines Heilkrauts aus Sicht der Vier Energien und Fünf Geschmacksrichtungen zusammenwirken, um dessen Funktion und Wirkung zu beschreiben. Gleichzeitig muß er wissen, auf welches Zangfu-Organ die Heilkräuter wirken. Ein chinesisches Kräuterrezept ist ein reichhaltiger Cocktail aus Energiequalität, Wirkung, Richtung und Lokalisation, und es braucht viel Erfahrung, um Zutaten und Dosierung richtig zu mischen, damit die Symptome einer Disharmonie behandelt werden können.

DIE „BEWEGUNG" DER KRÄUTER

Da sich Kräuter im Energiesystem des Körpers bewegen, kann man durch bestimmte Kräuter bestimmte Teile des Körpers erreichen oder durch sie die Bewegung anderer aktiver Kräuter katalysieren. Die vier wichtigsten Bewegungen sind:

Heilkräuter, die aufsteigen und sich treiben lassen, bewegen sich nach oben und außen, bein-

165

Nicht alle Kräuter sind Pflanzen

Patienten sind oft überrascht, daß nicht alle Substanzen im Arzneimittelbuch („Materia Medica") pflanzlichen Ursprungs sind. Die westliche Bezeichnung „Kraut", das sich auf etwas bezieht, was im Garten wächst, führt zu Mißverständnissen bei den chinesischen Kräutern.

Gewiß besteht die Mehrzahl der Heilkräuter aus pflanzlichen Bestandteilen wie Wurzeln, Stielen, Rinden, Blättern, Früchten, Samen usw. Einige Wirkstoffe sind aber auch tierischen oder mineralischen Ursprungs. Shi Gao (Gypsum) z. B. ist ein sehr kühlender Mineralstoff zur Behandlung von Hitze-Symptomen.

Die Verwendung tierischer Materialien ist ein widersprüchliches Thema. Kulturell betrachtet haben die Chinesen einen weitaus pragmatischeren Bezug zur Verwendung von Tieren als die Menschen im Westen. Sie haben nie auf tierische Bestandteile verzichtet, und viele erwiesen sich als sehr wirksam. Einige tierische Stoffe jedoch sind Auslöser vieler Kontroversen gewesen – wobei sie in Wirklichkeit nur sehr selten oder gar nicht verwendet werden. Auf der anderen Seite gibt es tierische Mittel, die immer noch sehr wichtige Bestandteile vieler gängiger Heilmittelrezepturen sind. So wird Chan Tui (Zikadenpanzer) regelmäßig zur Behandlung von Hautkrankheiten verwendet, da er den Juckreiz wirksam lindert.

Auch hier gibt es keine allgemeine Regel, einige Patienten sind glücklich mit Tierprodukten, anderen ist es egal. Wenn Sie deswegen Bedenken haben, besprechen Sie es mit Ihrem Therapeuten vor der Herstellung eines Rezeptes. In vielen Fällen können Alternativen genommen werden.

Giftigkeit

Eine selbstverständliche Frage beim Gebrauch chinesischer Heilkräuter ist, ob sie giftig sind oder Nebenwirkungen haben. In Wirklichkeit ist die Einnahme von Heilkräutern genauso wie die Einnahme anderer Substanzen. Zuviel kann schädlich sein, und in manchen Fällen muß die Dosierung sorgfältig überwacht werden, um unerwünschte giftige Nebenwirkungen zu vermeiden.

Die meisten Heilkräuter sind harmlos und ungefährlich, wenn sie in der angegebenen Dosis eingenommen werden. Bei den meisten Kräutern hat der Therapeut auch eine große Dosierungsbreite, aber bei einigen ist sie viel begrenzter, und diese Heilkräuter sollten auch nur selten eingesetzt werden, um Nebenwirkungen zu vermeiden. Einige in China häufig verwendete Heilkräuter werden im Westen nicht verschrieben. Das wichtigste Beispiel ist hier Fu Zi (Aconitum) mit sehr heißen Qualitäten, entsprechende Ersatzmittel sind aber normalerweise erhältlich.

Um Probleme zu vermeiden, konsultieren Sie nur einen entsprechend ausgebildeten und erfahrenen Arzt.

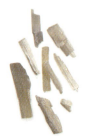

CHAN TUI

LINKS
Chan Tui (Zikadenpanzer) helfen bei Hautkrankheiten.

UNTEN
Shi Gao (Gypsum) wirkt bei Durst, Hitzepickeln und anderen Hitze-/Übermaß-Mustern.

MU LI

LINKS
Mu Li (Austernschalen) können bei hohem Blutdruck, Schwindel, Kopfschmerzen und anderen Problemen eingesetzt werden.

SHI GAO

UNTEN

Viele wirksame Zutaten werden in der chinesischen Kräuterkunde eingesetzt. Gefährliche Substanzen wie Arsen dürfen nur auf ärztliche Verordnung abgegeben werden.

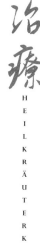

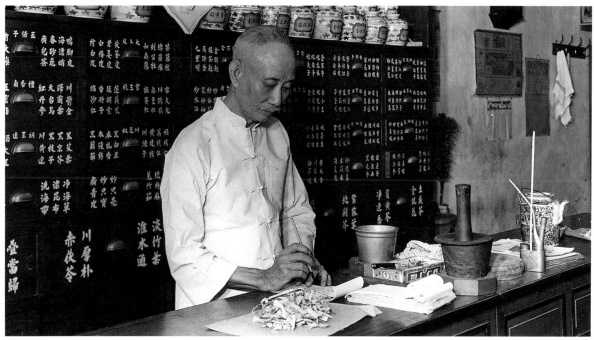

WEM HILFT DIE KRÄUTERHEILKUNDE?

DER GEBRAUCH von chinesischen Heilkräutern basiert auf den gleichen Grundsätzen wie die Akupunktur. Der Kern der chinesischen Kräuterheilkunde liegt im Geschick des Therapeuten, Rezepturen so fein abzustimmen und zu modifizieren, daß sie genau den Merkmalen und Veränderungen im Disharmoniemuster des Patienten entsprechen – ähnlich wie ein Akupunkteur die notwendigen Punkte am Körper auswählt.

Die Antwort auf obige Frage lautet daher – genauso wie bei der Akupunktur –, es gibt nur wenige Probleme, die durch Heilkräuter nicht angesprochen werden können, aber es gibt auch einige Gegenanzeigen. In der Heilkräuterkunde muß jedoch häufiger auf Situationen geachtet werden, in denen Vorsicht geboten ist.

Im Gegensatz zur Akupunktur, wo sich die falsche Punkteauswahl (mit Ausnahme einiger weniger Punkte) gewöhnlich nicht verheerend auswirkt, können Heilkräuter bestimmte Reaktionen auslösen. Auch können falsche Dosierung oder falsche Wahl die Probleme verschärfen. Der erfahrene Heilkräuterkundige muß folgende Punkte beachten:

▶ Einige Kräuter sind in der Schwangerschaft verboten.

▶ Einige Kräuter sind giftig.

▶ Bei Leberfunktionsstörungen dürfen einige Heilkräuter nicht eingesetzt werden. (Manchmal werden vor der Verschreibung Leberfunktionstests gemacht!)

▶ Die Auswahl der Heilkräuter muß sich immer mit Symptomen der Disharmonie decken; heiße und austrocknende Kräuter dürfen z. B. bei Yin-Mangel nicht verordnet werden.

Manche Patienten lehnen tierische Produkte ab; dies muß vor der Verschreibung geklärt werden.

Im Westen sind die meisten Ausübenden der chinesischen Heilkräuterkunde auch in Akupunktur ausgebildet, aber umgekehrt ist das nicht der Fall. In China ergänzen sich Heilkräuterkunde und Akupunktur und werden nie gesondert betrachtet. Nur um gewisse Unterschiede klarzustellen, werden die zwei Methoden in diesem Buch getrennt abgehandelt.

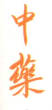

MITTEL UND METHODEN

ENERGIEN UND DIAGNOSE IN EINKLANG BRINGEN

Der Kräuter-Therapeut muß die Merkmale der einzelnen Heilmittel mit dem energetischen Disharmoniemuster im Patienten zur Deckung bringen. Er bezieht sich dabei auf die Acht Grundmuster. Nach den gleichen diagnostischen Prinzipien wie bei der Akupunktur *(siehe Seite 138–140)* erkennt der Therapeut die Disharmonie und kann die benötigten Heilkräuter entsprechend auswählen. Diese diagnostische Sicht ist im folgenden zusammengefaßt.

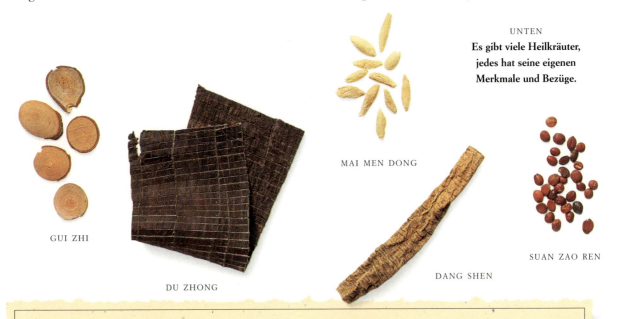

UNTEN
Es gibt viele Heilkräuter, jedes hat seine eigenen Merkmale und Bezüge.

GUI ZHI

DU ZHONG

MAI MEN DONG

DANG SHEN

SUAN ZAO REN

DISHARMONIEN UND HEILKRÄUTER

ART DER DISHARMONIE	HEILKRAUT	WIRKUNG
Qi-Mangel	Dang Shen (*Codonopsiswurzel*)	Qi-Stärkung
Blut-Mangel	He Shou Wu (*Polygonumwurzel*)	Blut-Stärkung
Yang-Mangel	Du Zhong (*Eucommiarinde*)	Yang-Stärkung
Yin-Mangel	Mai Men Dong (*Liriopeknolle*)	Yin-Stärkung
Qi-Stagnation	Chen Pi (*Zitrusrinde*)	reguliert das Qi
Blut-Stagnation	Chuan Xiong (*Ligusterwurzel*)	belebt das Blut
Innere Kälte	Rou Gui (*Zimtbaumrinde*)	erwärmt und vertreibt Kälte
Innere Hitze/Vergiftung	Tu Fu Ling (*Smilaciswurzel*)	löscht Feuer, entsorgt Giftstoffe
Äußeres Eindringen (Kälte)	Gui Zhi (*Zimtbaumstamm*)	vertreibt, verteilt Kälte
Äußeres Eindringen (Hitze)	Chai Hu (*Bupleurumwurzel*)	vertreibt, verteilt Hitze
Übermäßige innere Feuer	Shi Gao (*Gypsum*)	leitet Feuer/Hitze ab
Innere Feuchtigkeit	Cang Zhu (*Atractylodeswurzel*)	verändert Feuchtigkeit
Gestörtes Shen (Geist)	Suan Zao Ren (*Ziziphussamen*)	beruhigt das Shen

Hier wird gezeigt, welche Kräuter bei welchen Symptomen geeignet sind, aber es wird nicht gezeigt, in welcher Mischung, denn diese Entscheidung kann nur der Fachmann treffen.

HEILKRÄUTERREZEPTUREN

HEIKRÄUTERREZEPTUREN entwickelten sich ebenso im Laufe der Zeit wie die Akupunktur. Im wesentlichen war es ein empirischer Prozeß, in dem die Eigenschaften der Heilkräuter und das Ergebnis ihrer Vermischungen über viele Jahrhunderte beobachtet und aufgezeichnet wurden. Daraus entstanden klassische Rezepturen. Diese Verordnungen sind die Grundlagen für die chinesische Heilkräuterkunde. Die Entwicklung geht immer noch weiter.

Wenn sich z. B. eine Mischung als wirkungsvoll bei der Behandlung einer bestimmten Disharmonie erwiesen hat, entwickeln sich mit der Zeit kleine Variationen, obwohl sich der Name gewöhnlich nicht ändert. Wenn ein Therapeut eine Rezeptur zum ersten Mal benutzt, muß er leichte Änderungen vornehmen, um sie genau auf die vorliegende Disharmonie abzustimmen. Im Laufe der Behandlung verändert sich das Störungsmuster, und die Originalrezeptur muß möglicherweise erneut verändert und modifiziert werden. Es ist durchaus möglich, daß der Patient am Schluß der Behandlung eine deutlich veränderte oder sogar völlig andere Zusammensetzung einnimmt, die aber immer noch den Originalnamen trägt. So ist die Kunst der chinesischen Heilkräuterkunde weniger das Wissen, welches Grundrezept verordnet werden muß, sondern vielmehr die Kenntnis, wann und wie man Änderungen vornehmen muß, um den wechselnden therapeutischen Bedürfnissen des Patienten zu entsprechen.

Viele klassische Zusammensetzungen werden so häufig verwendet, daß sie als Fertigpräparat in den Apotheken erhältlich sind.

WIE ENTSTEHT EINE REZEPTUR?

Du Huo Ji Sheng Tang (ein Aufguß aus Angelica pubescens und Sang Ji Sheng), ein häufig verwendetes Heilmittel, ist ein gutes Beispiel dafür, wie eine Verschreibung erstellt wird.

DER NAME

Heilkräuterrezepturen werden oft nach ihrem Hauptbestandteil benannt. In diesem Fall beinhaltet der Name beide Bestandteile – Du Huo/(Angelica) und Sang Ji Sheng(Ramulus). Am Namensende steht oft die Zubereitungsweise. So bedeutet „Tang" Suppe oder Aufguß. Die Mittel können auch als Pulver („San"), Tablette („Wan") oder alkoholische Lösung („Jiu") zubereitet werden.

> **VORSICHT**
>
> Stellen Sie keine Heilmittel selber her, fragen Sie immer einen Heilkräuterkundigen!

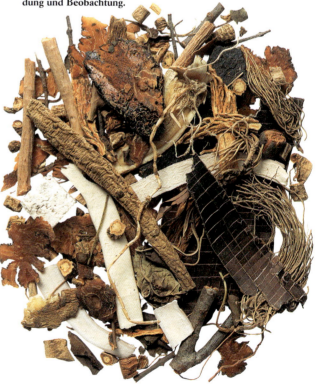

UNTEN
Die Rezepturen entwickelten sich durch jahrhundertlange Anwendung und Beobachtung.

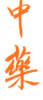

WAS IST IN DER REZEPTUR UND WIE WIRKT SIE?

Um zu sehen, wie Du Huo Ji Sheng Tang zusammengesetzt ist, muß man die Wirkung der einzelnen Bestandteile betrachten.

Diese besonders reichhaltige Rezeptur wird bei arthritischen Gelenkschmerzen, Steifheit, Müdigkeit und Abgeschlagenheit verordnet. Die chinesische Medizin betrachtet einen solchen Zustand als Folge eines äußeren Wind-, Feuchtigkeits- und Kälteeinflusses. Diese haben sich in den Meridianen an den Gelenken festgesetzt und die typischen arthritischen Schwellungen verursacht.

Wie unten zu sehen, bewirken mehrere Kräuter in dieser Verschreibung eine Erwärmung der Meridiane, vertreiben Wind, Kälte und Feuchtigkeit und lindern die Schmerzen. Das ist das Hauptziel dieser Mischung. Zusätzlich bewegen und ernähren andere Bestandteile das Blut, sorgen für ausreichende Gelenksflüssigkeit, und ernähren Gelenke, Knochen und Sehnen. Die Rezeptur enthält auch Kräuter, die Qi tonisieren, die Milz unterstützen, Qi-Bildung fördern und die Körperabwehr, Wei Qi, aufbauen. In einer Rezeptur mit vielen verschiedenen Kräutern, ihren eigenen Energiequalitäten und Geschmacksrichtungen, ist es wichtig, daß diese Aufgaben gut zusammenwirken. Auch Zhi Gan Cao (Lakritze) ist darin enthalten, da es harmonisiert. Das „Zhi" bedeutet, daß es vor Gebrauch ausgebacken wurde (meist in Honig).

Vielleicht wird ein Therapeut die Du Huo Ji Sheng Tang-Rezeptur anfangs so verwenden, wie sie hier beschrieben ist, aber im Laufe der Behandlung wird er Bestandteile und Dosis modifizieren.

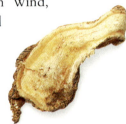

DU HUO   SANG JI SHENG

LINKS
Kräuter mit spezieller Wirkung (siehe Tabelle unten) werden zusammen eingesetzt.

HEILKRÄUTER IN DU HUO JI SHENG TANG UND IHRE WIRKUNGEN

HEILMITTEL	WIRKUNG
Du Huo	vertreibt Wind, Feuchtigkeit, Kälte aus dem unteren Körperbereich sowie aus Gelenken, Knochen und Sehnen
Sang Ji Sheng	vertreibt Wind und stärkt Leber und Nieren
Xi Xin	vertreibt Wind und Feuchtigkeit aus den Knochen, verdrängt Kälte aus den Meridianen, lindert Schmerzen
Fang Feng	vertreibt Wind und Feuchtigkeit
Qin Jiao	vertreibt Wind und Feuchtigkeit und entspannt die Sehnen
Du Zhong	vertreibt Wind und Feuchtigkeit, stärkt Leber und Nieren
Nui Xi	vertreibt Wind und Feuchtigkeit, stärkt Leber und Nieren
Rou Gui	vertreibt Wind und Feuchtigkeit, wärmt die Meridiane, stärkt das Yang
Chuan Xiong	ernährt und belebt das Blut
Sheng Di Huang	ernährt und belebt das Blut
Bai Shao	ernährt und belebt das Blut
Dang Shen	stärkt Qi und kräftigt die Milz
Fu Ling	trocknet Feuchtigkeit und stärkt die Milz
Zhi Gan Cao	stärkt Qi und harmonisiert die Wirkung der anderen Heilkräuter

WIE WERDEN HEILKRÄUTER ZUBEREITET?

HEILKRÄUTER WERDEN roh, in Pulverform, als Lösung oder Tabletten verordnet.

ROHE HEILKRÄUTER

Die klassische und vielleicht auch beste Art, chinesische Heilkräuter zu benutzen, ist in rohem und getrocknetem Zustand – auch wenn dies nicht immer der bequemste Weg ist. Der Patient erhält einen Sack voll Zweige, Wurzeln, Blätter, Samen, Puder, harter und weicher, leichter und schwerer Stückchen und Stücke, die nur schwer zu beschreiben sind. Die Heilkräuter werden nach strengen Vorschriften zu einer Suppe gekocht. Danach wird das Wasser oder der Sud zum Trinken abgegossen und der Rest weggeworfen. Alle Heilkräuter können zusammen gekocht werden, einige dürfen jedoch erst später zugefügt werden, damit sie ihre Eigenschaften behalten. Der Sud wird warm (nicht kochend heiß) getrunken und in die vorgeschriebenen Portionen aufgeteilt. Trinkt man den Sud nicht sofort, wird er in einem Glas im Kühlschrank aufbewahrt und vor Gebrauch wieder erwärmt. Die Kräuter sollten in Glas- oder Steinguttöpfen gekocht werden. Auf keinen Fall in Metalltöpfen, rostfreier Stahl ist jedoch erlaubt. Heilkräuter sollten nie in der Mikrowelle gekocht werden, dies kann ihre energetischen Eigenschaften schwer beeinträchtigen.

Abgekochte Heilkräutersude sind selten kulinarische Höhepunkte, und mancher Patient kann sie nur schwer hinunterbringen. In solchen Fällen hilft es, vorher und nachher etwas Dörrobst zu essen.

Zweifellos sind Aufgüsse der beste Weg, die energetischen Eigenschaften der Kräuter zu entfalten und die größte therapeutische Wirkung zu erreichen.

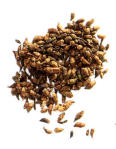

OBEN
Rohe Kräuter werden oft für Mischungen verwendet.

Der Nachteil ist ihre Zubereitung und die Einnahme selbst. Die Zubereitung kann bis zu einer Stunde in Anspruch nehmen und schmutzig und unbequem sein.

Einige Rezepturen mit rohen Heilkräutern können auch folgendermaßen eingenommen werden: Die Zutaten werden zerkleinert und mit Honig zu „Pillen" geformt. Auch dies kann schmuddelig und mühselig sein.

HEILKRÄUTER IN PULVERFORM

Getrocknete und gemahlene Kräuter bieten eine Alternative zu den rohen und sind einfacher zuzubereiten und ein wenig angenehmer einzunehmen. Die Heilkräuter werden getrocknet und gemahlen, und da sie in dieser Form sechsmal so konzentriert sind wie die rohen, wird die Dosierung angepaßt. Für eine Rezeptur werden ausgewählte Zutaten in angemessenen Dosierungen zusammengemischt. Dann wird die Menge mit kochendem Wasser zu einer Paste gemischt. Wieder wird kochendes Wasser hinzugegeben, bis man ungefähr einen halben Becher voll hat – diese Menge kann je nach Geschmack des Patienten modifiziert werden. Nachdem sie gut verrührt wurde, muß die Mixtur 15 Minuten lang bei gelegentlichen Rühren abkühlen. Am besten trinkt man sie auf einmal, aber man kann sie auch in kleinen Schlucken zu sich nehmen.

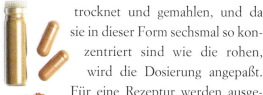

OBEN
Heilkräuter in Pulverform sind hochkonzentriert.

Der größte Vorteil von gemahlenen Heilkräutern ist ihre leichte Zubereitungsart und Einnahme. Es gibt sie auch als Kapseln. Auf der anderen Seite sagt man, daß sie weniger wirksam sind als rohe. Viele Therapeuten bevorzugen gemahlene Heilkräuter, da sie dem Patienten damit entgegenkommen. Es bringt schließlich nichts, Heilkräuter roh zu verordnen, wenn sie nicht eingenommen werden.

KRÄUTERTINKTUREN

Eine andere Zubereitungsart ist, die Heilkräuter zu trocknen und in eine genau vorgeschriebene Lösung von Wasser und Alkohol einzulegen, damit ihre Wirkstoffe sich entfalten. Bei den meisten Tinkturen nimmt man 25% Alkohol, gelegentlich kann man jedoch bis zu 60% gehen. Jede Heilkräutertinktur braucht das für die Rezeptur notwendige Dosierungsverhältnis der Mittel untereinander. Sie wird dann in der vom Therapeuten verschriebenen Dosis getrunken.

OBEN
Kräuter können in Alkohol eingelegt sein.

FERTIGPRÄPARATE

Manche klassische, über Jahrhunderte entwickelte Rezeptur wird für so wirksam gehalten, daß man sie auch fertig erhalten kann. Diese Mittel sind in der Regel in Tablettenform, aber auch als Tinkturen oder Cremes, Sprays und Salben zur äußeren Anwendung erhältlich. Die Tabletten- oder Kapselform ist allerdings am weitesten verbreitet.

Die meisten Fertigpräparate nach klassischen Rezepturen werden in China hergestellt und in den Westen exportiert. Es gibt aber inzwischen eine wachsende Zahl an Arzneimittelfirmen in den Vereinigten Staaten und in Europa, die selber die klassischen chinesischen Heilmixturen als Kapseln oder Lösung anbieten – eine interessante Art, die chinesische Medizin im Westen zu fördern.

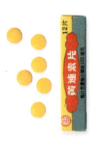

OBEN
Es gibt auch Fertigpräparate.

Fertigpräparate sind einfach einzunehmen und können in chinesischen Supermärkten oder beim Spezialisten, aber auch in etlichen Apotheken gekauft werden. Sie haben Vor- und Nachteile, die wir hier erläutern wollen.

Vorteile

Als Fertigprodukt können die Heilkräuter schnell und bequem auch über einen längeren Zeitraum eingenommen werden. Viele können bei akuten Erkrankungen höchst wirksam sein und bei chronischem Qi- und Blutmangel ohne Probleme genommen werden. Sie sind als Zusatz zu Akupunktur und Massage am wertvollsten.

Nachteile

So wie die längere Einnahme von nicht verschriebenen Heilmitteln oder die Erhöhung ihrer Dosis zu vermeiden ist, sollte man auch Heilkräuterfertigpräparate nicht ohne Bedenken verwenden. Folgendes muß dabei beachtet werden:

▸ Die meisten chinesischen Heilmittel sollen nur solange eingenommen werden, wie eine energetische Unausgewogenheit besteht. Wie bei verschriebenen Rezepturen kann es notwendig werden, eine Mischung zu modifizieren – was man eben nicht so einfach mit einem Fertigpräparat tun kann. Die wichtigste Ausnahme sind fertige Qi- und blutstärkende Präparate, z. B. Ba Zhen Wan – „die wertvollen Pillen der Frauen". Dies Präparat kann ohne Bedenken über längere Zeit genommen werden.

▸ Die meisten in China hergestellten Fertigmittel enthalten keine oder nur unzureichende Beipackzettel in deutscher Sprache. Solange man sich nicht absolut sicher ist über den Packungsinhalt, sollte man sie nicht kaufen.

▸ Wie bei allen chinesischen Rezepturen können sie auch Bestandteile enthalten, die manchmal für den Patienten kontraindiziert sind, z. B. bei einer Schwangerschaft. Vor Einnahme eines Fertigpräparats sollte immer ein Fachmann befragt werden.

Obwohl Fertigpräparate sehr gut helfen können, sollen sie nicht ohne den Rat eines erfahrenen Therapeuten genommen werden. Die Tatsache, daß man ein Heilkräutermittel rezeptfrei kaufen kann, bedeutet noch lange nicht, daß es geeignet oder unbedenklich ist.

HÄUFIG VERWENDETE FERTIGPRÄPARATE

FOLGENDE FERTIGPRÄPARATE können alleine oder zusätzlich zu den Behandlungen verordnet werden. Unter der Anleitung eines erfahrenen chinesischen Kräuter-Therapeuten leisten sie bei der Beseitigung bestimmter Disharmonien mit Husten, Müdigkeit, Menstruationsstörungen, Übelkeit oder Schlaflosigkeit unschätzbare Dienste.

RECHTS
Fertiges Hustenpräparat in Pulverform

ZHI KE CHUAN BEI PI PA LU
Hustenmittel aus chinesischer Mispel
Ein sehr wirksamer Saft gegen akuten oder chronischen Husten.

BA ZHEN WAN
„Die wertvollen Pillen der Frauen"
Für Frauen zur allgemeinen Stärkung. Es wirkt gegen Müdigkeit, Schwindel, Herzklopfen, Menstruationsbeschwerden und hilft nach ernsthafteren Erkrankungen.

RECHTS
Er Chen Wan ist in Pillenform erhältlich.

ER CHEN WAN
Hilft nach unmäßigem Essen und Trinken. Es lindert Übelkeit und Völlegefühl.

GUI PI WAN
Hilft bei Ruhelosigkeit, Schlafstörungen und irregulärer oder starker Periodenblutung.

DU HUO JI SHENG WAN
Kann bei Schwäche des unteren Rückens, chronischen Ischialgien und bei arthritischen oder rheumatischen Beschwerden eingesetzt werden. Es soll nur bis zum Abklingen der Symptome eingenommen werden, bei Hitze-Zeichen wie geschwollenen Gelenken ist es nicht angezeigt.

UNTEN
Verpackte Yunnan Pai Yao-Kapseln.

YUNNAN PAI YAO
Bei Blutungen oder Insektenstichen leistet dieses Pulver unschätzbare Dienste. Es kann äußerlich angewendet werden und läßt solche Verletzungen schnell heilen.

OBEN
Es gibt viele Fertigpräparate. Obwohl sie sehr wirksam sein können, sollte man dennoch einen erfahrenen Fachmann vor der Einnahme befragen.

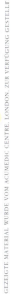

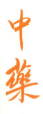

ZUBEREITUNG EINES AUFGUSSES

DER PATIENT verläßt die Praxis des Kräuter-Therapeuten in der Regel mit einer Wochenration an Heilkräutern, oft sind die Heilkräuter in Tagesrationen aufgeteilt. Die Heilkräuter sind in Yin oder Yang eingeteilt und werden genommen, um das Yin oder Yang der Störung im Patienten zu harmonisieren. Die vier energetischen Qualitäten der Heilkräuter – heiß, warm, kalt und kühl – werden auch herangezogen, um die „Qualitäten", die sich in der Störung zeigen, auszugleichen.

Zusätzlich werden Heilkräuter nach den fünf Geschmacksrichtungen – scharf, süß, sauer, bitter und salzig – ausgewählt, um den Fünf Elementen – Metall, Erde, Holz, Feuer und Wasser – zu entsprechen und die mit ihnen verbundenen Organe zu behandeln. Spezielle Affinitäten eines Heilkrauts und seine trocknende oder befeuchtende Wirkung sind ebenfalls ausschlaggebend bei der Wahl des richtigen Heilmittels.

Der Therapeut gibt klare Anweisungen zum Gebrauch der Heilkräuter. Am einfachsten nimmt man sie als Aufguß oder Sud. Dabei muß man die Kräuter in einer bestimmten Menge Wasser aufkochen, damit sich ihre Wirkstoffe entfalten.

UNTEN
Ein Aufguß wird zwei oder dreimal am Tag getrunken.

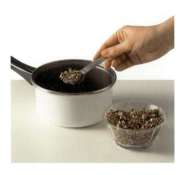

1. SCHRITT: *Geben Sie die Heilkräuter in einen sauberen Topf, und bedecken Sie sie mit der angegebenen Wassermenge.*

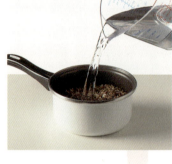

2. SCHRITT: *Bringen Sie das Wasser zum Kochen, und decken Sie den Topf mit einem Deckel fest ab.*

3. SCHRITT: *Kochen Sie die Heilkräuter solange, wie angegeben. Manche Zusammenstellungen müssen kürzer und bei niedrigerer Temperatur gekocht werden.*

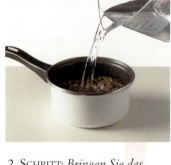

4. SCHRITT: *Sieben Sie den Aufguß durch ein sauberes Tuch, und bewahren Sie ihn bis zur Einnahme wie angewiesen auf. Meist wird er in zwei bis drei Teilen zwei- bis dreimal täglich zwischen den Mahlzeiten zu sich genommen.*

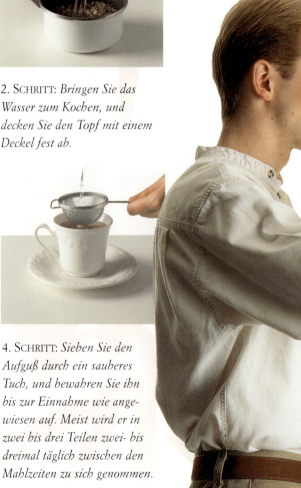

ZUBEREITUNG EINER TINKTUR

EIN THERAPEUT legt die Heilkräuter sechs Monate lang in Alkohol ein, damit sich die Wirkstoffe entfalten können. Danach werden sie gefiltert und in Glas- oder Steingutbehältern aufbewahrt. Gelegentlich wird diese Tinktur als „Medizin-Wein" bezeichnet, sie wirkt schnell und langanhaltend. Tinkturen werden nach strengen Vorschriften hergestellt und sind leicht einzunehmen, wenn auch nicht immer sehr angenehm. Durch den Alkohol sind sie lange haltbar. Tinkturen hält man ebenfalls für weniger wirksam als rohe Heilkräuter. Obwohl eine Tinktur teurer ist als andere Zubereitungen, verordnen manche Therapeuten sie und die Pulverform gerne, weil sie einfacher herzustellen sind und vom Patienten lieber eingenommen werden.

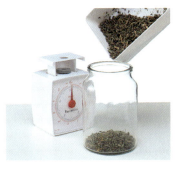

1. SCHRITT: *Geben Sie 120 g zerkleinerte Heilkräuter in einen Glas- oder Steingutbehälter.*

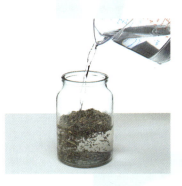

2. SCHRITT: *Gießen Sie 500ml 30%-igen Alkohol darüber. Behälter gut schließen!*

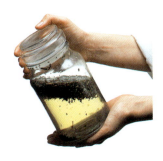

3. SCHRITT: *Bewahren Sie den Behälter an einem warmen Platz auf, täglich 2–3mal schütteln.*

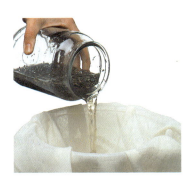

4. SCHRITT: *Sieben Sie die Lösung nach sechs Monaten durch ein sauberes Tuch in eine Schüssel ab.*

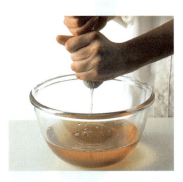

5. SCHRITT: *Wringen Sie das Tuch mit sauberen Händen aus, um die ganze Flüssigkeit zu gewinnen.*

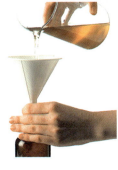

6. SCHRITT: *Gießen Sie die Flüssigkeit in einen dunklen Behälter, und stöpseln Sie ihn fest zu.*

WARNUNG

Stellen Sie Heilmittel nur nach Anweisung eines ausgebildeten Fachmannes her.

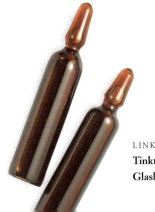

LINKS

Tinkturen werden in Glasbehältern aufbewahrt.

RECHTS
Der Kräuter-Therapeut möchte ein komplettes Bild vom Gesundheitszustand des Patienten erstellen.

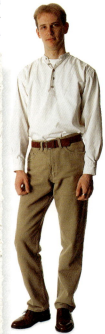

ÜBERWACHUNG DER THERAPIE
Der Arzt wird den Patienten etwa eine Woche nach dem Erstbesuch wieder einbestellen, später alle zwei bis drei Wochen. Regelmäßiger Kontakt ist wichtig, damit die Rezeptur immer wieder neu abgestimmt werden kann.

DER BESUCH BEIM THERAPEUTEN

CHINESISCHE HEILKRÄUTER werden bei vielen Problemen und Disharmonien verwendet, und ein Fachmann sollte eine wirksame Therapie anbieten können. Heilkräuterkunde kann mit anderen Disziplinen der chinesischen Medizin wie Akupunktur oder Massage kombiniert werden, da sie sich sinnvoll ergänzen. Diese Behandlungsweise erlaubt auch den Patienten, die Akupunktur entweder aus medizinischer Sicht oder aus Angst vor den Nadeln ablehnen, die Vorzüge der chinesischen Medizin kennenzulernen.

DAS DIAGNOSTISCHE GESPRÄCH

DER PATIENT wird in der gleichen Weise wie bei der Akupunktur befragt *(siehe Seite 138–140)*. Zusätzlich wird nach einer möglichen Leberfunktionsstörung gefragt (manche Therapeuten führen immer einen Leberfunktionstest durch).

Wenn das diagnostische Gespräch beendet ist und der Therapeut Diagnose und Therapieform mit dem Patienten besprochen hat, entscheidet dieser, ob in diesem Fall die Kräuter roh, als Pulver oder als Tinktur am geeignetsten sind. Bei Akupunktur wird die Behandlung unter der Kontrolle des Therapeuten in seiner Praxis durchgeführt, während bei der Heilkräutertherapie der Patient selbst ein ziemliches Maß an Eigenverantwortung trägt. Er muß sich verpflichten, die Kräuter selbst zuzubereiten und sie vorschriftsmäßig einzunehmen, was nicht immer einfach ist – wie wir gesehen haben.

Wenn die Entscheidung gefallen ist, in welcher Form die Heilkräuter genommen werden sollen, gibt der Therapeut meist schriftliche Anweisungen, wie sie der Patient zubereiten, dosieren und einnehmen muß. Der Patient wird auch ermutigt, sich bei etwaigen Problemen sofort zu melden. Die Zusammenstellung der Rezepturen dauert eine gewisse Zeit, und oft müssen die Patienten noch einmal kommen, um sie abzuholen. Manche Therapeuten haben ihre eigene Apotheke und ihr eigenes Labor, während andere ihre Rezepturen über einen Lieferanten beziehen.

Dem Patienten wird gewöhnlich geraten, bei Erkältung, Grippe oder Unwohlsein nach der Einnahme das Mittel abzusetzen.

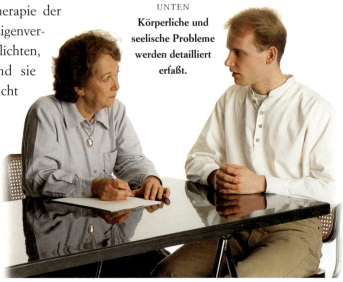

UNTEN
Körperliche und seelische Probleme werden detailliert erfaßt.

FALLGESCHICHTE

DIE FOLGENDE FALLGESCHICHTE beschreibt, was man mit chinesischen Heilkräutern erreichen kann.

Margarete ist 50 Jahre alt. Sie ist glücklich verheiratet und hat zwei erwachsene Kinder, die beide nicht mehr zuhause wohnen. Ihr Mann ist selbständig, und Margarete arbeitet für ihn als Sekretärin. Das Geschäft hat sich im letzten Jahr beträchtlich vergrößert, und sie empfindet die Arbeit als anstrengend. Im vergangenen Jahr sind sie aufs Land gezogen, aber sie findet das Leben dort einsam, obwohl sie das Haus mag. Sie ist gut gekleidet und offensichtlich eine Frau, die viel Wert auf ihr Äußeres legt.

Margarete wünscht eine Kräuterbehandlung gegen ihre Schuppenflechte. Sie leidet schon 20 Jahre daran, wobei der Ausschlag manchmal schwächer und manchmal stärker war. Am meisten betroffen sind der Hals, die Arme und der Schambereich. Im letzen Jahr wurde die Schuppenflechte schlimmer und breitete sich an neuen Körperstellen aus.

Margarete glaubt, die Verschlechterung stehe in Verbindung mit dem Umzug und dem wachsenden beruflichen Druck. Ihre Verdauung funktioniert gut, und sie versucht, eine gesunde Ernährung einzuhalten – keine Milchprodukte, dafür viel Gemüse und Salat. Sie ist keine Vegetarierin. Im letzten Jahr litt sie an starkem Durstgefühl und trinkt daher viel Wasser.

Sie gibt keine Probleme mit den Eingeweiden oder der Blase an. Sie ist seit Geburt auf dem linken Ohr taub und hat in den letzten 18 Monaten einen leichten Haarausfall bemerkt. Ihr Menstruationszyklus ist unregelmäßig. Etwa vier Jahre lang hat die Periode völlig ausgesetzt, und sie nahm an, in die Wechseljahre zu kommen. Dann jedoch setzte die Periode mit einer leichten dunklen Blutung und einigen Blutklumpen wieder ein. Zur Zeit der Untersuchung hatte sie leichte Periodenblutungen in relativ regelmäßigen Abständen.

Gefühlsmäßig stellt sie sich als sehr „diszipliniert" dar, vielleicht etwas zu kontrolliert. Sie gibt zu, sich unter Streß ängstlich zu fühlen. Ihre Haut ist trocken, an den befallenen Stellen ziemlich rot, zeitweise juckend und gereizt. Ihre Zunge ist eher blaß mit karminroter Färbung an den Rändern. Sie ist rissig, und an den Rändern zeigen sich Zahnabdrücke. Der Puls ist schlüpfrig und leer.

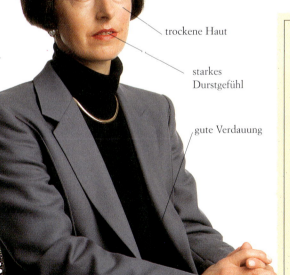

RECHTS
Die Patientin berichtet über ihre Symptome und ihr Leben.

— trockene Haut
— starkes Durstgefühl
— gute Verdauung
— flacher Puls

BEHANDLUNG

Viele Symptome können mit Heilkräutern behandelt werden. Ein Patient, der über eine einzige chronische Erkrankung klagt, kann viele Symptome und Beschwerden haben – sowohl positive als auch negative –, die für den Fall von Bedeutung sind.

Was geschieht mit Margarete?

Während des diagnostischen Gesprächs vermittelte Margarete den Eindruck einer sehr kontrollierten Person. Sie war sehr bemüht, Hilfe für ihr Hautproblem zu bekommen, wollte dem Therapeuten aber ungern mehr als die Oberarme zeigen. Mit der chinesischen Medizin gesprochen, zeigte Margarete einen Mangel an Herzblut und eine Stagnation des Leber-Qi. Es fanden sich auch Anzeichen eines tieferliegenden Yin-Mangels. Wenn diese Mangelerscheinungen auftreten, ist die Haut meist trocken und schuppig, weil die Yin-Energie aufgebraucht ist und die Haut nicht mehr genügend befeuchtet werden kann wegen des Blutmangels.

Was können chinesische Kräuter für Margarete tun?

Man beabsichtigte zuerst, Blut und Yin zu tonisieren, und später mittels Heilkräuter das stagnierte Qi in Fluß zu bringen. Obwohl die Faustregel besagt, daß eine Fülle immer zuerst behandelt werden soll, entschied man sich dafür, die darunterliegende Blut- und Yin-Leere zu behandeln, um die Schuppenflechte zu bessern.

Welche Zusammensetzung wurde benutzt, um Blut- und Yin-Leere zu behandeln?

Si Wu Tang (Sud aus vier Pflanzen) – das klassische Mittel, um Blut zu tonisieren und zu regulieren.

SHU DI HUANG

Es wird aus vier Zutaten hergestellt:

- Shu Di Huang nährt Yin und Blut.
- Bai Shao tonisiert das Blut und erhält Yin.
- Dang Gui nährt das Yang-Blut.
- Chuan Xiong stärkt das Blut und bewegt das Qi.

Die Heilkräuter wurden Margarete roh übergeben, zusammen mit Anleitungen für Zubereitung und Einnahme. Bei ihrem zweiten Besuch war sie etwas barsch und desillusioniert. Die Schuppenflechte fühlte sich viel heißer und unangenehmer an, und sie war enttäuscht, daß die Heilkräuter offensichtlich nicht wirkten. Der Therapeut nahm sich Zeit, ihr die Prinzipien der Heilkräuteranwendung zu erklären und zu bekräftigen, daß eine anfängliche Verschlimmerung der Symptome bei solchen Problemen häufig auftritt. Die Verordnung wurde leicht abgeändert: Shu Di Huang wurde durch Sheng Di Huang ersetzt. Dieses Heilkraut hat eine kühlende Wirkung auf Blut und Yin. Die anderen Ingredienzien wurden beibehalten, und Tao Ren und Hong Hua wurden zusätzlich gegeben, um den Blutfluß zu bessern.

Die Behandlung dauerte einige Wochen, als die Flecken sich besserten, wurde sie an den neuen Symptombefund angepaßt. Nach drei Monaten waren die Herde fast völlig verschwunden, und Margarete fühlte sich viel glücklicher und weniger belastet. Sie suchte den Therapeuten noch ein halbes Jahr lang gelegentlich auf, bis die Haut fast gänzlich abgeheilt war.

DANG GUI

BAI SHAO

CHUAN XIONG

LINKS

Si Wu Tang, die Standardformel, um Blut zu tonisieren und zu regulieren, besteht aus vier Heilkräutern, die roh verschrieben werden.

GESCHÜTZTE ARTEN

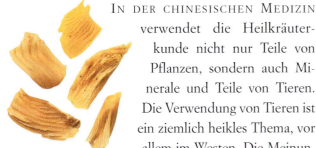

OBEN

Hühnermagen (Ji Nei Jin) gegen Verdauungsstörungen.

IN DER CHINESISCHEN MEDIZIN verwendet die Heilkräuterkunde nicht nur Teile von Pflanzen, sondern auch Minerale und Teile von Tieren. Die Verwendung von Tieren ist ein ziemlich heikles Thema, vor allem im Westen. Die Meinungen sind geteilt – die einen wollen unbedingt Tiere oder Tierprodukte medizinisch verwenden, wenn sie hilfreich sind, andere nur einzelne Bestandteile einiger Arten und wieder andere lehnen die Verwendung von Tierbestandteilen grundsätzlich ab.

Hintergrund des Streits ist die illegale Anwendung von Mitteln wie Xi Jiao (Rhinozeroshorn), das früher dazu benutzt wurde, heißes Blut zu therapieren, und Hu Gu (Tigerknochen) gegen Wind/Feuchtigkeit in den Gelenken. Es gibt viele andere traditionelle Mittel, die von Tierarten stammen, die man heute als „bedroht" bezeichnet. Folgende Argumente mögen dazu beitragen, denjenigen zu beruhigen, der eine Behandlung mit chinesischen Heilkräutern erwägt. Westliche Therapeuten verwenden oder lagern aus folgenden Gründen keine Produkte von bedrohten Tierarten:

- Der Handel ist illegal.
- Sie finden es moralisch inakzeptabel.
- Solche Produkte sind nur auf dem Schwarzmarkt erhältlich.
- Die Kosten wären unwahrscheinlich hoch.
- Es gibt viele gleich wirksame Alternativen.

Schon der erste Punkt ist ausreichend, aber alle zusammen ergeben eine überzeugende Begründung. Patienten können also beruhigt sein, daß sie von einem verantwortungsvollen Therapeuten keine Medizin erhalten, die Produkte von bedrohten Tierarten enthält.

Wer gegen jegliche Tierprodukte in Heilmitteln ist, sollte das mit seinem Therapeuten erörtern. Meist findet er Alternativen. „Tigerbalsam", ein sehr weitverbreitetes chinesisches Heilmittel, enthält übrigens keine Bestandteile eines Tigers.

LINKS

Skorpion (Xie) wird als Lebermittel verwendet und besonders gegen Schmerzen durch Wind/Feuchtigkeit.

UNTEN

Tiere der tibetischen Medizin. Viele Verwendungsmöglichkeiten kommen aus China.

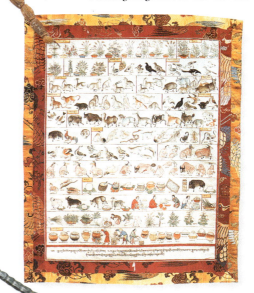

RECHTS

Seidenwürmer sind ein traditionelles Heilmittel.

LINKS

Tausendfüßler (Wu Gong), ein Lebermittel, das auch gegen Schlangenbisse hilft.

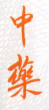

GINSENG, ELIXIERE UND ZAUBERTRÄNKE

DEN WUNSCH nach sofortiger und „magischer" Heilung – die in einem Handstreich alle Gesundheitsprobleme löst und das Wohlbefinden sichert – kennt wohl jeder.

Auch die chinesische Medizin ist dagegen nicht immun und bietet verschiedene Wundermittel aus Heilkräutermischungen öffentlich an – allerdings haben die ihren Preis.

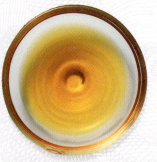

TINKTUR

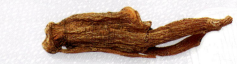

GINSENG WURZEL

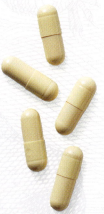

KAPSELN

GINSENG – WURZEL DES LEBENS?

An der ersten Stelle auf dem Markt steht Ren Shen, besser bekannt als Ginseng. Die Wurzel der Pflanze wird wegen ihrer therapeutischen Wirkung sehr geschätzt. In der chinesischen Medizin ist Ren Shen ein wichtiges und mächtiges Qi-Tonikum. Seine Wirkung sind Tonisierung des Yuan Qi und der Lunge, Stärkung von Milz, Magen und Herz sowie eine Beruhigung des Shen. Ginseng wird in vielen chinesischen Heilkräutermischungen verwendet.

Heilkräuter werden selten einzeln gegeben, und Ren Shen macht keine Ausnahme. Qi-tonisierende Kräuter sind meist süß und gehaltvoll. Dies kann zu einem Völlegefühl in Brust und Zwerchfell führen, auch zur Entwicklung von Innerer Hitze im Körper. Daher dürfen diese Kräuter nicht einzeln verabreicht werden. Sie müssen mit solchen kombiniert werden, die das Qi bewegen und regulieren, um dieses Übermaß zu verhindern, das Leber und Milz eher schädigen als heilen würde. Wenn Ren Shen zu lang genommen wird, können Kopfschmerzen, hoher Blutdruck, Herzklopfen und Schlaflosigkeit auftreten. Ren Shen ist kontraindiziert bei Patienten, die Anzeichen eines Yin-Mangels mit Hitze zeigen oder an hohem Blutdruck leiden.

OBEN, RECHTS, UND UNTEN

Ginseng (Ren Shen) ist in vielen Formen erhältlich und wird oft als Allheilmittel angesehen, das körperliches und geistiges Wohlbefinden garantiert. Hier muß noch einmal betont werden, daß es nur so verwendet werden sollte, wie es von einem erfahrenen Heilkräutertherapeuten verschrieben wird.

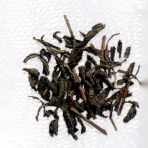

GINSENG-BLÄTTER

Es gibt verschiedene Arten von Ren Shen. Das kann sehr verwirrend sein für jemanden, der in einem Naturkostladen einkauft, wo meist vier Arten von Ginseng angboten werden:

- Weißer Ren Shen (neutral): ein Qi-Tonikum.
- Roter Ren Shen (meist koreanisch): sehr stark/heiß, tonisiert Yang Qi.
- Amerikanischer Ren Shen (kühlend): tonisiert Yin Qi.
- Sibirischer Ren Shen: ein mildes Qi-Tonikum.

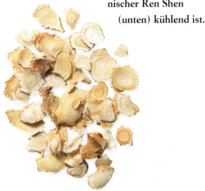

RECHTS UND UNTEN
Ginseng verschiedenen Ursprungs hat auch unterschiedliche Eigenschaften. Roter Ren Shen (rechts) ist heiß, während Amerikanischer Ren Shen (unten) kühlend ist.

AMERIKANISCHE REN-SHEN-FLOCKEN

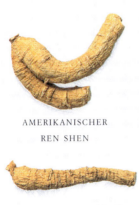

RECHTS
Obwohl sie sich als Wurzeln gleichen, ist Sibirischer Ren Shen oder Pseudo-Ren Shen (unten) nicht das gleiche wie die amerikanische Gattung (oben).

AMERIKANISCHER REN SHEN

SIBIRISCHER REN SHEN

Die Vielzahl von Qualitäten und Anwendungen machen den Gebrauch von Ginseng zu einer sehr komplexen Angelegenheit. Daher sollte man die möglichen Gefahren kennen, bevor man viel Geld für eine „Wunderkur" ausgibt. Folgende Leitsätze sollten Sie dabei beherzigen:

- Im allgemeinen sollte Ren Shen nicht einzeln genommen werden.
- Ren Shen sollte nicht über einen längeren Zeitraum eingenommen werden.
- Ren Shen sollte nicht von Patienten eingenommen werden, die an Kopfschmerzen, Herzklopfen, Bluthochdruck, Nachtschweiß, Erröten und anderen Zeichen von „leerem" Feuer leiden.

ROTER REN SHEN

Fragen Sie am besten einen erfahrenen Therapeuten, der Ihre Disharmonie diagnostizieren und ein geeignetes Kräuterheilmittel verschreiben kann. Sollten Sie ein Qi-Tonikum benötigen, kann man auch Alternativen zu Ginseng benutzen. Dang Shen (Codonopsis-Wurzel) hat sehr ähnliche Eigenschaften wie Ren Shen – zu einem Bruchteil der Kosten.

ELIXIERE UND ZAUBERTRÄNKE

Immer mehr chinesische Elixiere kommen auf den Markt. Alle behaupten, lebensverlängernde Eigenschaften zu besitzen. Diese Zubereitungen sind meist Tinkturen von wohlbekannten – manchmal aber auch sehr eigenen – Kräutermischungen. Auch wenn die Zusammensetzung der Kräuterheilmittel richtig ist, hat es keinen Sinn, mit Kanonen auf Spatzen zu schießen, um möglichst viele Symptome zu bekämpfen. Schon aufgrund ihrer Zusammensetzung können solche Mittel nicht auf spezifische Störungen zielen und auch nicht auf die individuelle Reaktion während einer Behandlung eingehen.

Mein Ratschlag ist klar: Wenn Sie von einer chinesischen Kräuterbehandlung profitieren möchten, dann gehen Sie zu einem erfahrenen Therapeuten und verschwenden Sie keine Zeit und kein Geld mit solchen Kräutermischungen, die auf lange Zeit eingenommen sogar schädlich sein können.

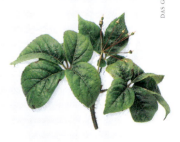

RECHTS
Gelegentlich können Blätter und Blüten einer Pflanze benutzt werden, aber normalerweise wird die Wurzel verschrieben.

SIBIRISCHER GINSENG

PFLANZEN

DIE MEDIZINISCHE Verwendung von Pflanzen in China datiert wohl 4000 Jahre zurück. Etwa 2000 v. Chr. beschrieb der Herrscher Chi'en Nung, der „Göttliche Bauer", ungefähr 300 medizinische Pflanzen mit ihren heilenden Kräften und Verwendungsmöglichkeiten in seinem Buch „Pen King". Die chinesische Bezeichnung für Heilkräuterkunde „Ben Cao" kam um 500 v. Chr. in Gebrauch. „Ben" bedeutet Pflanze mit harten Stiel, „Cao" bezeichnet eine grasartige Pflanze. Wie der Name andeutet, bedeutete damals Heilkräuterkunde nur die Anwendung von Pflanzen, während der Begriff heute auch tierische und mineralische Substanzen miteinschließt.

Anfangs wurden die Pflanzen meist nur einzeln benutzt. Erst in der Zeit zwischen 450 bis 220 v. Chr. kamen Kräutermischungen in Gebrauch. Seither werden Kräuter immer kombiniert, manchmal mit tierischen oder mineralischen Zusätzen – zur Vorbeugung und zur Heilung.

Geschichtlich stammt der größte Anteil des niedergeschriebenen Wissens über Pflanzen aus dem 16. Jahrhundert n. Chr., als Li Shih-chen die Ergebnisse seiner jahrelangen systematischen Forschungen über die Heilwirkungen von Kräutern niederschrieb. Das Buch enthält detaillierte Schilderungen von fast 2000 Kräutern und empfiehlt etwa 10.000 mögliche Kombinationen. Viele Kräuter, die in diesem Arzneibuch beschrieben sind, werden auch heute noch verwendet. Auch in der chinesischen Volksheilkunde spielen Pflanzen eine große Rolle. Ein großer Teil des überlieferten Wissens ist in Familien von Generation zu Generation weitergegeben worden.

Viele Rezepturen und Methoden der chinesischen Medizin verbreiteten sich bis Japan – und ab dem späten 18. Jahrhundert wurden auch im Westen z. B. Rhabarber, Lakritze, Aconit und Ingwer als Heilmittel benutzt.

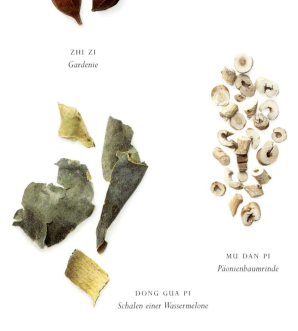

ZHI ZI
Gardenie

Jeder Teil einer Pflanze kann verwendet werden – Wurzel, Samen, Rinde, Blüte, Knospe, Blatt, Stamm und Stengel.

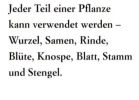

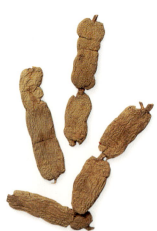

BA JI TIAN
Morinda-Wurzel

MU DAN PI
Päonienbaumrinde

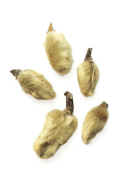

DONG GUA PI
Schalen einer Wassermelone

XIN YI HUA
Magnolienknospen

治療
HEILKRÄUTER

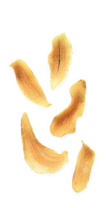

BAI HE
Lilienzwiebel

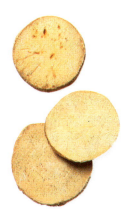

ZE XIE
Wasserplatanenknolle

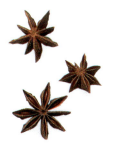

BAI JIAO HUI XIANG
Sternanis

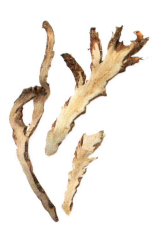

SHI CHANG PU
Felsen-Schwertlilie

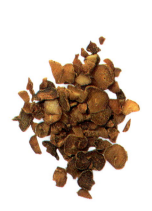

YAN HU SUO
Corydalis-Knolle

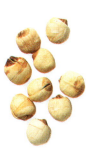

LIAN ZI
Lotussamen

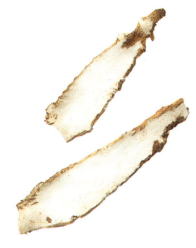

BAI ZHI
Angelikawurzel

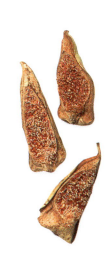

WANG BU LIU XING
Baccariasamen

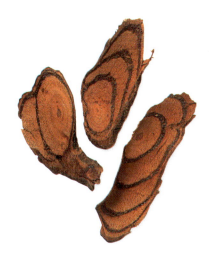

JI XUE TENG
Milettia-Stamm

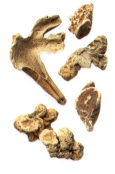

SHE GAN
Belamlanda-Wurzel

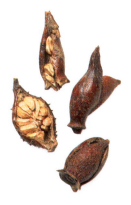

JIN YING
Hagebutte

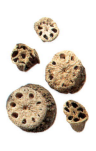

OU JIE
Lotusknolle

183

TIERE

TIERISCHE BESTANDTEILE *werden seit mindestens 100 v. Chr. in Kräuterheilmitteln verwendet. Dies hängt auch mit der Bedeutung der Ernährung in der chinesischen Medizin zusammen. Eine ausgewogene Ernährung trägt zur Erhaltung der Gesundheit bei, und eine Diät stellt sie wieder her. Nahrungsmittel werden in heiß und kalt unterteilt und dazu verwendet, Hitze oder Kälte im Körper zu behandeln. Beispielsweise wird eine Kräutersuppe mit gesalzenen Fischköpfen, die man als mild betrachtet, gegen Fieber verschrieben. Krebs oder Schwein werden als kalt eingestuft und darum gegen innere Hitze verschrieben, während eine Suppe mit Schwein und Kresse wegen der heißen Pflanzensubstanz als heiß betrachtet und bei Erkältungen eingesetzt wird.*

Auch Magie und Symbolismus spielen eine Rolle bei der Verwendung von tierischen Bestandteilen. Man glaubt, daß die Haupteigenschaften des jeweiligen Tieres auf den Patienten übergehen, oder eine bestimmte Substanz wird aufgrund ihrer Symbolik angewandt, z. B. Hirschhorn zur Wiederherstellung der Manneskraft. Organe wie Leber oder Herz werden in die Ernährung einbezogen, um das entsprechende menschliche Organ zu stimulieren.

So wurden schon im siebten Jahrhundert Heilmittel auf der Basis von Reh- und Lammschilddrüsen mit Algen (alle heute als jodreich bekannt) gegen den Kropf empfohlen.

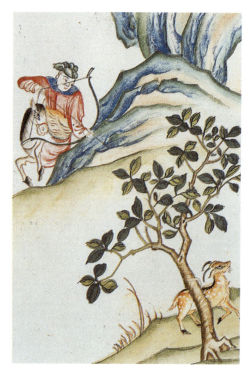

OBEN
Die Jagd bot wichtige Nahrungsmittel und medizinische Zutaten und Gelegenheit zur Erholung.

Nicht alle tierischen Heilmittel stammen von lebenden Tieren. Muschel- und Eierschalen sowie angebliche Drachenzähne und Drachenknochen mit exotischen Namen werden auch verwendet, obwohl sie nichts anderes sind als versteinerte Knochen.

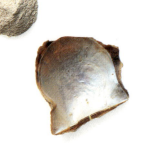

ZHEN ZHU MU
Perlmutt

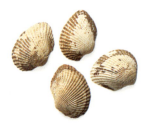

WA LENG ZI
Herzmuschelschalen

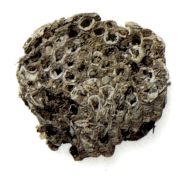

FENG FANG
Hornissennest

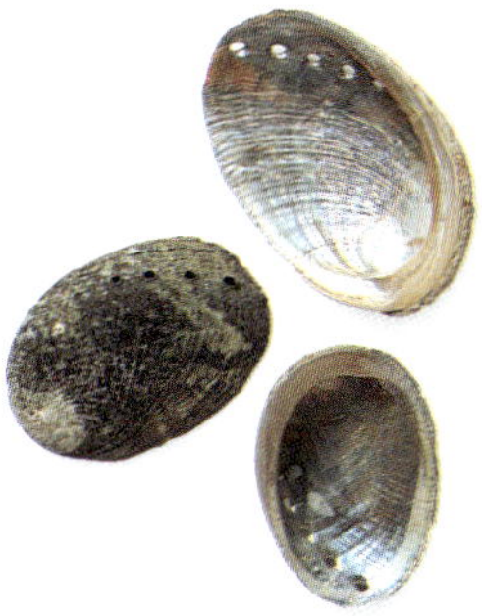

治療

H
E
I
L
K
R
Ä
U
T
E
R

SHI JUE MING
Abalonemuschel

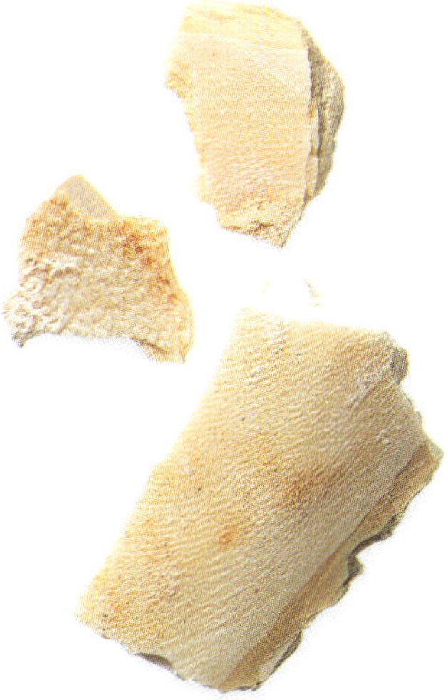

HAI PIAO
Tintenfischknochen

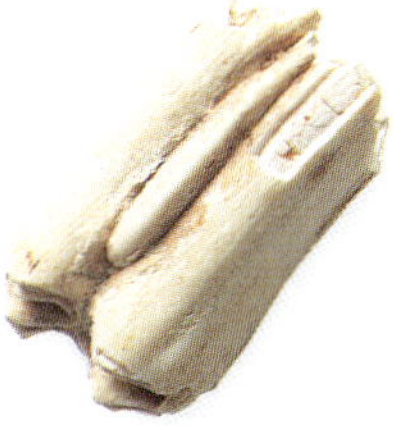

LONG CHI
Drachenzahn
(Versteinerte Tierzähne)

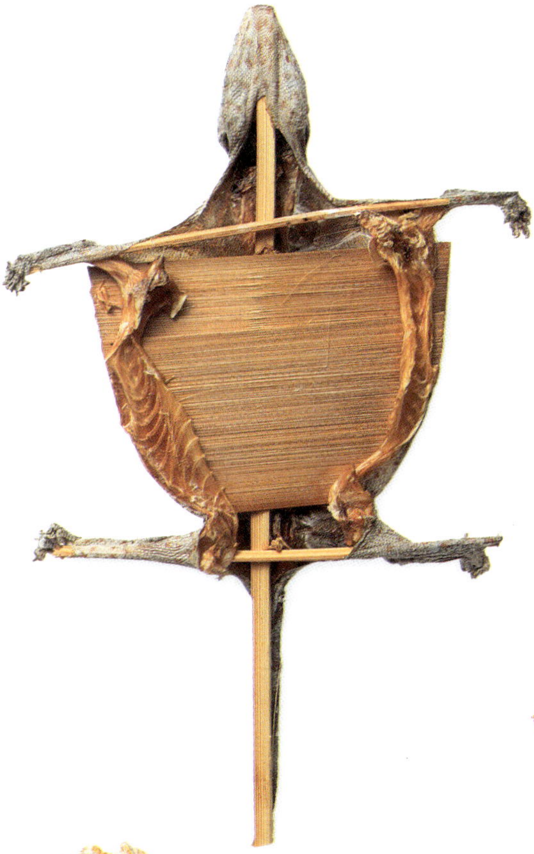

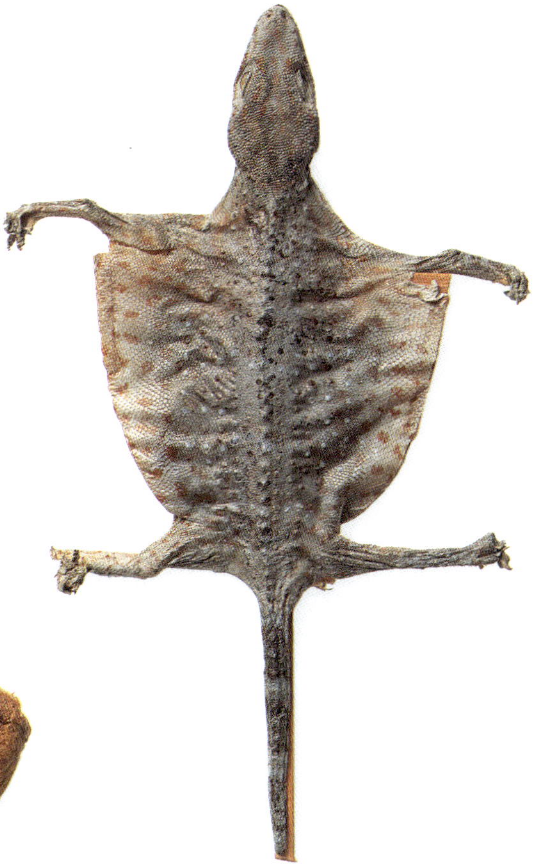

GE JIE
Gekko
(Bauch und Rücken)

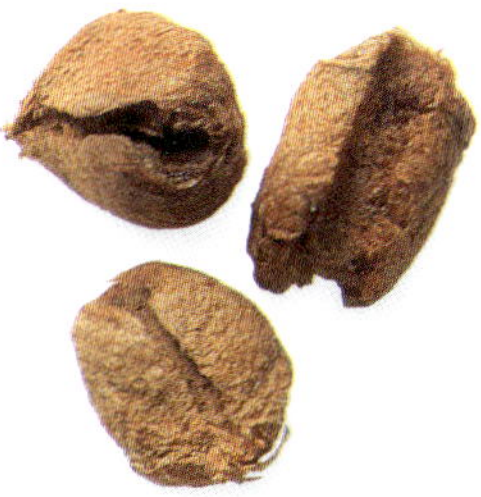

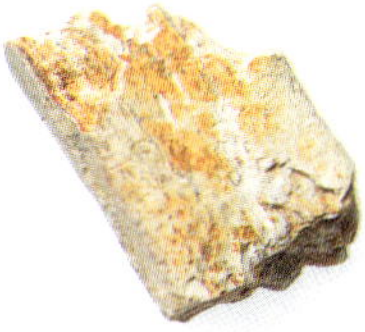

LONG GU
Drachenknochen
(Versteinerte Tierknochen)

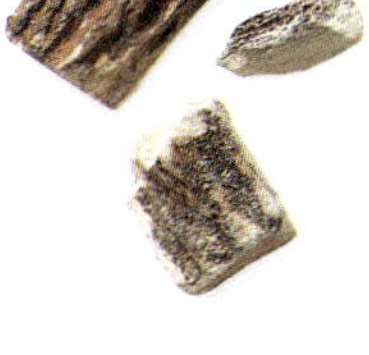

SANG PIAO XIAO
Eiersack
der Gottesanbeterin

LU JIAO SHUANG
Geweihsprosse

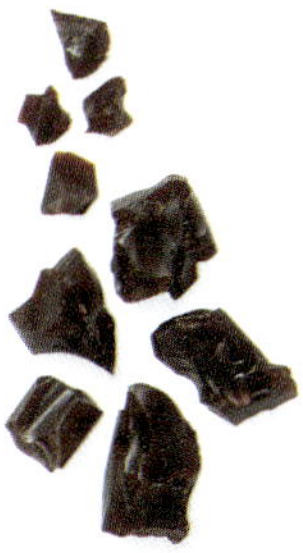

E JIAO
Leim aus Eselshaut

185

MINERALIEN

AUCH IN *der westlichen Medizin ist die Bedeutung von Mineralien und sogenannten Spurenelementen wie Zink und Kupfer in der Ernährung allgemein anerkannt. Sie akzeptiert auch die Verbindung zwischen einigen Erkrankungen und dem Mangel oder Überschuß an Mineralstoffen, entweder als Folge falscher Ernährung oder aufgrund der Unfähigkeit des Körpers, diese Elemente im Stoffwechsel zu verarbeiten. So steht Anämie beispielsweise in Bezug zu einem niedrigen Eisenspiegel, Gicht ist auf einen Jodmangel zurückzuführen und Flüssigkeitsansammlungen sowie hoher Blutdruck sind Folgen von zuviel Salzkonsum.*

Wir benötigen kleine Mengen von lebenswichtigen Mineralien in unserer täglichen Ernährung, die wir meist durch folgende Nahrung aufnehmen: Kalzium durch Milchprodukte und grünes Gemüse, Eisen durch Fleisch, Haferflocken, Sirup, Natrium durch Salz, Kalium durch Milch, Kartoffeln, Obst und Gemüse, Magnesium durch Gemüse, Zink durch Hülsenfrüchte, Fleisch, Vollkorn, einige Nußarten, Jod durch Meeresfrüchte und Algen. Wahrscheinlich ist der Erfolg einiger pflanzlicher und tierischer Heilmittel-Bestandteile teilweise ihrem Mineralstoffgehalt zuzuschreiben. Die chinesische Medizin verwendet auch einige Mineralien als eigenständige Heilmittel. Sie werden entsprechend ihrer heißen/kalten und aufsteigenden bzw. absteigenden Eigenschaften und nach ihrer besonderen Affinität verschrieben.

UNTEN
Wandernde Kräuterärzte führten ihre eigenen tierischen, pflanzlichen und mineralischen Heilmittel mit sich.

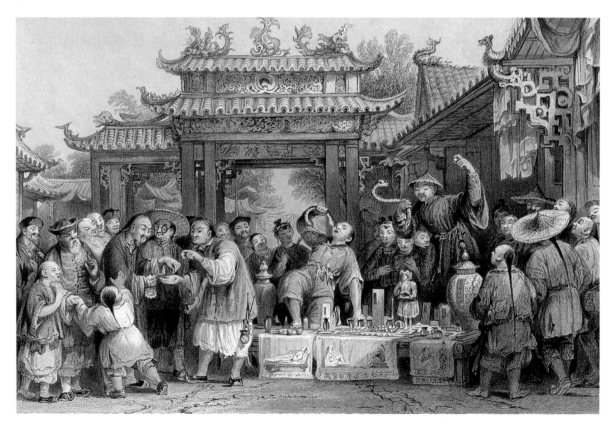

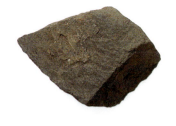

CI SHI
Kaolin

Mineralien werden meist zu Pulver vermahlen, um sie dann mit anderen Mitteln zu mischen.

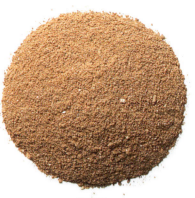

CHI SHI
Hallytositum rubrum

治療
HEILKRÄUTER

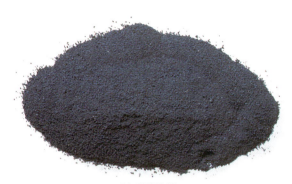

DA QUING YE
Indigo

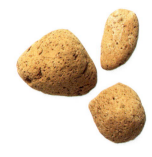

FU HAI SHI
Bimsstein

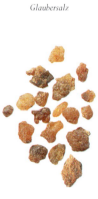

MANG XIAO
Glaubersalz

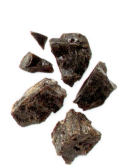

RU XIANG
Duftharz

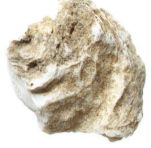

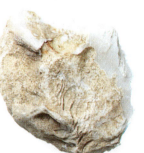

MU LI
Austernschale

HU PO
Bernstein

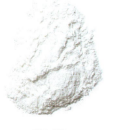

HUA SHI
Talkum

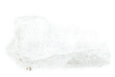

MING FAN
Alaum

BING PIAN
Borneol

187

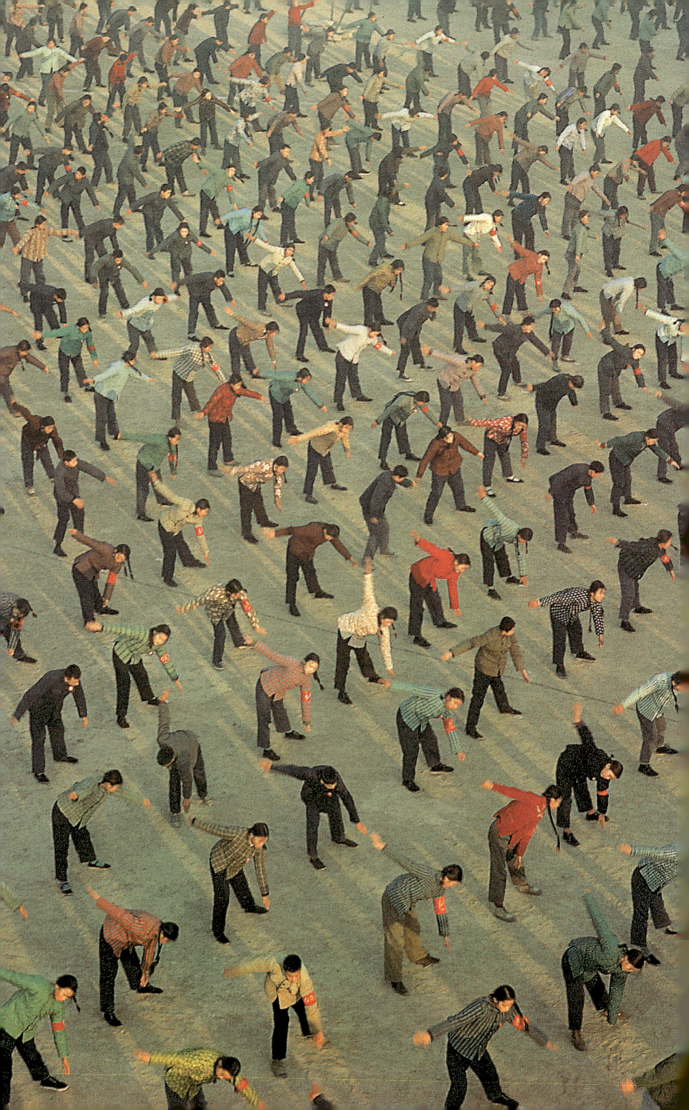

QI GONG

SCHON UM *viertel vor sechs Uhr sind die Straßen von Peking sehr belebt. Ein wichtiger Teil der frühmorgendlichen Aktivitäten findet dabei in den vielen kleinen und großen Parks statt, die über die Stadt verstreut liegen: Hier fangen Tausende von Chinesen ihren neuen Tag an.*

Um sechs Uhr früh beben die Parkanlagen vor Bewegung und Menschen: einige alleine, einige in lockeren Grüppchen, andere in straff geordneten Abteilungen. Das Gemeinsame für all diese Aktivitäten ist das „Qi" – die vitale Lebensenergie, die für eine gesunde Körperfunktion zuständig ist. Qi ist ein zentraler Gedanke und beherrscht alles, von Ernährung und Medizin bis hin zur Lebenseinstellung, sogar bis zur Einteilung des Lebens- und Arbeitsraumes. „Gutes" Qi wird durch Atemluft und Essen aufgenommen; „schlechtes" Qi wird dabei ausgetrieben und als Teil des ewig kosmischen Umlaufs wieder erneuert. Der frühe Morgen ist die beste Tageszeit, um Qi aufzunehmen, und der beste Platz dafür ist in der freien Natur. Sogar in den überfüllten und verschmutzten Städten hütet und verehrt man die Plätze, an denen die Natur sich zeigt, egal, wie klein sie sind.

Das Bild, das man in den Parks von Peking erblickt, ist entweder dynamisch-anmutig, langsam und rhythmisch oder statisch ausgewogen und ausdrucksstark. Täglich üben Tausende von Menschen die fließenden Bewegungen verschiedener Tai Chi-Formen, die konzentrierte Ruhe und Beweglichkeit der Qi Gong-Stellungen und die friedvolle Klarheit der Meditation. Ziel all dieser Übungen ist, den Qi-Fluß durch die Meridiane und Nebenbahnen im Körper zu verbessern, um optimale körperliche Widerstandskraft und Beweglichkeit zu erreichen und einen klaren, ruhigen Kopf zu bekommen. Qi Gong ist das traditionelle körperliche und geistige Mittel gegen die Schwierigkeiten des täglichen Lebens, das in China nicht mehr und nicht minder anstrengend ist als in anderen Teilen der Erde.

Um halb acht sind die Parks wieder leer, mit Ausnahme einiger älterer Leute, die sich unterhalten oder Schach spielen, oder jungen Müttern, die mit ihren Kindern spielen. Das tägliche Ritual vom „Bewegen des Qi" ist wieder einmal vorüber – bis zum frühen Abend, wenn die Menschen in die Parks zurückkehren und wieder ihre Tai Chi- und Qi Gong-Übungen machen auf ihrer Suche nach körperlicher und geistiger Gesundheit.

OBEN
Die chinesischen Schriftzeichen von Qi und Gong.

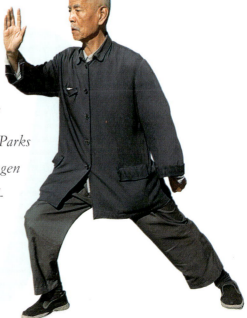

LINKS
Qi Gong-Übungen sind Teil des täglichen Lebens in China.

RECHTS
Qi Gong-Übungen entwickeln ein starkes Energiesystem.

HINTERGRÜNDE

OBEN
Bequeme Kleidung und weiche Schuhe sind unverzichtbar.

DIE BEZEICHNUNG Qi Gong wird oft als „Entwicklung des Qi" bezeichnet. Aber diese etwas freie Übersetzung ist irreführend, da sie andeutet, daß Qi nicht selbstverständlich vorhanden ist, sondern erst entwickelt werden muß. Dabei wird das Wesentliche übersehen, Qi ist überall und immer vorhanden: Es umfließt, durchdringt alles und versorgt alles im Universum mit Energie, auch unsere Körper. Eine bessere Übersetzung, die eher die Bedeutung von Qi Gong erfaßt, ist „Energiepflege". Dies beinhaltet, daß die Ausübung hilft, die wirksamste Qi-Bewahrung, seinen besseren Fluß und optimalen Gebrauch zu erreichen – um Gesundheit und Wohlbefinden zu verbessern.

Die Szene im Park betont, wie sehr diese Übungen, die man unter dem Begriff „Qi Gong" zusammengefaßt hat, Teil der chinesischen Kultur sind – und auch bereits vor vielen tausend Jahren waren.

Erst in den letzten zwanzig bis dreißig Jahren spricht man im Westen von Qi Gong-Übungen. Die scheinbare Einfachheit vieler Haltungen und Bewegungen führten anfangs zu einer ablehnenden Haltung. Heute ist die Wirkung von Qi Gong bei der Behandlung von Krankheiten und zur Vorbeugung eindeutig bewiesen. Jede Erörterung chinesischer Medizin sollte die Bedeutung dieser Übungen hervorheben.

Ein archäologischer Beweis für die Anwendung von Qi Gong ist „die Inschrift auf einem Jade-Anhänger über Qi Gong", eine Gravierung aus der Zhou-Dynastie (ca. 600 v. Chr.), die Qi Gong in Theorie und Praxis erörtert. Eine der berühmtesten Entdeckungen, die „Dao Yin Bilder", eine Seidenmalerei aus der Han-Dynastie (die die Jahrhunderte kurz vor und zu Beginn des Christentums umfaßt), zeigt eine Reihe von Qi Gong-Haltungen mit kurzen Beschreibungen über ihren therapeutischen Nutzen.

Allgemein wurden Qi Gong-Übungen innerhalb von Familien weitergegeben oder in Klöstern, wo sie regelmäßig von daoistischen und buddhistischen Mönchen praktiziert wurden. Verschiedene Schulen entwickelten sich mit unterschiedlichen Schwerpunkten, aber letztendlich teilen sich all die tausend Qi Gong-Haltungen und Bewegungen die gleichen Prinzipien, die der gesamten chinesischen Medizin zugrunde liegen. Es geht um das Anregen und Tonisieren von Qi-Leere, das Reinigen von Qi-Stau oder -Fülle und um die Stärkung von innerem und äußerem (oder

UNTEN
Qi Gong-Übungen stärken und gleichen Qi aus.

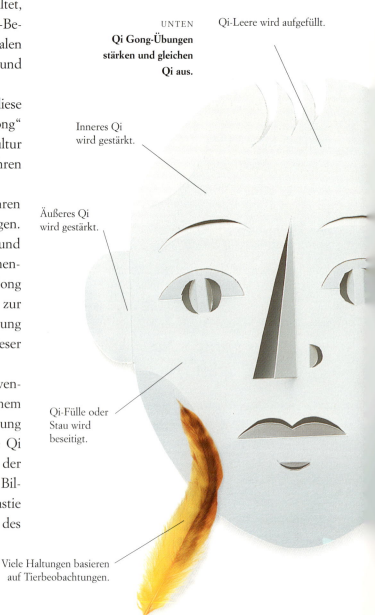

Qi-Leere wird aufgefüllt.

Inneres Qi wird gestärkt.

Äußeres Qi wird gestärkt.

Qi-Fülle oder Stau wird beseitigt.

Viele Haltungen basieren auf Tierbeobachtungen.

schützendem) Qi. Einige Übungen stärken und harmonisieren das lebenswichtige innere Qi des Körpers und stellen sicher, daß alle Zangfu-Systeme wirksam arbeiten. Andere sorgen mehr dafür, äußere Erscheinungsformen des Qi aufzubauen, um den Körper zu schützen. Die ersten Formen sind als Nei Dan (inneres Lebenselixir), die letzteren als Wei Dan (äußeres Lebenselixir) bekannt.

Mit Wei Dan-Übungen ist man fähig, mit Muskelkraft scheinbar erstaunliche Kunststücke zu vollbringen – etwa einem direkten Hieb mit einem scharfen Speer zu widerstehen. Die weniger spektakulären Nei Dan-Übungen dienen dazu, das innere Qi zu stärken, um Gesundheit und ein langes Leben zu erlangen.

Es gab viele Qi Gong-Meister über die Jahrhunderte, und Traditionen blühten auf, während andere ausstarben. In den letzten zwanzig Jahren sind chinesische Meister in den Westen, nach Amerika und Europa gezogen und haben Qi Gong-Übungen einem größeren und anspruchsvollerem Publikum vorgestellt. Sie haben Schüler angezogen, die mittlerweile ihre Fähigkeiten so weit entwickelt haben, daß sie nun selbst andere unterweisen können. Eine steigende Zahl von engagierten westlichen Lehrern zeigt nun, daß diese Übungen auch hier gestreßten Menschen helfen, ihr Immunsystem zu stärken und Disharmonien zu bewältigen.

Während das Verständnis von Qi Gong und die Anzahl der Therapeuten zunimmt, entwickeln sich auch Bezüge zu anderen Zweigen der chinesischen Medizin. Mehr und mehr Menschen beginnen zu verstehen, daß Akupunktur- oder Heilkräuterbehandlungen durch Qi Gong verstärkt werden, und daß die Übungen auf lange Sicht diese Therapien sogar überflüssig machen können.

Es gibt keine anerkannte Qi Gong-Ausbildung, was die Suche nach einem passenden Lehrer oft schwierig macht. Es ist daher wichtig zu betonen, daß der volle Nutzen von Qi Gong-Übungen nur durch eine professionelle Betreuung erreicht werden kann. Manche Lehrer haben nur geringe Grundlagenkenntnisse der chinesischen Medizin und sind nicht geeignet, Qi Gong-Übungen mit Störungen im körperlichen Energiesystem übereinzubringen.

Wenn Sie einen Qi Gong-Lehrer suchen, stellen Sie sich folgende Fragen:

▶ Kennt und versteht dieser Lehrer die Grundlagen der chinesischen Philosophie und Medizin?

▶ Unterrichtet dieser Lehrer in einer großen, unpersönlichen Halle oder in einem Turnsaal mit vielen Schülern oder in kleinen überschaubaren Gruppen, die einen persönlichen Dialog erlauben?

▶ Macht dieser Lehrer den Eindruck, daß er die Stunden hauptsächlich wegen des Geldes gibt?

▶ Empfinde ich diesen Lehrer und seine Einstellung als angenehm?

Nutzen Sie letztendlich Ihre Intuition, und tun Sie das, was Ihnen Ihr Gefühl sagt.

Im Gegensatz zu Tai Chi, bei dem ein Lehrer unumgänglich ist, können Qi Gong-Übungen bis zu einem gewissen Grad selbst erlernt werden. In diesem Sinne geben Ihnen die folgenden einfachen Übungen einen Anhaltspunkt für das, was Ihnen Qi Gong anzubieten hat. Sie sind aber kein Ersatz für einen guten Lehrer.

BEWEGUNG UND TIERE IM QI GONG

Qi Gong-Übungen können aus statischen Haltungen oder aus Bewegungen bestehen, die leicht ineinanderfließen. Einige Bewegungsabläufe sind relativ einfach, andere bestehen aus dynamischeren Formen, die durch Tierbeobachtungen beeinflußt sind. Dazu gehört Dayan (Wildgans)- und der Schwimmende Drachen-Qi Gong.

QI GONG-ÜBUNGEN

VORBEREITUNG

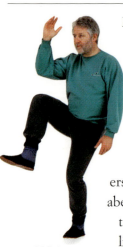

OBEN
Diese Übung heißt „Goldener Hahn steht auf einem Bein".

Mit Qi Gong beginnt man nicht einfach ohne Vorbereitungen. Es ist wichtig, den Raum und sich selber sorgfältig vorzubereiten, um optimal von den Übungen zu profitieren. Viele der folgenden Punkte erscheinen selbstverständlich, aber manchmal ist es eben wichtig, auch das Selbstverständliche noch einmal zu beschreiben, um die Botschaft zu verstärken.

- Entscheiden Sie vor Beginn, wie lange Sie üben wollen.
- Stellen Sie sicher, daß Sie während der Übung nicht gestört werden (Telefon, Familienmitglieder usw.). Besteht die Gefahr der Störung, sollten Sie die Übung auf einen geeigneteren Zeitpunkt verlegen.
- Tragen Sie lockere und bequeme Kleidung. Es ist nicht nötig, eine „Uniform" zu tragen wie bei Karate. Aber alles, was Sie anhaben, sollte bequem sein und Sie entweder wärmen oder kühlen (je nach Temperatur). Manche Lehrer meinen, daß man Schwarz (eine Yin-Farbe) tragen sollte, da Tai Chi und Qi Gong im Wesentlichen Yin-Charakter haben im Vergleich zu Karate, das mehr Yang-betont ist. Bei Karate wird normalerweise Weiß getragen. Diese Vorstellung hat einiges für sich, aber man muß daraus natürlich keine Kleidervorschrift herleiten. Sie können diese Überlegungen gerne bei der Auswahl der Kleidung berücksichtigen, geben Sie jedoch im Zweifelsfall der Bequemlichkeit den Vorzug.
- Nehmen Sie sich einige Minuten Zeit, um bewußt im Raum oder im Freien zu „sein", bevor Sie Ihre Aufmerksamkeit den Übungen zuwenden.
- Sorgen Sie dafür, daß die Temperatur angenehm ist – weder zu heiß, noch zu kalt, zu windig oder feucht. Dies ist besonders wichtig, wenn Sie im Freien üben. Der Extranutzen des Übens im Freien kann zunichte gemacht werden, wenn das Wetter zu schlecht ist. Das Eindringen „äußerer Übel" wird in der chinesischen Medizin als eine Hauptursache für Krankheiten und Störungen angesehen. Wenn Sie im Freien üben, sollten Sie ihre Kleidung der Umgebung und dem Wetter anpassen. In geschlossenen Räumen ist es wichtig, daß der Raum gut belüftet und angenehm temperiert ist. Vermeiden Sie Gasöfen oder elektrische Heizungen, wenn dies möglich ist.

OBEN
Diese Übung ist als „Im Gras die Schlange suchen" bekannt.

LINKS
Diese symmetrische Haltung ist bekannt als „Reitersitz".

DIE ERSTEN FÜNF MINUTEN

WIE BEI jeder Form der körperlichen Übung ist es wichtig, sich richtig aufzuwärmen. Wenn Sie eine Qi Gong-Übung machen, bewegen und dehnen Sie nicht nur sanft den Körper, sondern versuchen Sie auch den Geist zu beruhigen, um ihre Gedanken zu sammeln und sich auf das Qi einzustimmen, das sie umgibt. In diesem Sinne gebe ich hier einen Vorschlag für ein fünfminütiges Aufwärmen, bevor Sie mit einer Form von Tai Chi oder Qi Gong beginnen.

- *Verwenden Sie ungefähr zwei Minuten auf sanftes Dehnen und Strecken des Körpers – in jeder Form, die Ihnen angenehm ist –, um das Blut zum Fließen zu bringen und die Muskeln zu erwärmen. Überdehnen und zerren Sie dabei nicht: dies würde zu einem lokalen Qi- oder Blutstau führen. Führen Sie alle einfachen Übungen durch, die Ihnen gerade guttun.*
- *Nachdem Sie sich körperlich aufgewärmt haben, suchen Sie die Stelle im Raum oder im Freien, an der Sie sich am angenehmsten fühlen. Dies mag Ihnen am Anfang seltsam erscheinen, aber je mehr Sie sich der Umgebung bewußt werden, um so empfänglicher werden Sie für die „energetische Ökologie" von Plätzen – Sie fühlen sich an manchen Stellen besser als an anderen.*
- *Nachdem Sie Ihre bevorzugte Stelle gefunden haben, nehmen Sie die klassische Tai Chi Anfangshaltung ein – Wu Chi oder „Leere". Diese Haltung ist folgendermaßen:*

1. Stehen Sie mit etwa um Schulterbreite auseinandergestellten und parallel zueinander stehenden Füßen; die Fußspitzen sollten dabei nach vorne zeigen und weder einwärts-, noch auswärts gedreht sein.

2. Beugen Sie die Knie leicht, aber nicht zu stark. Eine gute Faustregel ist, die Knie so zu beugen, daß Sie über das Knie noch die große Zehe sehen können. Wenn Sie den ganzen Fuß sehen können, sind die Knie nicht genug gebeugt; wenn Sie den Fuß nicht mehr sehen können, sind die Knie zu stark gebeugt.

3. Lassen Sie die Hände locker zur Seite fallen, als ob an den Fingerspitzen Gewichte hingen, die sie nach unten ziehen.

4. Beugen Sie die Schultern ein wenig nach vorne, aber beachten Sie, daß der Oberkörper ganz natürlich der Biegung der Wirbelsäule folgt.

5. Geben Sie dem Bauch Raum – ziehen Sie ihn nicht ein. Sie sollten fühlen, wie sich der Bauch beim Einatmen leicht vorwölbt und beim Ausatmen leicht einzieht.

6. Halten Sie den Kopf aufrecht, als wäre ein unsichtbarer Faden am Scheitelpunkt des Kopfes befestigt, der ihn nach oben zieht.

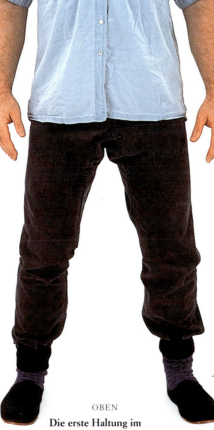

OBEN
Die erste Haltung im Qi Gong ist Wu Chi oder „Leere" benannt.

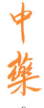

CHINESISCHE MEDIZIN

RUHENDER POL

DIESE FOLGE von fünf statischen Haltungen im Stehen gilt als eine der klassischen Qi Gong-Übungen. Sie ist relativ einfach, dennoch sind die Wirkungen, die man bei regelmäßiger Übung erzielen kann, beträchtlich.

Elemente des Ruhenden Pols gehören zu den am häufigsten geübten Haltungen im chinesischen Alltag. Am Anfang wird jede Stellung für zwei Minuten gehalten, die Zeit kann nach eingehender Übung auf fünf Minuten verlängert werden.

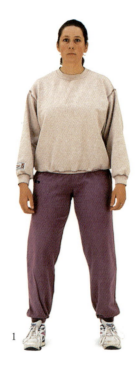

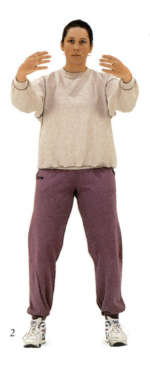

STELLUNG 1

Nehmen Sie die klassische Wu Chi-Haltung ein, wie sie auf Seite 193 beschrieben wird. Halten Sie sie zwei Minuten lang.

STELLUNG 2

Halten Sie die Arme in Höhe des oberen Brustkorbs nach vorne, so als würden Sie einen großen weichen Ball gegen die Brust drücken. Dabei liegen die Arme leicht gebeugt auf dem imaginären Ball. Halten Sie diese Stellung zwei Minuten lang.

STELLUNG 3

Halten Sie Arme und Hände vor Ihrem Gesicht nach oben, während der Kopf ganz leicht nach oben geneigt ist. Sehen Sie durch den Raum zwischen Ihren Händen. Die Hände zeigen mit den Handflächen vom Gesicht weg, als würden Sie einen heranfliegenden Ball abwehren. Halten Sie diese Stellung für zwei Minuten.

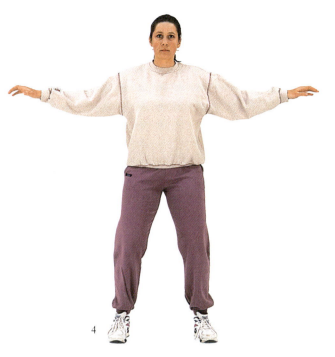
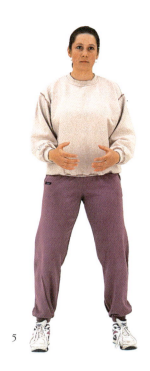

STELLUNG 4

Strecken Sie die Hände etwas über Taillenhöhe zur Seite aus. Die Handflächen zeigen dabei zum Boden. Stellen Sie sich vor, daß die Hände leicht auf einer weichen Oberfläche liegen, die sie stützt. Halten Sie diese Stellung für zwei Minuten.

STELLUNG 5

Halten Sie die Hände so, als würden Sie einen kleinen Energieball von der Größe eines Fußballs – oder etwas kleiner – vor das Dan Tien halten (siehe „Allgemeine Hinweise" unten). Halten Sie diese Stellung für zwei Minuten.

ALLGEMEINE HINWEISE

Während Sie die Stellungen üben, konzentrieren Sie sich auf den unteren Dan Tien-Bereich, der etwa fünf Zentimeter unter dem Nabel und siebeneinhalb Zentimeter unter der Hautoberfläche liegt. Diese Stelle, auch „Meer des Qi" genannt, ist einer der Hauptorte im Körper, wo das Qi gespeichert wird.

Atmen Sie während der Übung normal und langsam „durch das Dan Tien". Wölben Sie dabei den Unterbauch beim Einatmen leicht nach außen, und ziehen Sie ihn beim Ausatmen leicht ein.

Wenn die Übungen an irgendeinem Punkt anstrengend werden, machen Sie nicht weiter. Halten Sie die Stellungen nur so lange, wie Sie es als angenehm empfinden, und verlängern Sie die Übungszeit nach und nach. Es ist nutzlos, ja schädlich, den Körper zu überanstrengen: Tatsächlich können dadurch auch Probleme von Qi-Leere bzw. Qi-Stau auftreten.

Die scheinbare Leichtigkeit dieser Stellungen verführt manche Menschen dazu, sie als einfach anzusehen. Doch das ist ganz sicher nicht der Fall, und Sie sollten dabei immer aufmerksam Ihr Können und Ihren Übungsstand berücksichtigen.

Wenn Sie richtigen Nutzen aus der Übung ziehen wollen, ist es notwendig, sie regelmäßig durchzuführen, am besten jeden Tag, wenn es möglich ist. Nur gelegentliches Üben bringt so gut wie gar nichts.

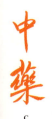

BROKAT-ÜBUNGEN IM STAND

DIESE ÜBUNGSFOLGE entstand aus Ba Dua Jin, „Den Acht Brokaten". Die Vorstellung von acht Abschnitten hat im chinesischen Denken einen hohen Symbolwert.

Jin (Brokat) ist ein Symbol von höchster Schönheit in China. Diese acht Haltungen stammen aus der Südlichen Song-Dynastie (1127– 1279) und werden im Stand durchgeführt. Beginnen Sie die Übungen mit einer ruhigen Vorbereitungszeit, wie sie auf Seite 193 beschrieben wird, indem Sie sich aufwärmen und lockern, sorgfältig Ihren Platz suchen und dann die Wu Chi-Haltung einnehmen. Dann fangen Sie an, konzentriert und regelmäßig zu atmen.

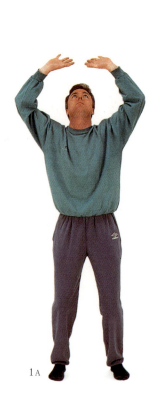

1A

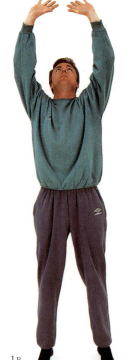

1B

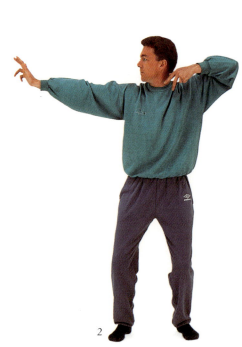

2

ÜBUNG 1

Den Himmel halten, um den Dreifachen Erwärmer zu fördern

Heben Sie beide Hände mit den Handflächen nach oben über den Kopf, als würden Sie den Himmel halten (1A). Die Augen folgen den Händen über dem Kopf. Stellen Sie sich auf die Zehenspitzen (1B), und halten Sie diese Stellung für einige Sekunden, bevor sie langsam in die Anfangsposition zurückkommen. Atmen Sie durch die Nase ein, während Sie die Arme nach oben heben, und atmen Sie durch den Mund aus, wenn Sie die Arme wieder senken. Wiederholen Sie die Übung bis zu acht Mal. Diese Übung soll den Qi-Fluß durch den San Jiao oder „Dreifachen Erwärmer" verbessern.

ÜBUNG 2

Bogen spannen zur Stärkung der Lunge

Von der Wu Chi-Haltung aus ziehen Sie die Hände nach oben, und spannen Sie einen unsichtbaren Bogen nach rechts. Strecken Sie Hand und Arm in maximaler Spannung aus.

Kehren Sie wieder in die Ausgangsposition zurück, und wiederholen Sie die Übung, indem Sie den Bogen nun nach links spannen.

Wiederholen Sie die Übung viermal auf jeder Seite, und atmen Sie dabei durch die Nase ein, während Sie die Arme heben, und durch den Mund aus, wenn Sie den Bogen spannen. Blicken Sie konzentriert über die erhobenen Finger am Ende des Bogens. Diese Übung soll die Lunge stärken.

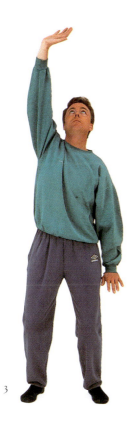
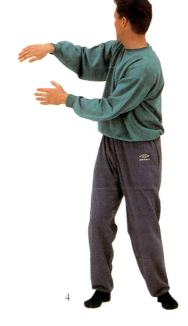

ÜBUNG 3

Himmel und Erde auseinanderdrücken, um Milz und Magen zu unterstützen

Aus der Wu Chi-Stellung heben Sie die rechte Hand mit der Handfläche nach oben gegen den Himmel. Die linke Hand geht mit der Handfläche nach unten in Richtung Boden. Dabei strecken Sie die Beine durch.

Atmen Sie in der Wu Chi-Stellung durch die Nase ein und beim Drücken des Himmels durch den Mund aus. Diese Stellung soll Milz und Magen unterstützen.

ÜBUNG 4

Die Kuh schaut nach dem Mond zur Verbesserung der Nieren

Drehen Sie den Körper aus der Wu Chi-Position nach rechts, wobei Sie die Arme vom Körper wegschieben. Der Blick folgt der Hüftdrehung.

Drehen Sie sich wieder in die Mitte zurück und machen Sie die Übung nach links. Wiederholen Sie sie viermal nach jeder Seite. Atmen Sie beim Beginn durch die Nase ein und beenden Sie die Ausatmung durch Nase oder Mund am Ende der Drehung.

Diese Übung soll die Nierenfunktion fördern. Sie dehnt auch die Muskeln des Oberkörpers und fördert die Sehschärfe.

ÜBUNG 5

Beugung zur Seite, um das Herz zu stärken

Beginnen Sie in der Wu Chi-Position, heben Sie den rechten Arm nach oben über den Kopf wie ein Tor; beugen Sie sich dann seitlich nach links. Gehen Sie über die Anfangsposition nach rechts, und wiederholen Sie die Übung auf der anderen Seite.

Atmen Sie in der Anfangsposition durch die Nase ein und bei der Seitendehnung aus. Diese Übung fördert die Funktion des Herzens, indem es übermäßiges Feuer ableitet.

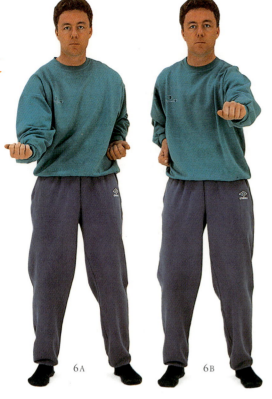

6A 6B

ÜBUNG 6

Fauststoßen zur Regulierung der Leber
Ballen Sie aus der Wu Chi-Stellung die rechte Faust, ziehen Sie den Arm leicht zurück, und stoßen Sie die Faust wieder nach vorne, während Sie den linken Arm nach hinten ziehen (6A). Wiederholen Sie dies auf der anderen Seite, indem Sie nun mit der linken geballten Faust nach vorne stoßen (6B). Wiederholen Sie vier Folgen auf jeder Seite.

Atmen Sie in der Anfangsposition durch die Nase ein und bei der Vorwärtsbewegung durch den Mund kräftig aus. Stellen Sie sich dabei vor, daß Sie angestauten Ärger loslassen.

Diese Übung soll einen leichten Qi-Fluß durch die Leber fördern.

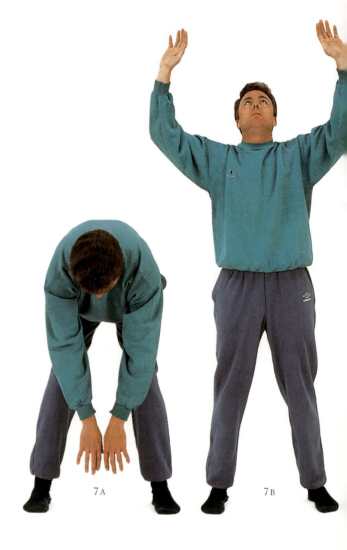

7A 7B

ÜBUNG 7

Heben und Senken für die Nieren
Beugen Sie sich aus der Wu Chi-Haltung mit gestreckten Beinen nach vorne (7A). Die Handrücken berühren sich dabei leicht und kommen gemeinsam wieder nach oben.

Heben Sie die Arme über den Kopf, und ziehen Sie die Arme leicht auseinander (7B). Lassen Sie die Arme kreisförmig nach unten in die Ausgangsposition sinken. Wiederholen Sie dies achtmal.

Atmen Sie zu Beginn durch die Nase ein und beenden Sie die Ausatmung, wenn Sie die Arme ganz oben halten.

Diese Bewegung fördert und stärkt die Nieren.

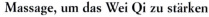

WARNUNG

Schwangere sollten diese Übungen nicht machen – in extremen Fällen können sie zu Fehlgeburten führen.

Massage, um das Wei Qi zu stärken

Am Ende der acht Übungen bewegen Sie sich locker und klopfen dabei entweder mit den Fingerspitzen oder mit einer leicht geschlossenen Faust die Meridiane entlang der Arme, Beine, am Körper und auf dem Kopf ab. Dies stimuliert den Fluß des äußeren und beschützenden Wei Qi. Zudem hilft es dem Körper beim Aufbau des Immunsystems und bei der Abwehr von Krankheit. Wenn Sie mit einem Partner üben, können Sie die Abschlußmassage auch gegenseitig durchführen.

Einige der Brokatübungen konzentrieren sich auf das Tonisieren und Stärken der Nieren. Aus Sicht der chinesischen Medizin ist dies sehr wichtig, weil die Nieren die Quelle aller Yin- und Yang-Energie im Körper sind. So unterstützen sie auch die Funktion aller anderen Zangfu-Systeme.

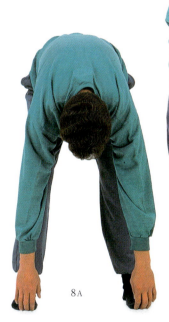
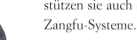

8A   8B

ÜBUNG 8

Beugen und Strecken zur Stärkung der Nieren

Beugen Sie sich aus der Wu Chi-Stellung mit gestreckten Beinen nach vorne und berühren Sie den Boden (8A). Kommen Sie wieder nach oben, und legen Sie die Hände mit den Handrücken an den unteren Rücken. Beugen Sie sich zurück und strecken Sie sich, so weit Sie können (8B).

Atmen Sie bei Beginn der Beugung durch die Nase ein und am Ende durch den Mund aus. Atmen Sie in der Ausgangsstellung wieder ein und beim Zurückbeugen aus. Wiederholen Sie die Sequenz achtmal.

Diese Übung stärkt die Nieren und fördert ihre Funktion.

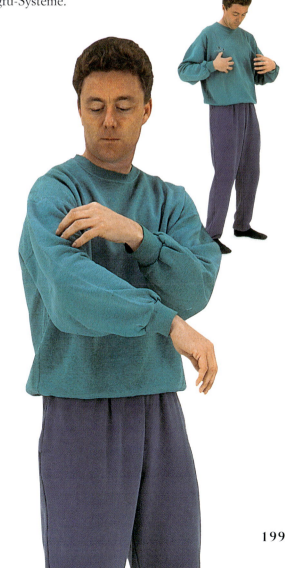

199

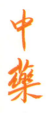

BROKAT-ÜBUNGEN IM SITZEN

DIESE FOLGE von sechs Qi Gong-Übungen, die im Sitzen ausgeübt werden, stammt aus der Ming-Dynastie (1368–1644). Jede Bewegung dient zur Stärkung eines bestimmten Teils des inneren Zangfu-Systems im Körper.

1. FORM

Das Herz stärken

Setzen Sie sich bequem auf einen Stuhl, die Füße schulterbreit fest auf den Boden gestellt. Klopfen Sie etwa dreißigmal Arme und Körper ab (1. Schritt), heben Sie dann die rechte Hand mit der Handfläche nach oben über den Kopf. Die linke Hand zeigt mit der Handfläche nach unten zum Boden (2. Schritt). Schlagen Sie die Zähne etwa 30mal aufeinander. Dann gurgeln Sie mit dem angesammelten Speichel, bevor Sie ihn herunterschlucken (3. Schritt). Meditieren Sie am Ende der Übung (4. Schritt). Sie hilft bei Herzklopfen und stärkt das Brust-Qi.

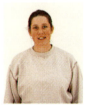

3. SCHRITT

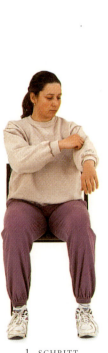

1. SCHRITT

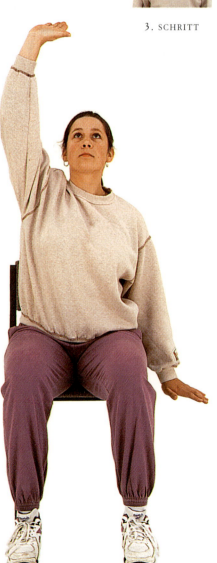

2. SCHRITT

4. SCHRITT

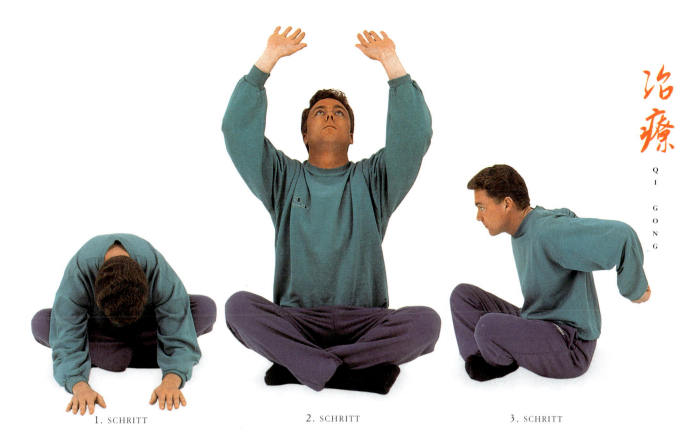

1. SCHRITT   2. SCHRITT   3. SCHRITT

2. FORM

Stärkung der Lunge

Setzen Sie sich im Schneidersitz auf den Boden. Beugen Sie sich nach vorne, bis die ausgestreckten Arme den Boden berühren (1. Schritt). Heben Sie dann die Arme nach oben und richten den Oberkörper auf. Strecken Sie sie mit den Handflächen nach oben Richtung Himmel (2. Schritt). Wiederholen Sie dies dreimal. Trommeln Sie dann 32mal mit beiden Fäusten auf den oberen und unteren Rücken (3. Schritt). Klappern Sie 30mal mit den Zähnen, gurgeln Sie mit dem Speichel, und schlucken Sie ihn hinunter. Meditieren Sie am Ende der Sequenz. Diese Übung hilft, die Lunge von äußeren Windeinflüssen zu befreien.

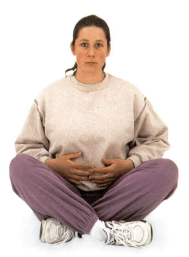 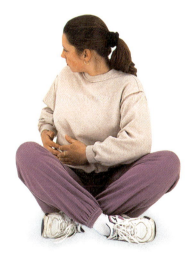 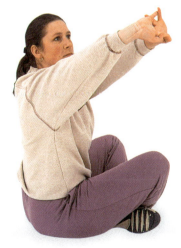

1. SCHRITT   2. SCHRITT   3. SCHRITT

3. FORM

Stärkung der Leber

Sitzen Sie aufrecht im Schneidersitz. Die Handflächen zeigen nach innen auf das Dan Tien (1. Schritt). Drehen Sie den Oberkörper 15mal nach rechts und nach links (2. Schritt). Verschränken Sie die Finger ineinander, und drücken Sie sie achtmal mit den Handflächen nach außen vom Körper weg (3. Schritt).

Klappern Sie mit den Zähnen und schlucken Sie den Speichel herunter. Schließen Sie mit einer stillen Meditation ab. Diese Übung beseitigt inneren Leberwind.

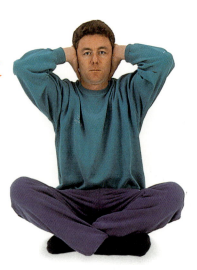
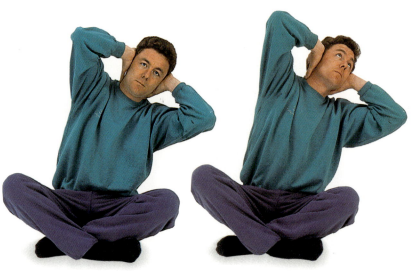

1. SCHRITT   2. SCHRITT   3. SCHRITT

4. FORM

Stärkung der Nieren

Sitzen Sie aufrecht im Schneidersitz. Legen Sie die Hände auf die Ohren, die Ellenbogen zeigen nach außen (1. Schritt). Beugen Sie sich fünfmal nach rechts und links (2. Schritt). Ziehen Sie dann je 15mal die Arme hoch nach rechts und links, die Hände liegen weiter auf den Ohren (3. Schritt). Klappern Sie mit den Zähnen, und schlucken Sie den Speichel. Meditieren Sie ruhig. Diese Übung soll Nieren und Blase stärken.

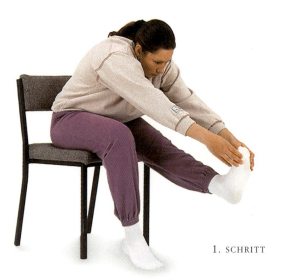

1. SCHRITT

5. FORM

Stärkung der Gallenblase

Setzen Sie sich auf einen Stuhl. Halten Sie den linken Fuß mit beiden Händen, und bewegen Sie ihn 15mal (1. Schritt) von einer Seite zur anderen. Wiederholen Sie es mit dem rechten Fuß. Halten Sie sich am Sitz fest, drücken den Körper nach vorne und beugen sich möglichst weit nach hinten. In dieser Position einige Sekunden bleiben, 15mal wiederholen (2. Schritt). Klappern Sie mit den Zähnen, und schlucken Sie den Speichel. Meditieren Sie. Diese Form harmonisiert den Qi-Fluß in der Galle.

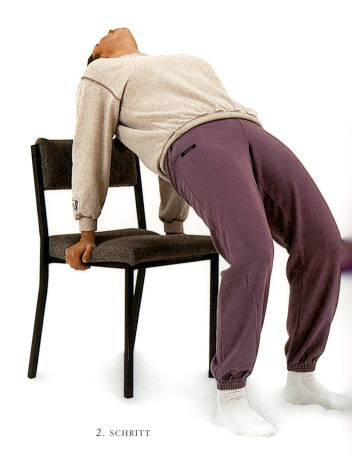

2. SCHRITT

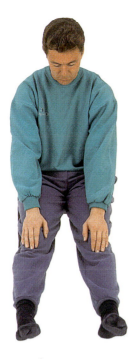

1. SCHRITT

6. FORM

Stärkung der Milz

Setzen Sie sich auf einen Stuhl. Strecken Sie die Beine nach vorne, und legen Sie die Hände auf Ihre Knie (1. Schritt). Heben Sie die Arme mit nach oben zeigenden Handflächen, und beugen Sie den Rücken möglichst weit nach hinten. Bleiben Sie einige Sekunden in dieser Position (2. Schritt). Legen Sie die Hände zurück auf die Knie. Wiederholen Sie dies fünfmal, knien Sie sich dann auf allen vieren auf den Boden. Drehen Sie den Kopf nach links und rechts, und schauen Sie über die jeweilige Schulter – auf jeder Seite fünfmal (3. Schritt). Mit den Zähnen klappern und den Speichel schlucken. Diese Übung fördert Milz und Verdauung

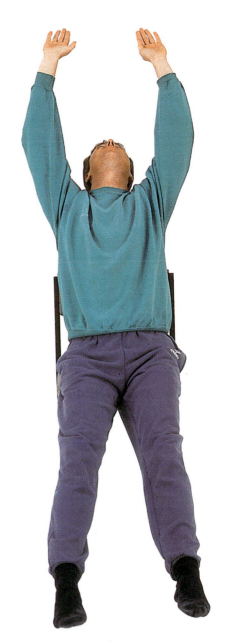

2. SCHRITT

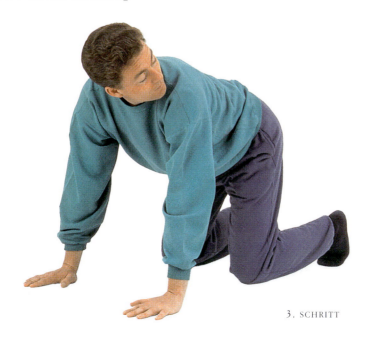

3. SCHRITT

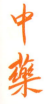

TAI CHI QI GONG ÜBUNGSFOLGE

DIE FÜNF ELEMENTE

Diese kurze fließende Bewegungsübung hat die selben Eigenschaften wie eine Tai Chi-Übung, ist aber viel kürzer und leichter erlernbar. Sie arbeitet mit den Fünf Elementen *(siehe Seite 26)*. Somit stellt sie uns nicht nur das Gefühl des Fließens in einer Bewegungsübung vor, sondern schafft auch eine Verbindung zu den kraftvollen Symbolen der chinesischen Medizin. Regelmäßig geübt, fördert diese Folge Beweglichkeit und Biegsamkeit durch einen ausgewogenen Qi-Fluß im Körper.

Beginnen Sie in der klassischen Wu Chi-Haltung (1. Schritt), und heben Sie die Hände vor das untere Dan Tien. Stellen Sie sich vor, Sie halten einen Feuerball in den Händen (2. Schritt). Verharren Sie einige Minuten in dieser Stellung, und konzentrieren Sie sich auf diese Vorstellung.

Ziehen Sie den Feuerball in das Dan Tien hinein. Feuer läßt Wasser verdampfen, welches dann zum Himmel aufsteigt (3. Schritt). Das Wasser wird zur Wolke (4. Schritt) und fällt als Regen (5.–7. Schritt) zu Boden. Der Regen nährt die Erde (8. Schritt), aus der die Samen des Baumes wachsen (9. Schritt). Der Baum wird groß, stark und bewegt sich im Wind (10.–12. Schritt). Schließlich stirbt der Baum, und seine organische Materie ernährt wieder die Erde (13. Schritt). Diese vermodernde Substanz bildet irgendwann einmal Mineralien und Metalle, die von rechts (14. Schritt) und links (15. Schritt) aufgenommen werden.

Der Elementen-Zyklus endet damit, daß Sie die Arme öffnen, um das ganze Universum zu umarmen (16.–17. Schritt) und es in Ihr Dan Tien holen (18. Schritt). Die Übung hört in der Wu Chi-Position (19. Schritt) auf.

Unter den Tausenden von Qi Gong-Folgen, -Haltungen und -Übungsanleitungen sind, wie die Chinesen oft selbst sagen, die einfachen Ruhender-Pol-Übungen die „Krone" des Qi Gong. Wenn Sie diese regelmäßig und sorgfältig üben, werden Sie erstaunliche Erfolge für Ihre Gesundheit und Ihr Wohlbefinden verspüren.

Qi Gong-Übungen beginnen mit der typischen Anfangshaltung. Sie zeigen Bilder der Fünf Elemente, wie sie sich im kosmischen Zyklus abwechseln. Ein Feuerball läßt das Wasser verdampfen, das aufsteigt, um Regenwolken zu bilden, die wiederum die Erde nähren. Bäume wachsen, rauschen im Wind, sterben, zerfallen zu Mineralien und Metallen. Die Stärke des Universums wird nach innen gezogen und die Sequenz endet, wie sie begonnen hat.

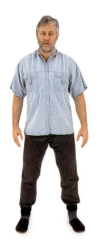
1. SCHRITT

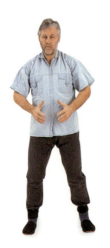
2. SCHRITT

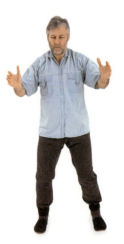
3. SCHRITT

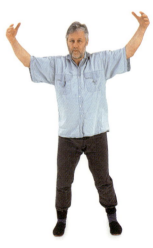
4. SCHRITT

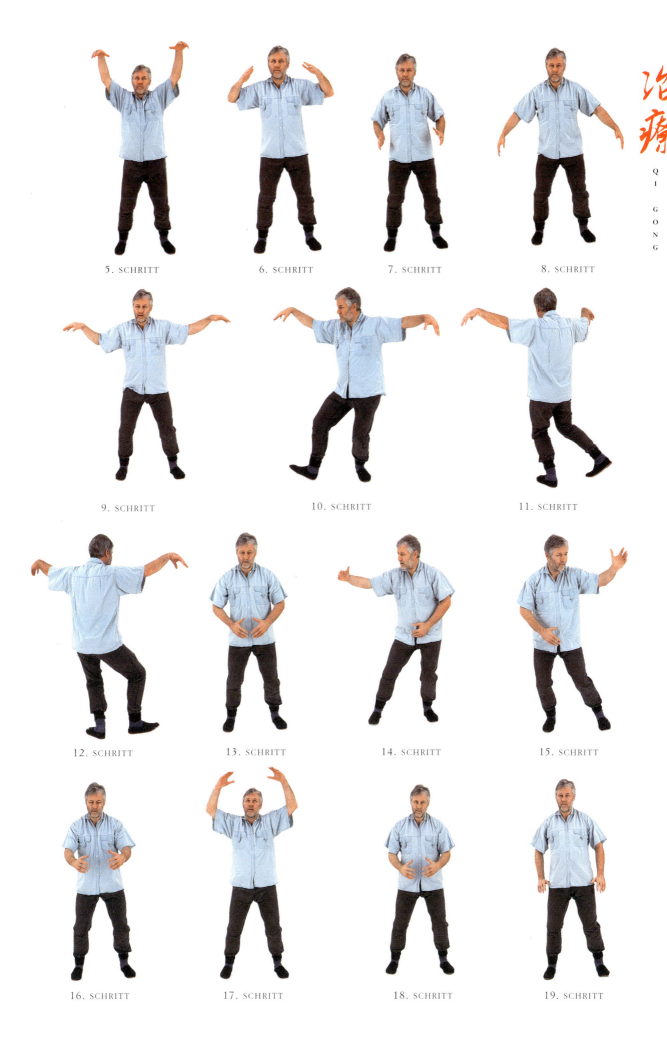

TAI CHI, TAI CHI CHUAN

Viele Menschen im Westen sind besser mit den anmutigen, fließenden Bewegungen der Tai Chi-Formen vertraut, als mit den mehr statischen Qi Gong-Formen. Doch beide haben denselben philosophischen Hintergrund, beide verbessern und erhalten Gesundheit und Wohlbefinden. Man kann die Formen des Tai Chi Chuan („höchste Faust" oder „höchste Kunst des Boxens") eigentlich als eine dynamische Form von Qi Gong, oder „Energiepflege" auffassen.

Grundsätzlich war Tai Chi Chuan ein kraftvoller Kampfsport, doch hinter dem kämpferischen Zweck stecken dieselben daoistischen Prinzipien: die Entwicklung von perfekter Harmonie zwischen den Yin- und Yang-Energien im Körper, die Unterstützung eines leichten und unbehinderten Qi-Flusses durch den Körper und das Bewahren einer optimalen Gesundheit.

HINTERGRUND

TAI CHI und Tai Chi Chuan dürfte es schon vor 2000 Jahren als daoistische Kampfkunst gegeben haben. Die Mythologie verbindet die Ursprünge dieser Künste mit dem indischen Mönch Bodhidharma. Er lehrte die Mönche des Shaolin-Klosters im fünften Jahrhundert Zen-Boxen, aus dem sich Kung-Fu entwickelt hat. Tai Chi Chuan kann bis in das 14. Jahrhundert zu dem daoistischen Mönch Chang San Feng zurückverfolgt werden. Er soll von einem kämpferischen Tanz eines Vogels mit einer Schlange geträumt haben und daraus eine Folge von dreizehn Bewegungsabläufen entwickelt haben. Die Übungen haben sich mit der Zeit weiterentwickelt und immer wieder verändert. Viele Formen von Tai Chi werden heutzutage in China ausgeübt; zu den bekanntesten Stilarten, die im Westen gelehrt werden, gehören:

- *Yang – lange und kurze Form*
- *Wu*
- *Sun*
- *Chen*
- *Wudang.*

Jeder Stil hat seine eigenen Positionen, Abfolgen und Bewegungen, aber alle haben die gleichen daoistischen Grundlagen, die sie fest mit dem Qi Gong verbinden.

Tai Chi als Kampfsportart verlangt einiges an Engagement – Training, Disziplin und Zeit – wie es von einem Schüler, dessen Ziel es lediglich ist, sich fit und gesund zu halten, kaum erreicht werden kann. Darum sollte man das Wort „chuan" („Faust") fallen lassen und die Beschreibung „Tai Chi" (das „Höchste") verwenden. Wer Erfahrung mit Tai Chi als Bewegungsform hat, kann bestätigen, daß es sicher die „höchste" Form der Übung ist, Qi-Fluß auszubalancieren, Shen oder den Geist zu beruhigen und eine vollkommene innere und äußere Gesundheit zu erreichen.

LINKS
Tai Chi-Übungen basieren auf Tai Chi Chuan, der jahrtausendealten Kampfkunst.

TAI CHI UND CHINESISCHE MEDIZIN

WENN SIE Tai Chi richtig lernen möchten, brauchen Sie die Unterstützung und Überwachung eines erfahrenen Lehrers. Zwar kann man die Grundzüge der einfachen Qi Gong-Stellungen aus einem Buch erlernen, doch läßt sich Tai Chi nicht auf diese Art und Weise erlernen, auch nicht von einem Video. Ein wirklich nützliches Buch über Tai Chi sollte viele Abbildungen enthalten, die zeigen, wie die Formen ausgeführt werden.

Tai Chi verbessert die Beweglichkeit und Kraft der Gliedmaßen und des Rumpfes. Es führt zu einer sehr guten, aufrechten Körperhaltung; es beseitigt Qi-Stau in den Meridianen und den Nebenbahnen und führt zu einem ausgewogenen Yin und Yang Qi-Fluß durch alle inneren Zangfu-Systeme.

Die Feinheit und die Komplexität des Tai Chi setzen einen Prozeß in Gang, der niemals zu Ende geht. Wer sich auf diesen Weg begibt, wird eine lebendige Erfahrung mit Energien machen. Wie kaum eine andere Methode führt Tai Chi Körper, Geist und Seele zu harmonischer, freier Beweglichkeit.

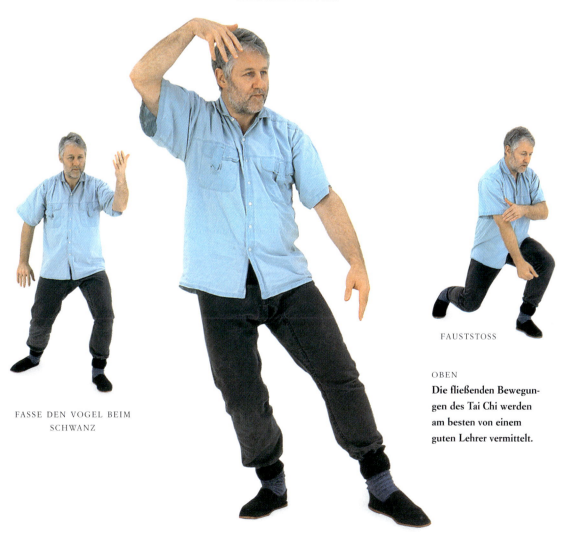

GEHOCKTE PEITSCHE

FASSE DEN VOGEL BEIM SCHWANZ

FAUSTSTOSS

OBEN
Die fließenden Bewegungen des Tai Chi werden am besten von einem guten Lehrer vermittelt.

DER WEISSE KRANICH BREITET DIE FLÜGEL AUS

HEILEN MIT QI GONG

HEILEN MIT mit Qi Gong ist ein faszinierendes und gleichzeitig kontroverses Thema in der chinesischen Heilkunst. Hierbei leitet der Behandler sein eigenes Qi, das über die Akupunkturpunkte seines Körpers austritt, in den Patienten, um dessen Qi-Fluß zu verbessern. Meist geschieht dies ohne körperlichen Kontakt. Kernpunkt der Qi Gong-Heilung ist das starke und robuste Energiesystem des Therapeuten, das er durch intensive Qi Gong-Übungen entwickelt hat. Immer mehr Literatur und Beweismaterial aus China beschreiben Aussendung und Übertragung von Qi in einen Patienten, um dessen energetische Ausgewogenheit wiederherzustellen.

Viele chinesische Kliniken haben eine Qi Gong-Abteilung. Diese Verfahren ähneln dem des Handauflegens im Westen. Heilen mit Qi Gong wird auch bei Patienten in Akupunkturkliniken benutzt, um die Behandlungen zu unterstützen.

In den meisten großen öffentlichen Parks der Großstädte Chinas finden sich Qi Gong-Meister, die Heilung und Unterricht anbieten. Ein Meister, dem ich bei seiner Arbeit zusehen durfte, hatte eine Gruppe von Krebspatienten, die jeden Tag zu einer Kombination von Qi Gong-Übungen und Heilungsbehandlungen kamen.

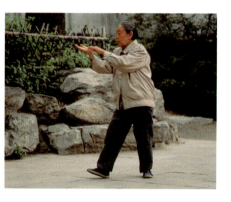

OBEN
Viele Menschen glauben, daß ihnen durch Qi Gong-Heilung geholfen wurde, die meist ohne jeden Körperkontakt erfolgt.

Auch wenn noch keine statistischen Daten vorliegen, kann man dennoch aus Fallgeschichten entnehmen, daß viele Patienten von der Heilbehandlung profitieren. Eine Frau, die achtzehn Monate lang täglich gekommen war, gab an, daß ihr Arzt ihr vor zwei Jahren gesagt hatte, sie hätte nur noch zwei oder drei Monate zu leben. Obwohl der Krebs nicht verschwunden war, wurde ihr Zustand viel stabiler, und sie konnte wieder Dinge tun, auf die sie vorher lange verzichten mußte.

Zum Übertragen von Qi werden einige charakteristischen Handhaltungen benutzt, etwa „Fünf Donnerfinger" und „Gespreizte Klaue".

Qi Gong-Heilung wird allmählich auch im Westen bekannt. Sie erfordert aber selbst von Therapeuten der chinesischen Medizin ein enor-

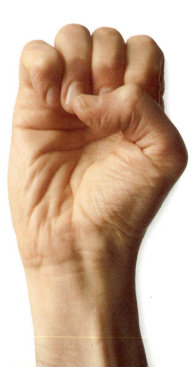
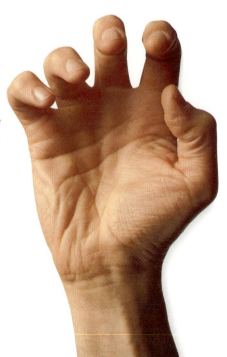

LINKS
Fünf Donnerfinger, eine Handhaltung, durch die ein Qi Gong-Heiler Qi verströmt.

RECHTS
„Gespreizte Klaue",
eine weitere Heilgeste.

mes Umdenken. Es wird noch viele Untersuchungen und Anstrengungen brauchen, bevor diese Heilungsform auch außerhalb Chinas als Therapie anerkannt wird.

Es ist sehr wahrscheinlich, daß viele Arten von „Handauflegen" oder „Geistheilung" im Westen auf einen Energietransfer zwischen Behandler und Patienten zurückgehen, der den Qi-Fluß harmonisiert und Disharmonien beseitigt. Die chinesische Medizin bietet für diesen Prozeß die verständlichste theoretische Erklärung.

Wie schon gesagt, arbeitet die chinesische Medizin auf energetischer Ebene und bewirkt dadurch körperliche Veränderungen. Niemand sollte daran zweifeln, daß es Aussendung und Übertragung von Qi gibt. Voraussetzung für diese Methode ist ein sehr tiefes Verständnis der chinesischen Medizin, eine spezielle Ausbildung und die begleitete praktische Übungszeiten.

Erinnern Sie sich stets, daß beim Heilen mit Qi Gong kraftvolle Energien beteiligt sind. Daher sollten Sie sich der Qualifikation und Erfahrung des gewählten Therapeuten sicher sein.

Qi Gong entwickelt sich gerade erst als eigenständiges therapeutisches Instrument im Westen. Doch es hat die Möglichkeit, neben Akupunktur und den Heilkräuteranwendungen eine wichtige Rolle in der chinesischen Medizin zu übernehmen. Bis dahin kann durch regelmäßiges Üben von Qi Gong viel für die Gesundheit getan werden. Diese Selbsthilfe ist sehr viel sinnvoller, als zu warten, bis der Körper zusammenbricht und ein medizinischer Eingriff notwendig wird.

FAZIT

Qi Gong und Tai Chi zeigen viele Seiten des für die chinesische Medizin so typischen Paradoxons. Die Übungen sind so sanft und scheinbar ohne Anstrengung durchzuführen, und doch sind sie unbeschreiblich kraftvoll. Sie bringen jedem einen unermeßlichen Nutzen, der sie zu einem Teil seiner Gesundheitsvorsorge macht.

Es geht bei diesen Übungen immer darum, „im Fluß zu sein", nicht um große Anstrengungen. Die Wirkung tritt dadurch ein, daß feinstoffliche Energieströme, -felder und -bahnen in den tieferen Schichten der Persönlichkeit aktiviert werden, die den grobstofflichen Prozessen in Gewebe, Muskeln und Organen zugrundeliegen. Energieübungen haben Auswirkungen auf den ganzen Körper, da alle Systeme miteinander verbunden sind.

LINKS

Einige Tai Chi- und Qi Gong-Lehrer arbeiten auch mit einer Art Qi Gong-Heilung.

HEILENDE HÄNDE

Massage ist in vielen Kulturen bekannt. Sie entspringt einem instinktiven Verhalten. Qi Gong-Therapie beinhaltet auch eine Form von Massage und Handauflegen. Dabei überträgt sich Qi vom Therapeuten auf den Patienten. Obwohl auch von Quacksalbern mißbraucht, sind einige spektakuläre Heilungen bekannt.

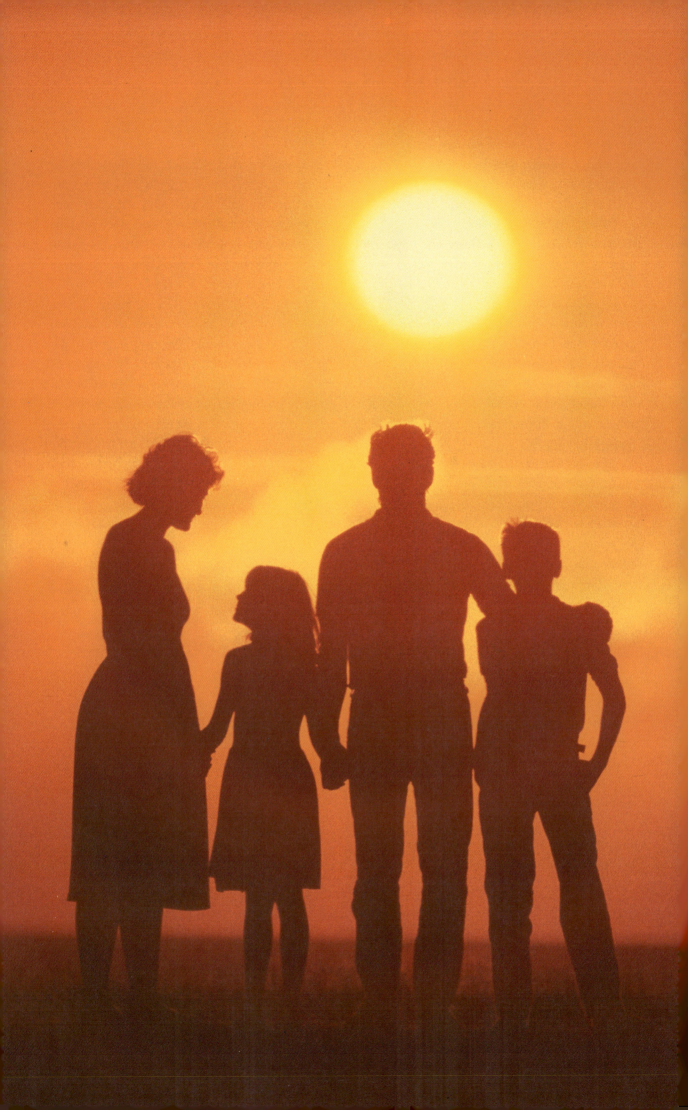

LEBENSWEISE

WIR WERDEN ständig mit widersprüchlichen Ratschlägen bombardiert: iß dieses, laß jenes, mache diese Übungen oder jenen Sport, trinke ein wenig Alkohol, trinke gar keinen Alkohol und so weiter. Manchmal scheinen die Ratschläge vernünftig, andere Male widersprechen sie sich und verwirren nur. Doch all das bestätigt nur, daß wir instinktiv erkennen, welche Bedeutung unsere Lebensweise für Gesundheit und Wohlbefinden hat.

Es ist klar, daß die Erhaltung eines gesunden und vitalen Körpers und Geistes durch eine entsprechende Lebensweise unterstützt werden muß. Das größte Problem für die meisten von uns ist herauszufinden, was wir tun sollten. Darin gleichen sich chinesische Medizin und westliche Schulmedizin.

Die chinesische Medizin betont angemessene körperliche Übungen, Ernährung, Entspannung, soziale Beziehungen („Muster") und Lebensgewohnheiten als wichtige Maßnahmen zur Förderung eines gesunden Qi-Flusses im Körper. Das chinesische Modell unterscheidet sich vom westlichen in der Interpretation des Wortes „angemessen". Die Betonung der dynamischen Balance von Yin und Yang in allem, was wir tun, lehnt Extreme wie Überanstrengung oder Diäten ab. Ausgewogenheit und der „goldene Weg der Mitte" sind alles. Nichts wird völlig unterdrückt, und nichts wird für das Wichtigste gehalten.

Außer der persönlichen Lebensweise bezieht das chinesische System auch die Energiefelder eines Ortes mit ein, was der westlichen Sicht völlig fremd erscheint. Die Arbeit mit unserer materiellen Umgebung zur Verbesserung von Gesundheit und Wohlbefinden wird Feng Shui (ausgesprochen „Fang Schoi") genannt. Das folgende Kapitel zeigt, wie stark die Dynamik unseres Lebensstils und die Kraftfelder der Umgebung zu Krankheiten und Disharmonie beitragen.

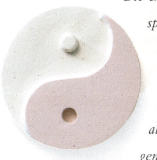

OBEN
Die gesunde Balance ist im Leben wichtig.

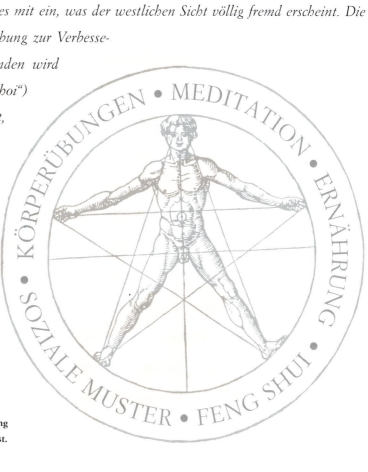

LINKS
Unsere Lebensweise beeinflußt unsere Gesundheit und Vitalität.

RECHTS
Die chinesische Betrachtung empfiehlt Harmonie mit unserer Umgebung und mit uns selbst.

211

BEWEGUNG

OB MAN *sich körperlich bewegt oder nicht, kann sehr wichtig sein für die Entwicklung und Dauer einer Disharmonie. Grundsätzlich ist leichter Sport hervorragend geeignet, Qi und Blut im Körper zu bewegen, um alle wichtigen Energiesysteme zu nähren und zu schützen. Bewegungsmangel kann dagegen zu Trägheit und damit zu Qi-Stau bzw. -Mangel führen. Aber auch zuviel körperliche Anstrengung kann schwächen.*

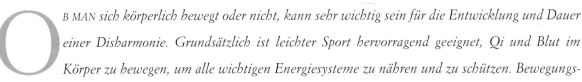

LINKS
Leichter Sport ist wirkungsvoller, als bis an die Grenzen zu gehen.

Es ist ziemlich beeindruckend, Chinesen bei ihren täglichen Übungen in den Parks und Gärten der Städte zu beobachten. Die Vielfalt unterschiedlicher Übungsweisen und Fähigkeiten kann verwirrend sein. Aber das Fesselndste dabei ist, daß alle offensichtlich ohne körperlichen Streß üben – kein Schweiß, kein Keuchen und keine roten Gesichter, nur Anmut und fließende Bewegung. Bei uns dagegen versuchen viele, den Körper bis an seine Grenzen zu zwingen, weil sie glauben, daß man nichts erreicht hat, solange der Körper nicht droht zusammenzubrechen. Vielleicht übertreibe ich jetzt ein wenig, aber genau hier liegt der wesentliche Unterschied zwischen westlicher und chinesischer Auffassung von Sport.

Das chinesische System betont die sanfte fließende Bewegung des Körpers, die einen gleichmäßigen Qi-Fluß gewährleistet. Dieser ist für die Erhaltung von Gesundheit, Harmonie und Wohlbefinden nötig. Regelmäßige Tai Chi- und Qi Gong-Übungen erleichtern dieses Ziel und ermöglichen ein stetig gesundes Leben. Einige einfache Übungen wurden in dem Kapitel über Qi Gong bereits erläutert *(siehe Seite 193–203).*

Es wird sich jedoch nicht jeder für Tai Chi oder Qi Gong begeistern können, und selbst die, die es tun, finden nicht so leicht einen qualifizierten Lehrer. Tai Chi und Qi Gong sind keine Voraussetzung für ein ausgeglichenes Leben, obwohl sie sicherlich dazu beitragen. Es ist kein Zufall, daß sich die Chinesen, die ihre Übungen regelmäßig durchführen, bis ins hohe Alter einer guten Gesundheit und großen Vitalität erfreuen.

Dagegen führt die westliche Auffassung von Sport – z. B. bei der Leichtathletik – manchmal auch zu chronischen Beschwerden. Langstreckenläufer können zwar ein gutes Herz-Kreislauf-System entwickeln, aber oft leiden sie auch unter einem chronischen Qi-Mangel, der sie für Bagatellkrankheiten und Verletzungen empfänglich macht.

Das Bewußtsein für sanfte und rhythmische Bewegungen kann in jeder Sportart enorm nützlich sein. Die folgenden Richtlinien beschreiben ein gesundes ausgewogenes Fitneß-Verhalten aus Sicht der chinesischen Medizin:

- Vorsicht bei jeder Art von Sport, die den Körper an seine Grenzen treibt.
- Vorsicht bei Bewegungen, die eine plötzliche und starke Belastung auf den Körper ausüben – beispielsweise Gewichtheben oder Squash.
- Achten Sie auf die Wetterverhältnisse, wenn Sie draußen trainieren. Ziehen Sie sich warm an, besonders wenn es kalt oder feucht ist. Ansonsten wird der Körper für Wind, Kälte und Feuchtigkeit besonders empfänglich, und dies führt zu vielen Störungen.

Wenn Sie diese allgemeinen Hinweise sorgfältig beachten, können Sie jede gewünschte körperliche Aktivität ausüben. Einige Sportarten oder Freizeitbeschäftigungen sind jedoch besser mit den Prinzipien des chinesischen Systems zu vereinbaren als andere. Dazu gehören

- *Gehen*
- *leichtes Joggen*
- *Schwimmen (obwohl bei Vorliegen von „innerer Feuchtigkeit" Vorsicht geboten ist. Sie kann sich verschlimmern, wenn Sie längere Zeit im Wasser bleiben)*
- *Radfahren*
- *Yoga.*

Andere Disziplinen müssen eventuell entsprechend den Richtlinien auf Seite 212 angepaßt werden, um Probleme zu vermeiden. Kraftzehrende, anstrengende Teamsportarten wie Fußball sind gut für junge Leute, vorausgesetzt, sie gleichen diese Aktivitäten mit einigen sanften und Qi-aufbauenden Übungen aus. Sollten trotzdem Verletzungen auftreten, muß man dem Körper genug Zeit lassen, sie vollständig auszukurieren.

Kleinere Verletzungen sind das Ergebnis eines lokalen Qi-Staus, schwerere Traumen Folgen eines Blutstaus. Wenn es nicht zu einer vollständigen Ausheilung kommt, tritt die Stauung an den verletzten Stellen später wieder auf. Viele Fußballspieler entwickeln z. B. im Alter Arthritis in den Knien. Es mag sein, daß sich diese Beschwerden gar nicht oder nur schwächer entwickelt hätten, wenn sie regelmäßig Tai Chi- oder Qi Gong-Übungen nebenher gemacht hätten.

Noch einmal deutlich: Aus Sicht der chinesischen Medizin sind Sport und Fitneß sehr sinnvoll und wünschenswert. Die größte Wirkung erzielt man aber, wenn man dabei Maß hält.

UNTEN
Leider ist es im Westen aus der Mode gekommen, in die Arbeit zu laufen oder zu radeln – das Auto dominiert.

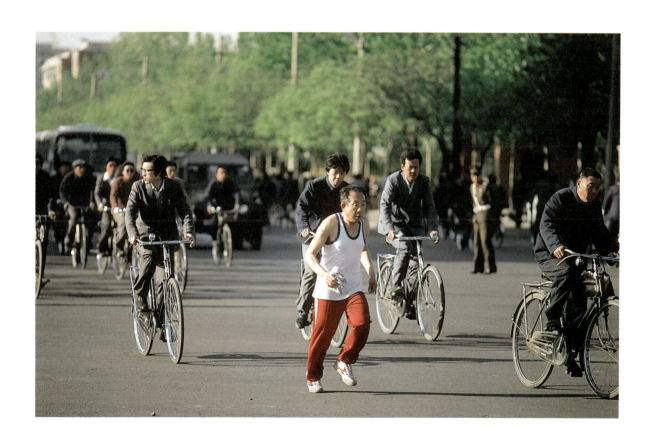

MEDITATION

HINTERGRUND

Die Vorstellung, daß Qi den Gedanken folgt, ist ein Grundsatz im daoistischen Denken und für das Ausüben von Qi Gong. Wenn der Geist verwirrt ist, zerstreut sich der Wille, und man ist unfähig, sich zu konzentrieren. Wenn die Gedanken zerstreut sind, wird das Körper-Qi häufig schwach. Das bedeutet: wenn Qi – wie es überall in der Literatur über Qi Gong zu lesen ist – in das untere Dan Tien absteigt (der Bereich um den Qihai-Punkt auf dem Dienergefäß, ungefähr 5 cm unter dem Nabel und 7,5 cm unter der Haut), wird der Wille stark und zielgerichtet, und der Geist beruhigt sich. Die drei Körperaspekte Geist, Wille und Qi gleichen sich in der Qi Gong-Theorie gegenseitig aus und unterstützen sich.

Um ganzheitliche Gesundheit und Wohlbefinden zu erlangen, ist es notwendig, den Geist zu beruhigen und den Willen auf ein Ziel zu konzentrieren. Dazu gibt es unterschiedliche Techniken, die nicht nur im Daoismus und im Qi Gong praktiziert werden. Sie führen zu großer Einsicht über die Geist-Körper-Beziehung in der chinesischen Medizin. Die Meditationstechniken sehen Sie auf den Seiten 215–217.

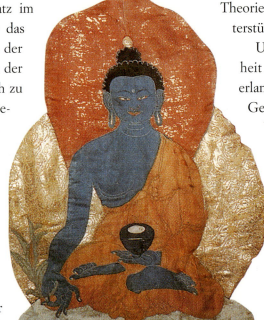

OBEN
Körperliche Gesundheit ist auch von einem klaren, ruhigen Geist abhängig.

MEDITATIONSTECHNIKEN

Nicht alle der vielen Meditationstechniken erfordern einen Trancezustand oder eine Bewegungslosigkeit. In Tai Chi- oder Qi Gong-Übungen entwickelt man einen meditativen Zustand während des Stehens oder Sitzens oder sogar in der Bewegung. Eine halbe Stunde Meditation am Tag – am besten immer zur gleichen Zeit – wirkt beruhigend und stärkend. Achten Sie darauf, nicht gestört zu werden. Tragen Sie bequeme, lockere Kleidung, und ziehen Sie sich warm genug an. Am besten meditieren Sie morgens in der frischen Luft. Vermeiden Sie es, bis zu einer Stunde vor bzw. nach dem Essen zu meditieren. Die Atmung ist sehr wichtig, sie harmonisiert den Qi-Fluß.

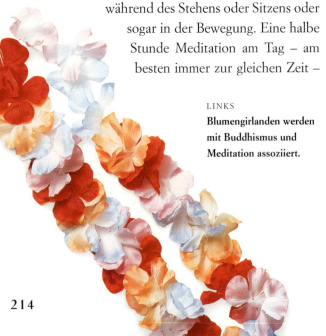

LINKS
Blumengirlanden werden mit Buddhismus und Meditation assoziiert.

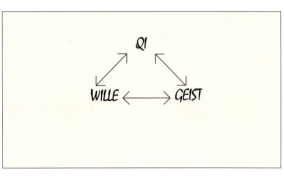

OBEN
Geist, Wille und Qi – die drei Aspekte des Körpers – sollten sich gegenseitig ausgleichen.

DAN TIEN-FOKUS IM STAND

WU CHI-HALTUNG

Diese Meditation kann in jeder klassischen statischen Qi Gong-Stellung ausgeführt werden oder auch in bequemer Sitzhaltung mit aufrechtem Rücken, den Baihui-Punkt auf der höchsten Stelle am Kopf mit den Himmeln verbunden. Hier wird sie in der Wu Chi-Grundhaltung gezeigt.

Beginnen Sie die Meditation mit der Wu Chi-Stellung *(siehe Seite 193)* – Körper aufrecht, aber nicht steif, Füße schulterbreit auseinander und parallel, Beine im Knie leicht gebeugt. Dies ist eine Grundhaltung im Tai Chi und Qi Gong und für diese einfache Meditation sehr hilfreich.

Sobald Sie sich in dieser Haltung wohl fühlen, werden Sie sich Ihrer Atmung bewußt. Während Sie durch die Nase einatmen, weiten Sie bewußt den Bauchraum und beim Ausatmen – durch die Nase oder den Mund – konzentrieren Sie sich auf das Zusammenziehen des Bauches. Konzentrieren Sie sich auf das Gebiet des unteren Dan Tien *(siehe Seite 214)*. Es heißt „Qihai" oder „Meer des Qi" und ist der größte Qi-Speicher im Körper. Außerdem ist er mit den beiden Sondermeridianen, dem Diener- (Ren Mo) und dem Lenkergefäß (Tou Mo), verbunden.

Beim Einatmen stellen Sie sich vor, daß Sie frisches Qi aus dem Universum in Ihren Körper bringen, zum „Qihai". Beim Ausatmen stellen Sie sich vor, daß das verbrauchte Qi den Körper verläßt, sich mit dem Universum wiedervereinigt und erneuert wird. Halten Sie diese Vorstellung für mindestens zehn Minuten, und fühlen Sie die Qi-Kraft, die Sie in Ihrem Körper speichern. Zum Schluß lassen Sie sanft die Konzentration auf Ihr Dan Tien los und machen sich langsam Ihren ganzen Körper wieder bewußt.

Wenn Sie anfangs nicht zehn Minuten lang meditieren können, sollten Sie so lange üben, wie es angenehm ist, und die Zeit langsam steigern. Später kann man eine halbe Stunde oder länger in dieser Haltung stehen.

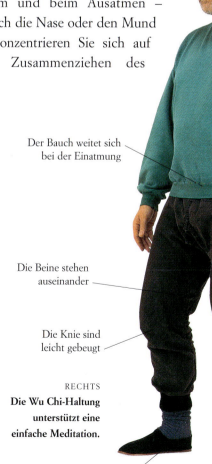

Der Bauch weitet sich bei der Einatmung

Die Beine stehen auseinander

Die Knie sind leicht gebeugt

Die Füße stehen parallel

RECHTS
Die Wu Chi-Haltung unterstützt eine einfache Meditation.

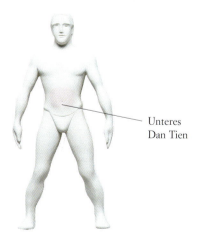

Unteres Dan Tien

OBEN
Leichtes Ein- und Ausatmen ist am wichtigsten.

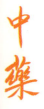

MEDITATION IM QI-FLUSS

DIESE MEDITATION ist eine vereinfachte Variante etwas esoterischerer Meditationen mit dem Ziel, den Qi-Fluß durch den Körper zu führen – wie beispielsweise bei Meditationen über den mikrokosmischen Kreislauf.

Bei dieser einfachen Meditationsart nehmen Sie eine der Grundstellungen im Qi Gong ein. Lassen Sie Ihren Geist nun das Qi-Gefühl im Körper wahrnehmen, wo auch immer es spürbar ist. Ziel dieser Meditation ist es, aus einem unbewußten Beobachtungszustand in einen bewußten überzuwechseln, in der der innere Wille den Qi-Fluß reguliert.

Nehmen Sie die Wu Chi-Haltung *(siehe Seite 193)* ein, und halten Sie diese für etwa eine Minute. Sobald Sie sich wohl fühlen, bringen Sie die Hände in Höhe des oberen Brustkorbes, als würden Sie einen großen Wasserball halten. Versuchen Sie, diese Übung zehn Minuten lang zu halten. Wenn Sie einige Monate lang täglich üben, sollte dies möglich sein. Atmen Sie dabei langsam und rhythmisch, genau wie in der vorher beschriebenen „Dan Tien"-Meditation.

Nach ein oder zwei Minuten empfinden Sie normalerweise eine Reaktion im Körper, vor allem in den Armen und den Handflächen. Beobachten Sie diese Gefühle für einige Minuten, ohne sich auf eine spezielle Stelle zu konzentrieren. Nach etwa fünf Minuten Meditation konzentrieren Sie sich nun auf einen Bereich, in dem Sie das Qi besonders spüren. Dies kann sich warm, kalt, kribbelnd, jukkend oder ähnlich anfühlen. Es gibt kein „richtig" oder „falsch" bei diesen Empfindungen, daher achten Sie nur darauf, was Sie spüren. Während Sie sich immer mehr konzentrieren, lenken Sie Ihren Willen auf den Qi-Fluß. Sie wollen das Qi nun so beeinflussen, daß es sanft durch die Meridiane fließt und jeden Körperbereich ernährt. Mit jedem Einatmen leiten Sie Qi durch die Meridiane, mit jedem Ausatmen schieben Sie es vorwärts. So erschaffen Sie einen ständigen Fluß zwischen Einatmen (bei dem Qi aus dem Universum in den Körper fließt) und Ausatmen (bei dem verbrauchtes Qi den Körper verläßt und zu seiner kosmischen Quelle im Universum zurückkehrt).

Halten Sie diese Vorstellung so lange wie möglich. Während Sie die Meditation beenden, lassen Sie die Arme wieder in die Wu Chi-Haltung zurücksinken. Übergeben Sie die Qi-Regulation einfach dem Willen Ihres Höheren Selbst. Diese Meditation kann sehr viel Energie und Kraft bringen, wenn Sie erkennen, daß Qi nicht nur ihre Lebensenergie ist, sondern die des ganzen Kosmos.

OBEN UND RECHTS

Die Ruhende Haltung unterstützt eine kraftspendende Meditation.

DIE FÜNF YIN-FARBMEDITATION

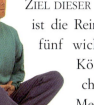

OBEN
Meditation im Sitzen

ZIEL DIESER meditativen Visualisierung ist die Reinigung und Belebung der fünf wichtigsten Yin-Organe im Körper und ihrer entsprechenden Yang-Partner. Die Meditation gibt jedem Zang-fu-System seine eigene Energiefrequenz, die durch die Vorstellung der passenden Farbe mit Energie aufgeladen werden kann.

Setzen Sie sich, entweder aufrecht auf die Kante eines geraden Stuhles oder mit überkreuzten Beinen in die klassische Meditationsposition. Legen Sie die Hände mit den Handflächen nach oben in den Schoß. Dabei ruht der rechte Handrücken leicht in der Handfläche der linken Hand.

Beginnen Sie damit, sich auf das untere Dan Tien zu konzentrieren, und koordinieren Sie das Ein- und Ausatmen wie in der ersten Meditation. Sobald Sie sich ruhig und gesammelt fühlen, konzentrieren Sie sich auf das oberste Zang-Organ, die Lunge.

Bei jedem Einatmen stellen Sie sich ein weißes Licht vor, das in die Lunge dringt. Es ist so hell, daß es jeden Teil der Lunge reinigt und so eine vollkommene Lungenfunktion unterstützt. Es fließt auch in den Dickdarm, das zugehörige Fu-Organ der Lunge. Halten Sie dieses Bild des hereinfließenden Lichts. Beim Ausatmen stellen Sie sich vor, daß Sie dumpfes, mattes Licht herauslassen, das alles Negative mit sich nimmt. Es trägt auch jeden ungelösten Kummer mit sich (das Gefühl, das mit der Lunge assoziiert ist), der möglicherweise die Lungenfunktion beeinträchtigt, und gibt ihn sanft an den Kosmos zurück. Halten Sie dieses Bild für drei bis fünf Minuten.

Machen Sie das gleiche mit den übrigen Zangfu-Systemen. Stellen Sie sich immer die vorherrschende Farbe dieses Systems vor, und zwar so kraftvoll wie möglich. Beim Ausatmen visualisieren Sie das trübe, schale Licht, das alle Negativität wegträgt, auch die entsprechende negative Emotion. Arbeiten Sie sich in der unten angegebenen Reihenfolge durch die Zangfu-Systeme.

Sobald Sie über alle fünf Systeme meditiert haben, konzentrieren Sie sich wieder auf das untere Dan Tien, und stellen Sie sich vor, daß alle fünf Farben Sie durchfließen – vom obersten Teil Ihres Kopfes bis zu der Stelle Ihres Körpers, die am stärksten (je nach Haltung variiert diese) „geerdet" ist. Kehren Sie langsam ins Hier und Jetzt zurück. Wie bei jeder der unzähligen Meditationsformen ist auch das Ziel der 5-Yin-Farbmeditation, Qi, Geist und Wille auszugleichen. Diese Ausgewogenheit bringt Gesundheit.

ORGAN	FARBE	GEFÜHL
Lunge (Dickdarm)	weiß	Kummer
Herz (Dünndarm)	rot	Freude
Milz (Magen)	gelb	Schwermut
Leber (Gallenblase)	grün	Wut
Nieren (Blase)	dunkelblau	Angst

LINKS
Diese Meditationsform ist gut, um Kummer und negative Empfindungen loszulassen.

ERNÄHRUNG

UNANGEMESSENE und unausgeglichene Ernährung ist bei uns die Hauptursache für ein energetisches Ungleichgewicht. Das Verständnis für Nahrungsmittel aus Sicht der chinesischen Medizin kann eine große Hilfe sein auf dem Weg zu einem gesunden Leben. Sun Si Miao, ein berühmter Arzt, des 9. Jahrhunderts, soll gesagt haben: „Die, die nichts über Nahrung wissen, können nicht aufs Überleben hoffen."

Das chinesische Denken nimmt Nahrungsmittel sehr ernst. Ausgewogenheit von Energie und Geschmack ist hier genauso wichtig wie bei den Heilkräutern. Im allgemeinen ißt man, um Körper-Qi zu erhalten und Gesundheit und Vitalität zu fördern. Heilkräuter nimmt man dagegen bei einer energetischen Disharmonie ein. Wie die Heilkräuter, so besitzt auch die Nahrung besondere energetische Eigenschaften. Wenn Sie dies bei der Auswahl, Zubereitung und beim Essen im Kopf behalten, beginnen Sie zu verstehen, wie wichtig die Ernährung für die Gesundheit des Energiesystems ist.

Der mittlere Erwärmer ist für die Verdauung zuständig. Die Milz zieht Gu Qi (wörtlich „Getreide-Qi") aus der Nahrung und sendet es nach oben in die Lunge. Um diese Aufgabe zu erfüllen, muß die Milz selbst gesund sein. Es ist sicher nützlich, einige Ernährungsgrundsätze aus der Sicht der chinesischen Medizin kennenzulernen.

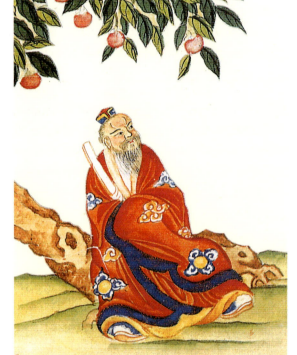

RECHTS
Ein chinesischer Weiser meditiert neben einem Pfirsichbaum.

UNTEN
Nahrhaftes Essen, in der richtigen Menge und auf leicht bekömmliche Art gekocht, bietet eine ausgewogene Ernährung.

nur kleine Mengen scharfer Nahrung

Eine große Auswahl an frischem Gemüse

Hülsenfrüchte und Weizenprodukte (Nudeln)

Getreide

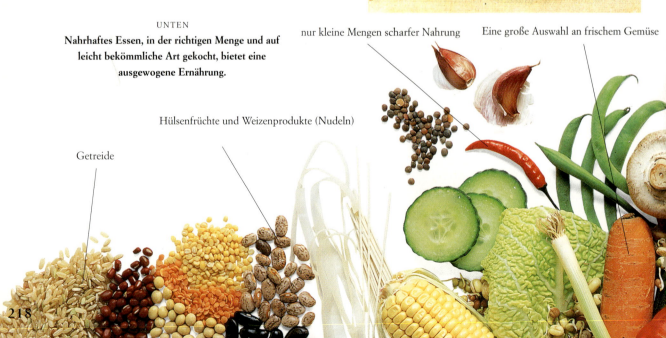

ROHES ODER GEKOCHTES ESSEN?

DIE CHINESISCHE Medizin sieht die Verdauung (in Magen und Milz) als einen inneren Kochprozeß an. Sie „kocht" die Nahrung, damit ihre Essenz, das Gu Qi, in die Lunge aufsteigen kann. Daher wird das Kochen des Essens als wichtiger Prozeß angesehen, der dem nachfolgenden inneren „Kochen" hilft. Die chinesische Medizin betont die Wichtigkeit, „leicht" zu kochen. Dies erleichtert die Verdauung und verbessert die Aufnahme der Gu Qi-Energie aus der Nahrung.

Zuviel oder zu fettes Kochen kann zu innerer Schleim- und Feuchtigkeitsansammlung führen. Dies beeinträchtigt die Verdauungsfunktion der Milz. Die Milz muß auch warm sein, nicht heiß. Daher meint man, daß eine vermehrte Aufnahme von kaltem und rohem Essen die Milz schädigt und auskühlt.

IST VEGETARISCHES ESSEN BESSER?

DAZU GIBT es verschiedene Ansichten. Einige Menschen meinen, daß es wichtig ist, eine kleine Menge von Tierprodukten zu essen, um sich ausgeglichen und ausreichend zu ernähren. Andere halten eine vorherrschend vegetarische Ernährung für besser. Folgende Punkte sind immer zu beachten:

- Es ist lebenswichtig, viel leicht gekochtes Getreide und Gemüse zu essen.
- Kleine Mengen an Fleisch und Milchprodukten können sehr nahrhaft sein. Ein Zuviel bedeutet aber Schleimansammlung in der Milz.

EINIGE ERNÄHRUNGSREGELN

- Speisen kurz garen, warm essen.
- Leichte Öle und Fette nehmen.
- Essen Sie selten rohe, kalte Nahrung.
- Kauen Sie das Essen gut, und nehmen Sie sich Zeit dazu.
- Verwenden Sie nur selten energetisch heiße und scharfe Nahrungsmittel.
- Kochen und wärmen Sie nicht in der Mikrowelle, das kann die energetische Balance der Nahrung stören.

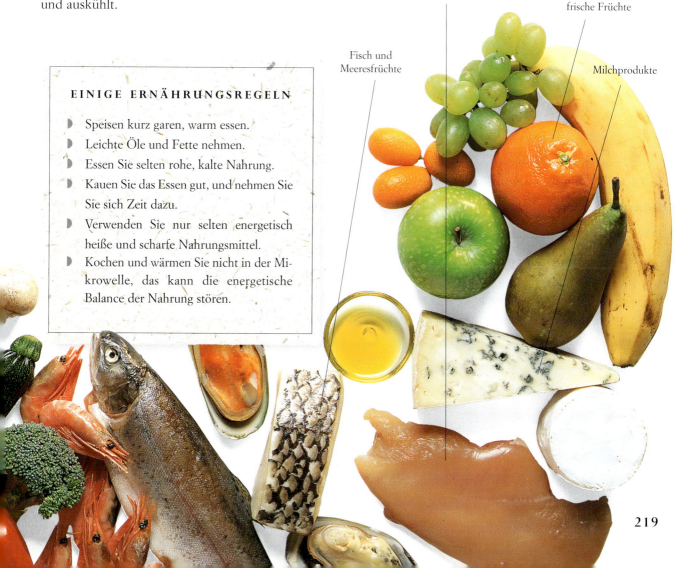

ein bißchen Fleisch
frische Früchte
Milchprodukte
Fisch und Meeresfrüchte

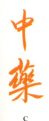

DIE HARMONIE DER VIER ENERGIEN UND DER FÜNF GESCHMACKSRICHTUNGEN

WIE IN der Heilkräuterkunde ist eine energetische Balance auch in der Ernährung wichtig. In den Heilkräutermischungen erreicht die Balance einen bestimmten therapeutischen und energetischen Effekt. Bei der täglichen Ernährung gilt das Prinzip der allgemeinen Ausgewogenheit.

Zuviel heiße und scharfe Speisen beschädigen das Körper-Qi, zehren die Körpersäfte auf und zerstören schließlich das Yin. Zu viele kalte und rohe Speisen dagegen schädigen das Milz- und Magen-Qi und führen zu Verdauungsproblemen. Was Geschmacksrichtungen betrifft, enthält eine gesunde Ernährung alle fünf Aromen – süß, sauer, salzig, bitter und scharf. Diese Kombination fördert ausgeglichenen Qi- und Blutfluß und ein gutes Funktionieren der Zangfu-Systeme. Die Überbetonung eines Geschmacks führt immer zu Disharmonie. Zuviel Süßes führt zu Problemen mit innerem Feuer und zur Beeinträchtigung der Milzfunktion. Es behindert auch die Funktion des Nieren-Qi, und diese Beeinträchtigung kann sich durch die ganzen Zangfu-Systeme ziehen. Genauso führt jede Übertreibung eines Aromas zu Balanceproblemen. Die Ernährung sollte daher in Temperatur und Geschmack immer ausgeglichen sein.

OBEN
Die Portionsgröße richtet sich nach der Tageszeit.

DIE BEDEUTUNG GUTER ESSGEWOHNHEITEN

GEHEN SIE ca. 50 Meter zum südlichen Ende des Tiananmen-Platzes in Peking, und Sie können zwischen verschiedenen westlichen Fast-Food-Ketten wählen. Zusätzlich zum Essen selbst ist auch das „Rein, Raus und Hineinstopfen" der absolute Kontrast zur ritualisierten chinesischen Eßkultur. Regelmäßig das Richtige kultiviert zu sich zu nehmen, gilt als lebensnotwendig. Das Sprichwort „Iß, wenn du hungrig bist, und trink, wenn du Durst hast" drückt die Haltung der Chinesen genau aus. Allerdings mit dem warnenden Hinweis, daß man nur etwa 75 Prozent von dem essen soll, was man eigentlich aufnehmen könnte. Nur dann kann man richtig verdauen.

Das chinesische Denken geht davon aus, daß alle Körperfunktionen in einem geregelten Rhythmus ablaufen. Daher sollte auch das Essen einem regelmäßigen und klaren Muster folgen. Die Mahlzeiten sollten in regelmäßigen Abständen eingenommen werden und im Laufe des Tages immer kleiner werden, so daß die gesamte Nahrung vor dem Schlafen verdaut ist.

Außerdem sollte man langsam essen und die Nahrung gründlich kauen. Vermeiden Sie zu essen, wenn Sie sich dabei nicht völlig auf die Mahlzeit konzentrieren können. Wie bei Qi Gong sind auch beim Essen Wille und sanfter Qi-Fluß miteinander verknüpft, daher ist die Konzentration auf das Essen wichtig.

Vom Standpunkt der chinesischen Medizin aus sind Mäßigung, Disziplin und Balance die fundamentalen Regeln, die man beim Essen berücksichtigen sollte. Achten Sie auf die Geschmacksrichtungen und die Temperatur des Essens. Gewöhnen Sie sich an ein ruhiges und entspanntes Essen, und achten Sie auf den natürlichen täglichen Rhythmus des Körpers. Sie brauchen nicht chinesisch zu essen, um diese Hinweise zu befolgen. Doch die Art und Weise, wie eine chinesische Mahlzeit vorbereitet und gekocht wird, sind ein hervorragendes Anschauungsmodell für diese Regeln.

Versuchen Sie, wenn möglich, diese Regeln einzuhalten:

- Verwenden Sie frische Produkte
- Verwenden Sie Nahrung aus Ihrer Region.
- Verwenden Sie Früchte und Gemüse der Saison.
- Denken Sie bei der Zubereitung und Zusammenstellung des Essens an die Notwendigkeit der Energiebalance.
- Kochen, servieren und essen Sie die Nahrung ruhig und mit Aufmerksamkeit.

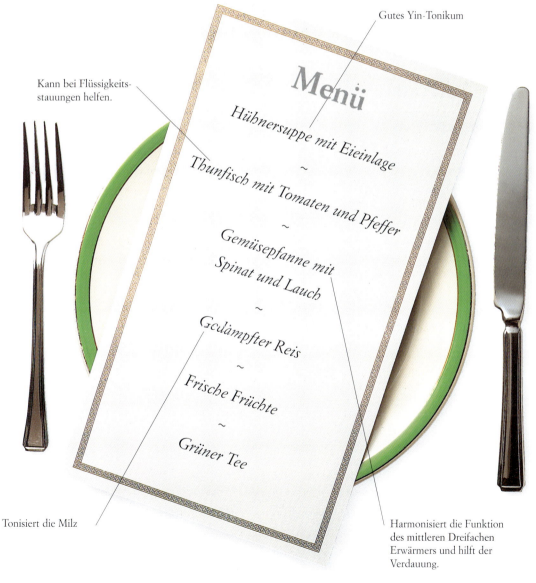

OBEN

Es ist wichtig, genügend Zeit und Platz für die Mahlzeiten zu haben. Die Speisekarte zeigt Beispiele für Nahrungsmittel, die zusammen eine gesunde Ernährung ergeben. Die Mahlzeiten können über den Tag verteilt werden, es gibt keine bestimmte Reihenfolge, die eingehalten werden muß.

SOZIALES VERHALTEN

LEIDER sind viele unserer westlichen Lebensgewohnheiten der Gesundheit und dem Wohlbefinden nicht gerade förderlich, sie können uns leichte oder sogar schwere Schäden zufügen. Besonders zu erwähnen sind hier Zigarettenrauchen, Alkoholgenuß, Medikamenten- oder Drogenmißbrauch sowie gedankenloses Verschwenden unserer sexuellen Energie. Im folgenden schauen wir uns einige der häufigsten Übel aus der Sicht der chinesischen Medizin an.

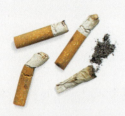

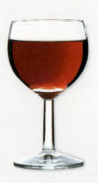

RAUCHEN

TABAKRAUCH ist energetisch gesprochen heiß und führt dem Körper Hitze zu – vor allem in der Lunge. Kurzfristig kann dies sogar scheinbar von Nutzen sein. So meinen beispielsweise viele Raucher, daß eine Zigarette sie entspannt. Das kommt, weil die Hitze des inhalierten Rauchs gestautes Qi in Bewegung bringt und so einen kurzfristig angenehmen Effekt erzielt. Dieser ist jedoch – wie gesagt – nur kurzfristig, und die Qi-Stagnation kehrt wahrscheinlich wieder zurück, es wird erneut notwendig, das Qi zu bewegen – und dieser Teufelskreis führt zur Abhängigkeit. Langfristig wird die Hitze das Lungen-Yin schädigen, es kommt zu ernsthaften Disharmonien.

OBEN
Rauchen schadet dem Lungen-Yin.

WIRKUNGEN AUF DAS QI

Lungen-Qi wird zwar kurzfristig bewegt, aber es staut sich bald wieder. Schließlich fängt die Sucht an, und Lungenschäden treten auf.

ALKOHOL

ALKOHOL ist eine andere energetisch „heiße" und auch „feuchte" Substanz. Seine Auswirkungen sind ähnlich der von Zigaretten. Jedoch ist erwiesen, daß ein wenig Alkohol gut sein kann, vor allem im Winter und in kalten Zonen. Wie immer ist das Schlüsselwort „Mäßigung", zusammen mit einem Verständnis der energetischen Wirkungen von Alkohol.

OBEN
Von Zeit zu Zeit ein bis zwei Gläser Wein sind ein wertvolles Stärkungsmittel für Blut und Kreislauf. Zuviel Alkohol jedoch schadet der Leber.

WIRKUNGEN AUF DAS QI

Stagnierendes Qi kann durch Alkohol zeitweise in Fluß gebracht werden, doch der Stau kehrt bald zurück.

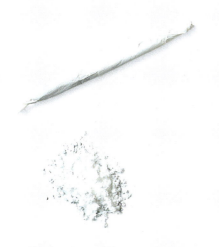
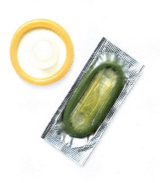

DROGENSUCHT

DAS THEMA „Sucht" ist viel zu komplex, um es hier im Detail zu beschreiben. Es reicht zu sagen, daß langfristiger Mißbrauch von Drogen eine Vielzahl schwerwiegender energetischer Disharmonien verursacht. Obwohl die chinesische Medizin bei Disharmonien in Zusammenhang mit Sucht helfen kann, ist sie kein Zauberstab, der eine Wunderheilung vollbringt. Wenn Sie ein Suchtproblem mit chinesischer Medizin behandeln, sind fester Wille und entsprechendes Verhalten des Patienten ausschlaggebend, um einen Erfolg erzielen zu können.

OBEN
Eine Vielzahl miteinander verbundener Disharmonien können durch Drogeneinnahme entstehen.

WIRKUNGEN AUF DAS QI

Drogensucht kann Qi-Mangel erzeugen, aber auch eine Reihe anderer Disharmonien mit sich bringen.

SEXUALITÄT

IN DER chinesischen Medizin spiegelt die sexuelle Energie die tiefgründigste Form von Qi wider, nämlich die Lebensessenz oder das Jing einer Person. Diese Energie ist mit den Nieren verknüpft, der Quelle von Yin- und Yang-Energie im Körper. Zuviel sexuelle Aktivität leert das Nieren-Jing und Nieren-Qi und kann so zu vorzeitigem Altern und Mangelzuständen in allen Zangfu-Systemen führen.
Die chinesische Ansicht von Mäßigung in der Sexualität entspringt keiner moralischen Norm und spiegelt auch sicherlich keine sexuell unterdrückte Kultur wider. Vielmehr wird sexuelle Aktivität im Rahmen einer allumfassenden energetischen Gesundheit betrachtet. In der Tat betonen einige daoistische Qi Gong-Übungen Stärkung und Erhaltung der essentiellen Jing-Energie, um Gesundheit und ein langes Leben zu fördern.

OBEN
Sexuelle Aktivität an sich gilt keinesfalls als schädlich.

WIRKUNGEN AUF DAS QI

Während zuviel Sex das Nieren-Qi schädigt, ist das richtige Maß an Sex förderlich und hält das Körper-Qi gesund.

223

FENG SHUI

DIE WAHL des Standorts für ein Gebäude, die Einteilung der Räume und die Aufstellung der Möbel werden in China sehr wichtig genommen. Feng Shui, wie diese Kunst und Wissenschaft heißt, bedeutet wörtlich übersetzt „Wind und Wasser", zwei elementare kosmische Energieformen. Wind repräsentiert die Luft und Wasser die dynamische, fließende Natur des Universums. Feng Shui lehrt, wie man den größten Nutzen aus diesen alles durchdringenden Kräften zieht.

In der daoistischen Philosophie gibt es acht Bausteine des Universums: Sie werden als acht Trigramme dargestellt, die sich aus dem dynamischen Bild von Yin und Yang entwickelt haben. Sie wurden auch zur Entwicklung der 64 Hexagramme verwendet, die die Archetypen des menschlichen Bewußtseins darstellen – so wie es in der bedeutenden Abhandlung über das chinesische Denken, dem *Yi Jing* (meist „I Ging" geschrieben und als „Buch der Wandlungen" bekannt), zu lesen ist. Das „*Yi Jing*" bezieht sich auf die Wandlungsphasen innerhalb der kosmischen Ordnung. Diese Betrachtung wurde erweitert, um zu vermitteln, wie die Energie eines physischen Raumes durch alle erdenklichen Wechselwirkungen dieser Grundenergien beeinflußt werden kann.

Jedes der acht Trigramme repräsentiert eine besondere Energieform – unsere erfahrbare Welt entsteht durch die wechselseitige Wirkung dieser Energieformen.

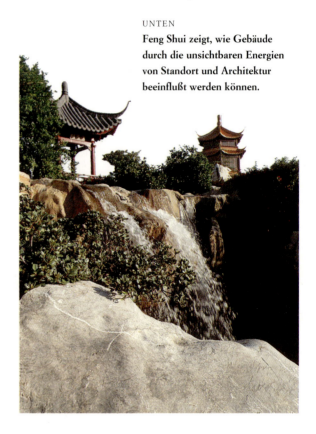

UNTEN
Feng Shui zeigt, wie Gebäude durch die unsichtbaren Energien von Standort und Architektur beeinflußt werden können.

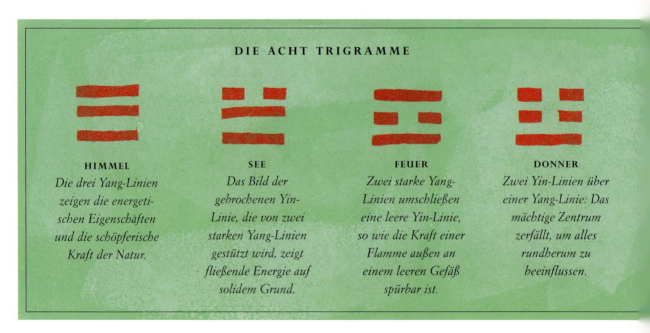

DIE ACHT TRIGRAMME

HIMMEL
Die drei Yang-Linien zeigen die energetischen Eigenschaften und die schöpferische Kraft der Natur.

SEE
Das Bild der gebrochenen Yin-Linie, die von zwei starken Yang-Linien gestützt wird, zeigt fließende Energie auf solidem Grund.

FEUER
Zwei starke Yang-Linien umschließen eine leere Yin-Linie, so wie die Kraft einer Flamme außen an einem leeren Gefäß spürbar ist.

DONNER
Zwei Yin-Linien über einer Yang-Linie: Das mächtige Zentrum zerfällt, um alles rundherum zu beeinflussen.

UNTEN
Die acht Trigramme (unten auf der Seite) zeigen die Entwicklung der acht möglichen Kombinationen von Yin und Yang (unten).

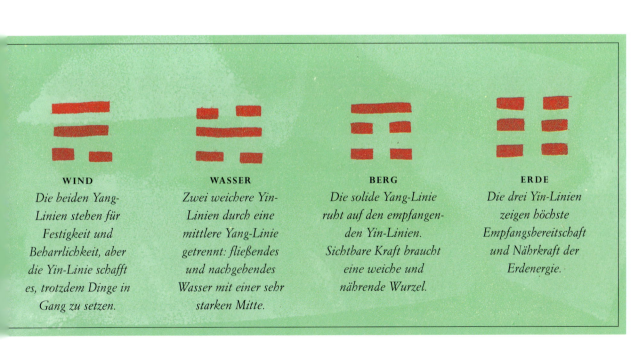

WIND	WASSER	BERG	ERDE
Die beiden Yang-Linien stehen für Festigkeit und Beharrlichkeit, aber die Yin-Linie schafft es, trotzdem Dinge in Gang zu setzen.	*Zwei weichere Yin-Linien durch eine mittlere Yang-Linie getrennt: fließendes und nachgebendes Wasser mit einer sehr starken Mitte.*	*Die solide Yang-Linie ruht auf den empfangenden Yin-Linien. Sichtbare Kraft braucht eine weiche und nährende Wurzel.*	*Die drei Yin-Linien zeigen höchste Empfangsbereitschaft und Nährkraft der Erdenergie.*

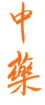
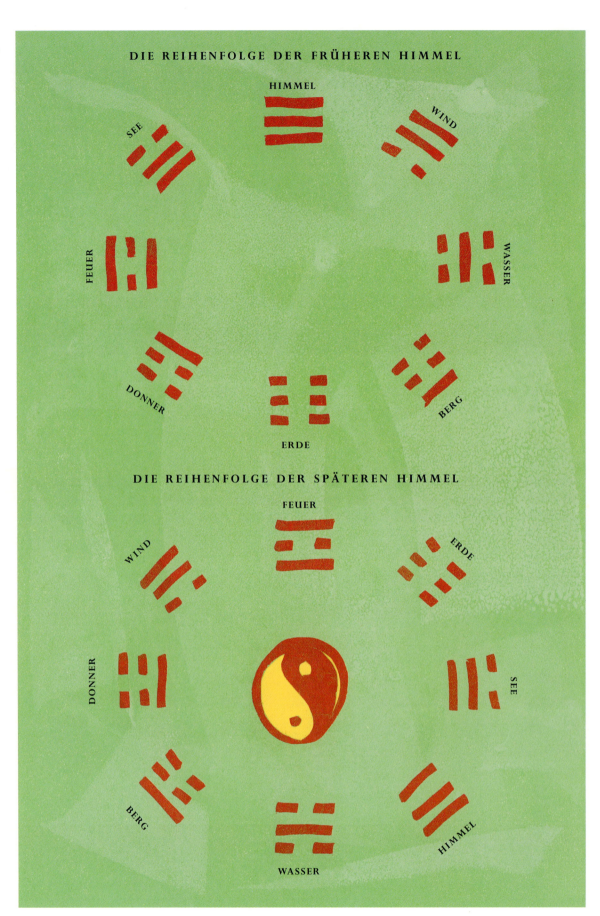

Die chinesischen Philosophen stellten diese Energieprinzipien paarweise gegenüber in ein Achteck, das „Die Reihenfolge der früheren Himmel" (Ba Gua) genannt wurde. Obwohl diese Anordnung eine sinnvolle energetische Balance zu ergeben schien, stimmte sie nicht mit der eher dynamischen Natur des Universums überein, in dem Gegensätze normalerweise nicht völlig ausgeglichen sind. (Genau dieses natürliche Ungleichgewicht verleiht dem Universum die Dynamik). Daher wurden die Energieprinzipien umgestellt in „die Reihenfolge der späteren Himmel". Diese bieten ein etwas dynamischeres Ba Gua an.

Dadurch betrachtete man den Kosmos als einen riesengroßen Energiedynamo – der ständig in Bewegung ist und sich unaufhörlich und regelmäßig wandelt und neu definiert. Man meinte, daß sich die Energie im Kosmos ausbreiten und über die Jahre entwickeln würde. Diese Vorstellung findet sich auch in dem Prinzip der Fünf Elemente, das das Wesen der chinesischen Medizintheorie ausmacht.

Schließlich wurden diese Vorstellungen auch auf die Formenwelt angewendet. Man versuchte, zu verstehen, wie bestimmte Orte, Gebäude, Raumausstattungen und -aufteilungen und andere Objekte durch dieses energetische Riesenkaleidoskop beeinflußt werden. Man versuchte auch herauszufinden, ob diese Energien unterstützend oder hinderlich für die Wahrnehmung unseres Umfeldes sind. „Günstiges" Feng Shui kann Kreativität, Reichtum und Gesundheit verbessern, „ungünstiges" bewirkt genau das Gegenteil.

GEGENÜBER
Die Reihenfolge der Früheren Himmel (oben) und der Späteren Himmel (unten).

UNTEN
Diese gebirgige Landschaft aus den Jahren 970–1050 drückt deutlich das Gefühl der Chinesen für die Natur aus.

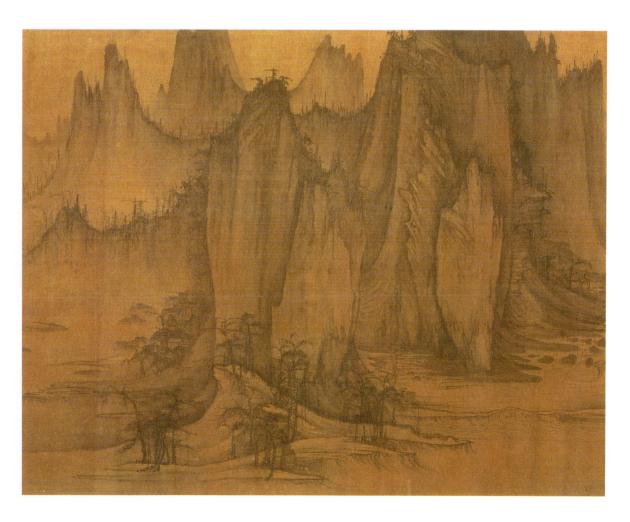

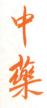

CHINESISCHE MEDIZIN

ENERGIEN IN DER NATUR

NACH DEN Grundlagen des Feng Shui ist die Natur lebendig – die Energie bewegt und wandelt sich, Qi sammelt und zerstreut sich wieder. Wie wir die Welt erleben, ist eine Art Dialog zwischen unserem eigenen Qi und dem unserer Umgebung. Dieses Buch kann ein Bewußtsein für diese Theorie nur antippen. Die meisten Leser haben sicherlich schon auf verschiedene Umgebungen reagiert. Einige Orte können uns erfreuen, uns mit Leben und Energie erfüllen, andere dämpfen den Geist und machen uns schwermütig, lethargisch und deprimiert. Wenn Ihnen solche Reaktionen bekannt vorkommen, dann haben Sie schon einmal eine Feng Shui-Erfahrung gemacht.

Ein anschauliches Beispiel für diese Erfahrung ist der Gegensatz zwischen der Schönheit unversehrter Naturplätze und der Brutalität menschlichen Wütens in heruntergekommenen Stadtvierteln. Hier ist das Umwelt-Qi mangelhaft und aufgestaut, wodurch Disharmonien entstehen, genau wie dies auch im Körper geschieht. Daher ist es nicht verwunderlich, daß Sie viel anfälliger für psychische und körperliche Störungen sind, wenn Sie in einem „ungünstigen" Feng Shui-Bereich leben bzw. arbeiten. Ihr eigenes Qi und das der Umgebung schwingen sich allmählich auf die gleiche Frequenz ein und geben die gleichen energetischen Signale ab. Es sei denn, Sie unternehmen etwas dagegen.

RECHTS
Es gibt Möglichkeiten, sich gegen Disharmonien und „ungünstige" Feng Shui-Ansammlung zu schützen.

UNGÜNSTIGES FENG SHUI

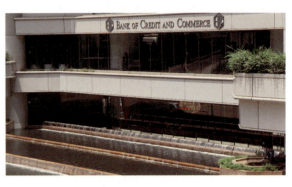

DAS BESTE und Einleuchtendste ist wohl, den Ort zu wechseln und einen Platz mit „günstigem" Feng Shui zu suchen. Für die meisten Menschen ist dies jedoch kaum durchführbar. Sie müssen also aktive Schritte unternehmen, um sich in Ihrer Umgebung zu schützen. Die folgenden Ratschläge mögen dabei helfen, doch für ein optimales Ergebnis ist ein tiefes Verständnis von Feng Shui nötig. ✦ Ernähren Sie sich gesund und ausgeglichen, essen Sie zu geregelten Zeiten ✦ Halten Sie sich körperlich fit, indem Sie einen Sport treiben, der Ihnen gefällt ✦ Lernen Sie Qi Gong oder Tai Chi, und üben Sie es regelmäßig ✦ Gehen Sie so oft wie möglich in die freie Natur, und genießen Sie deren Schönheit ✦ Verbringen Sie jeden Tag etwas Zeit in einem Park oder in einer Grünanlage ✦ Seien Sie achtsam in Ihrer Lebensweise und in Ihrem Verhalten anderen und der Umwelt gegenüber ✦ Halten Sie Ordnung, und vergrößern Sie nicht die Unausgewogenheit Ihrer Umgebung ✦ Seien Sie sich der Auswirkungen Ihrer Umgebung auf Sie selbst stets bewußt. Strahlen Sie bewußt positives Qi in die Umwelt aus.

OBEN
Diese Bank in Hongkong beschuldigte den Brunnen wegen ihres ausbleibenden Erfolges. Der Brunnen soll „ungünstiges" Feng Shui gehabt haben.

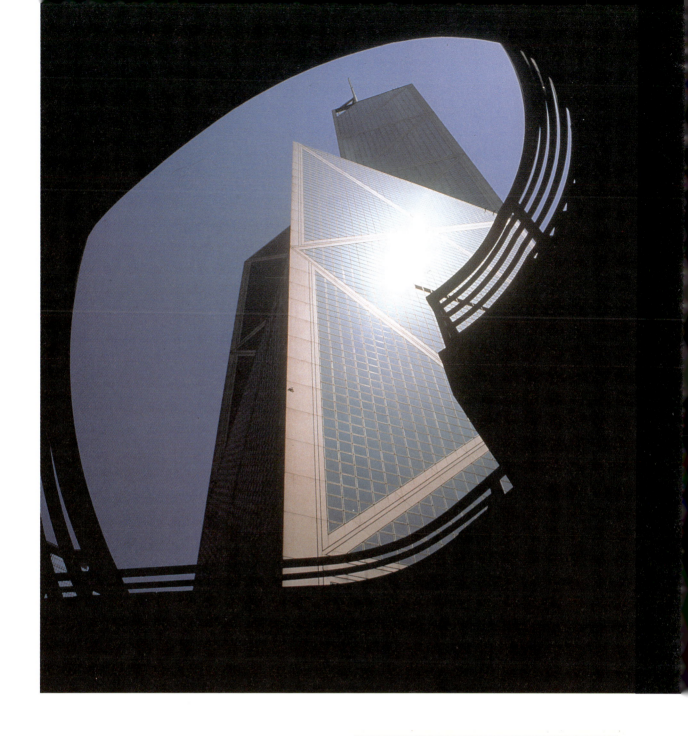

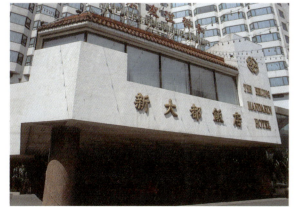

OBEN
Der Eingang zu diesem Hotel ist etwas zurückgesetzt, wie es die Feng Shui-Regeln verlangen.

GANZ OBEN
Die Bank von China in Hongkong soll entsprechend traditioneller Feng Shui-Regeln entworfen worden sein.

HARMONIE IN DER WOHNUNG

Es gibt viele Möglichkeiten, zu Hause eine günstige Umgebung zu schaffen, dazu gehört die Ausgewogenheit von harten und weichen Materialien, hellen und dunklen Farben und Licht- und Schattenbereichen. Spiegel und Lampen können dunkle Winkel erhellen, übergroße Fenster wirken kleiner durch Vorhänge, kleine Fenster sehen mit Jalousien in voller Länge größer aus.

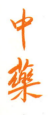

CHINESISCHE MEDIZIN

ENERGIESTRÖME DAHEIM UND IN DER ARBEIT

SIE HABEN vielleicht nicht alles in Ihrem Umfeld, in dem Sie leben und arbeiten, unter Kontrolle, aber Sie haben die Übersicht über Ihr Heim und über Ihren persönlichen Arbeitsplatz. Es ist sehr vorteilhaft, die Prinzipien von Feng Shui für diese Zwecke einsetzen zu können. Auch hier können wir nicht ins Detail gehen, doch die folgenden Beispiele zeigen, was man erreichen kann.

EINTRITTS- UND AUSTRITTSPUNKTE VON QI IN EINEM RAUM

Einige Türanordnungen lassen das Qi geradewegs durch den Raum hindurchsausen. Das verursacht ein ständiges Gefühl der Störung und des Unbehagens für jeden, der in dieser Bahn sitzt. Eine andere Türlösung läßt das Qi herein und leitet es in einer sanften Kurve wieder hinaus. Dabei entsteht ein belebendes Gefühl für jeden im Raum. Dies erinnert ein wenig an die biegsamen, anmutigen Bewegung von Tai Chi, das die natürlichen Qi-Bewegungen auf sehr beruhigende und entspannende Weise widerspiegelt. Dieses einfache Beispiel soll Sie zum Nachdenken über die Energien bei sich zu Hause anregen. Es gibt noch viele andere Möglichkeiten, den Qi-Fluß zu verbessern. Doch dazu benötigt man ein sehr gutes Buch über Feng Shui und im Idealfall auch eine professionelle Feng Shui-Beratung.

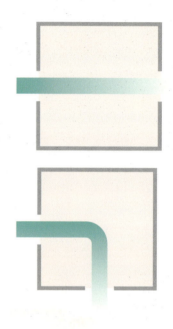

OBEN
Wenn sich Türen gegenüberliegen, kann das Qi geradewegs durch den Raum hindurchrasen (ganz oben). Bei einer anderen Anordnung (oben) fließt Qi in einer sanften Kurve.

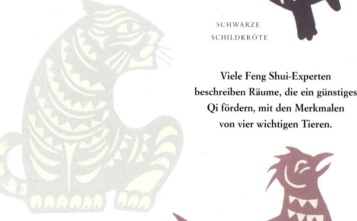

SCHWARZE SCHILDKRÖTE

Viele Feng Shui-Experten beschreiben Räume, die ein günstiges Qi fördern, mit den Merkmalen von vier wichtigen Tieren.

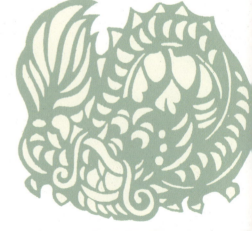

WEISSER TIGER

ROTER PHÖNIX

GRÜNER DRACHE

230

GÜNSTIGE TISCHPLAZIERUNGEN   UNGÜNSTIGE TISCHPLAZIERUNGEN

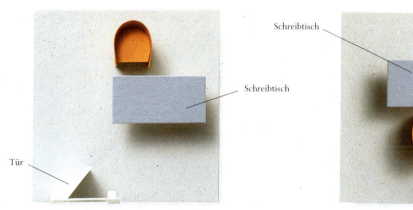
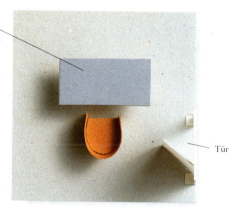

Die beste Position ist gegenüber der Tür in der Ecke mit den zwei schützenden Wänden, die einem das Gefühl vermitteln, alles im Griff zu haben.

Sitzen Sie niemals mit dem Rücken zur Tür. Sie können betrogen oder von einem Kollegen „hinterrücks erstochen" werden.

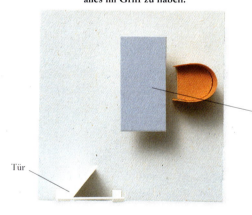
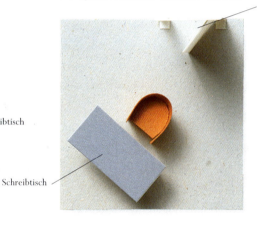

Sitzen Sie möglichst mit dem Gesicht zur Tür. Vergewissern Sie sich aber, daß keine Ecke in Ihre Richtung schneidet.

Die Tür im Rücken ist ein gefährlich vergifteter Pfeil und setzt Sie Angriffen aus.

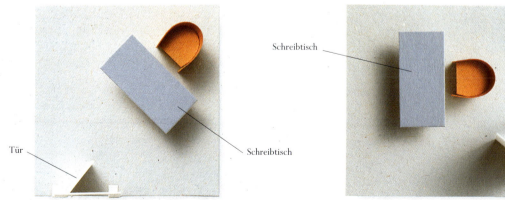

Versuchen Sie, nicht direkt gegenüber der Tür zu sitzen. Das hereinströmende Qi könnte Sie übermannen.

Mit der Tür im Rücken oder auf der Seite kann Ihre Konzentration und Autorität zur Tür hinausschlüpfen.

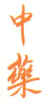

BA GUA IN DER WOHNUNG

Feng Shui-Berater nützen ihr Energieverständnis von Ba Gua *(siehe Seite 226–227)*, um die Energieströme eines Hauses zu analysieren. Jedes der acht Teile des Ba Gua wird einem bestimmten Lebensbereich zugeordnet, der sich in den Energien dieses Raumabschnittes widerspiegelt.

FEUER
Symbol für aktive, überschäumende Energie des Sommers. Ein ruhiges Zentrum lenkt die umgebende Kraft auf positive und kreative Weise und bedeutet selbstbewußtes Handeln im Alltag.

TAI CHI
(das höchste Zentrum von Ba Gua)
Es steht für Vollkommenheit und Einheit (das Dao), aus dem alles entspringt und in dem alles enthalten ist.

ERDE
Symbol der nährenden und unterstützenden Energien, die durch unsere Beziehungen entstehen können (Familie, Freunde, Kollegen).

WIND
Symbol für Glücksenergie und alles Gute, das sich in unserem Leben ereignet, Gesundheit miteingeschlossen.

DER SEE
Symbol für schöpferische Energie. Es liegt sehr viel Potential in den Tiefen des Sees verborgen und auch in uns selbst.

DONNER
Symbol für die wichtigste Eigenschaft in der chinesischen Kultur: Achtung und Verehrung für die Älteren (vor allem die Eltern) und unsere Vorgesetzten am Arbeitsplatz.

HIMMEL
Symbol für helfende und unterstützende Energie, die wir von anderen bekommen und die wir auch anderen großzügig anbieten sollten, der natürliche Fluß von Yin und Yang.

DER BERG
Symbol für Zurückgezogenheit und Reflektion; die Energie, die uns zum Meditieren oder zur Kontemplation über unser Leben anregt, so wie die Weisen dies in den Bergen taten.

WASSER
Symbol für unsere Lebensweise, so wie ein Fluß von seiner Quelle bis zum Ozean fließt.

OBEN

Jeder Bereich des Hauses hat eine besondere Beziehung zu einem der Trigramme. Um den besten Energiestrom zu erzielen, sollte sich die Tür zur Wand hin öffnen und eine Linie mit der Wasserseite des Raums bilden.

232

Feng Shui-Experten legen das Ba Gua der energetischen Potentiale und Wechselwirkungen auf jeden Raum des Hauses, wie unser Beispiel zeigt.

Jeder Teil eines Raumes reflektiert die energetischen Eigenschaften des Ba Gua. Wenn z. B. der Raumabschnitt, der von Wind (Glück und Segen) geprägt ist, unordentlich und schmutzig ist, würde dies Ihrem Wunsch nach Gesundheit und Glück in allen Lebenslagen widersprechen.

Dies ist sicherlich eine sehr vereinfachte Darstellung, aber alle, die die energetische Harmonie ihres Heims entsprechend dem Ba Gua aufrechterhalten, werden gesund bleiben und sich viel wohler fühlen, als diejenigen, die diese Zusammenhänge ignorieren.

In der Feng Shui-Literatur wird viel über den Nutzen von Windspielen, Kristallen, Zimmerpflanzen, Bambusflöten, richtig plazierten Spiegeln usw. geschrieben. Wenn Sie Feng Shui als eine Möglichkeit für Ihren Weg zu Gesundheit und Wohlbefinden ansehen, beachten Sie unbedingt folgende Punkte:

- Konzentrieren Sie sich, und klären Sie Ihr Lebensziel.
- Verhalten Sie sich sinnvoll in allen Bereichen Ihres Lebens.
- Lassen Sie alles Nutzlose und Überflüssige in Ihrem Leben los – sowohl körperlich wie geistig.
- Wenn Sie sicher sind, diese drei Punkte abgehakt zu haben, fragen Sie einen Feng Shui-Experten, was Sie noch verbessern können.

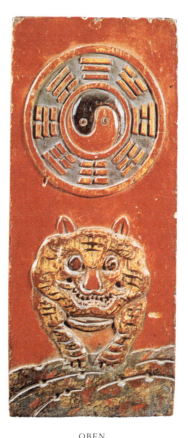

OBEN
Spiegel und Tigerabbildungen können beide Ba Gua stark beeinflussen.

Feng Shui ist ein komplexer und faszinierender Bereich des chinesischen Denkens. Obwohl es sich nicht direkt mit Gesundheit beschäftigt, ist es eng mit ihr verbunden. Die chinesische Medizin hat schon immer den Menschen als Mikrokosmos im Makrokosmos gesehen und die energetische Wechselwirkung zwischen beiden betont. Feng Shui stellt diese Verbindung her und trägt daher zu Gesundheit und Wohlbefinden bei.

Bei Feng Shui ist es wie überall in der chinesischen Medizin wichtig, einen erfahrenen Fachmann zu befragen, (der nicht unbedingt ein Chinese sein muß.) Feng Shui wird als Beruf immer beliebter und bedeutender im Westen. Obwohl westliche Experten die Grundzüge dieses alten Wissens beibehalten, legen sie es so aus, daß es für westliche Interessenten verständlicher wird – und somit auch viel mehr Menschen zugänglich. Informationen, wie Sie einen Feng Shui-Experten finden können, bieten wir am Ende des Buches.

Dieses abschließende Kapitel hat versucht, die chinesische Medizin in einem größeren kulturellen Zusammenhang zu stellen. Die Theorien und Prinzipien der chinesischen Medizin gehen weit über Akupunktur und Heilkräuterrezepturen hinaus, sie umfassen unser ganzes Leben – ohne Ausnahme. Wenn Qi in Harmonie ist, dann sind Gesundheit und Wohlbefinden die Folge. Qi durchdringt den Kosmos, und unser Leben wird durch diesen großen kosmischen „Tanz der Energien" bestimmt. Um unsere Gesundheit zu erhalten und zu verbessern, sollten wir daher diese ganzheitliche Vorstellung nicht aus den Augen verlieren.

中藥

C H I N E S I S C H E   M E D I Z I N

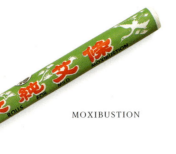

MOXIBUSTION

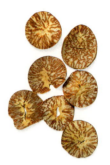

HEILKRÄUTERKUNDE

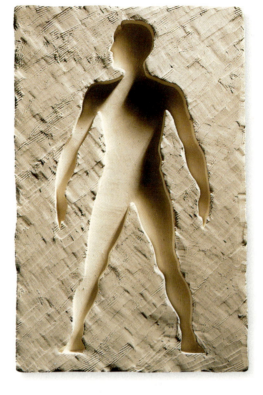

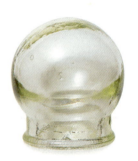

SCHRÖPFEN

AKUPUNKTUR

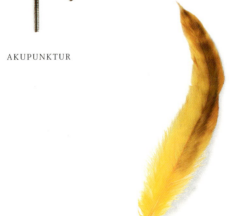

QI GONG

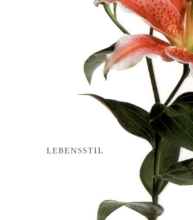

LEBENSSTIL

234

ZUSAMMENFASSUNG

DIESES BUCH *hat einige Theorien und therapeutische Ansätze der chinesischen Medizin beleuchtet. Wie Sie sehen, ist es eine hochentwickelte und noble Gesundheitslehre, die seit tausenden von Jahren besteht und immer noch weiter ausgearbeitet und verfeinert wird. Kein anderes System bietet ein so klares Konzept der energetischen Anatomie und Physiologie. Es gehört zu den wichtigsten Entwicklungsmodellen für das 21. Jahrhundert und wird wegweisend sein für unser Verständnis der Körperfunktionen und ihrer Störungen.*

Im Westen hat sich die Einstellung in den letzten zwanzig Jahren drastisch verändert. Akupunktur wird nicht mehr verächtlich abgelehnt. Die Anwendung von Heilkräutern gewinnt an Aufmerksamkeit, vor allem bei Krankheiten, die nicht gut auf schulmedizinische Behandlung ansprechen. Das Interesse für Tai Chi, Qi Gong und Meditation ist nicht länger auf Randgruppen beschränkt, und Feng Shui-Experten werden zunehmend gerufen, um bei Gebäudeentwürfen und Landschaftsplanungen zu beraten. Obwohl viele westliche Ärzte die chinesische Medizin in die Zwangsjacke der westlichen Minimalwissenschaft stecken wollen – indem sie z. B. die aktive chemische Substanz einer Heilkräuterrezeptur zu „isolieren" versuchen –, besteht kein Zweifel daran, daß chinesische Praktiken und Vorstellungen hier ihren Platz gefunden haben und zukünftig noch wichtiger werden.

Man muß einfach erkennen, daß Akupunktur nicht nur zur Schmerzlinderung da ist, daß Kräuterheilmittel mehr sind als milde Stärkungsmittel und daß Tai Chi oder Qi Gong mehr als nützliche Ergänzungen zum „richtigen" Sport sind. Die chinesische Medizin muß bei Krankheit und Gesundheitsvorsorge für jeden selbstverständlich werden, ihre Begriffe und Sprache müssen so einfach werden, daß sie jeder verstehen kann.

Um der chinesischen Medizin etwas mehr Unmittelbarkeit zu geben, zeigen wir einige echte Problemfälle aus dem alltäglichen Leben, die sehr gut auf die Behandlung mit chinesischer Medizin angesprochen haben.

LINKS

Die chinesische Medizin kann uns auf viele Arten helfen. Wir können uns aber auch selbst durch unsere Lebensweise helfen.

OBEN

Es gibt vielerlei Behandlungsarten für alltägliche Beschwerden.

235

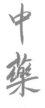

FALLSTUDIE 1

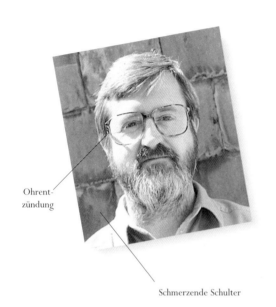

Ohrentzündung

Schmerzende Schulter

JAN KLAGTE über stark entzündete Ohren und einen Schmerz, der sich über Kopf und Schultern ausbreitete. Er spürte die Schmerzen vor allem im Bereich des Oberarms, der Schultern, des Nackens und des Kopfes. Die Schmerzen an den Ohren waren besonders heftig. Sie waren plötzlich aufgetreten, als er am Morgen aufwachte, und er mußte sich sogar einen Tag freinehmen. Das war sehr unangenehm, weil er als Versicherungskaufmann lediglich von den Provisionen aus Vertragsabschlüssen bezahlt wurde. So kam er in die Praxis, um zu fragen, ob die chinesische Medizin ihm vielleicht helfen könnte. Er hatte bereits einige Schmerzmittel genommen, aber diese hatten nicht wirklich geholfen.

In einem solchen Fall kann man leicht das Offensichtliche übersehen. Die Informationen waren nicht besonders aufschlußreich. Jan bestand darauf, daß er morgens einfach mit den Schmerzen aufgewacht sei, doch schließlich kam heraus, daß er ein MG-Sportcabrio besaß und am vorherigen Abend eine ausgedehnte Spritztour mit seiner neuen Freundin unternommen hatte. Er hatte das Verdeck offen gelassen, obwohl die Wärme des Tages am kühlen Abend schnell verflogen war. Er schätzte, daß er etwa fünfzig bis sechzig Kilometer gefahren war und daß sie erst gegen 22.30 Uhr heimgekommen seien. Zu dieser Zeit war es ihm schon ziemlich kalt geworden.

Diese Information war der Schlüssel zu Jans Problem. Er litt an Wind und Kälte, welche in die Meridiane am Kopf, Nacken und Gesicht eingedrungen waren und dort eine lokale Qi-Stagnation verursacht hatten. Diese Art Schmerz gehört zu einer Meridianstörung. Die Tatsache, daß der Schmerz zu wandern schien, zeigt den Einfluß des eindringenden Windes.

Die Therapie der Wahl war Akupunktur. Ziel der Behandlung war die Vertreibung von Wind und Kälte und die Reinigung der Meridiane. Entsprechend geeignete Akupunkturpunkte wurden ausgewählt, und die Meridiane um die Ohren herum, die besonders schmerzhaft waren, wurden erwärmt, indem man sie mit einem Moxastäbchen mehrmals „anpickte". Die Beschwerden waren sehr heftig, doch die Akupunktur zeigte ihre sofortige Wirkung. Nach einer einzigen Behandlung waren die Schmerzen stark zurückgegangen. Jan kam am folgenden Tag zu einer weiteren Behandlung, und am Ende der Woche, nach der dritten Behandlung, war er völlig schmerzfrei. Die chinesischen Ärzte rieten ihm, entweder das Verdeck oben zu lassen oder sich entsprechend anzuziehen, wenn er das nächste Mal eine neue Freundin mit seinem Flitzer beeindrucken wollte.

FALLSTUDIE 2

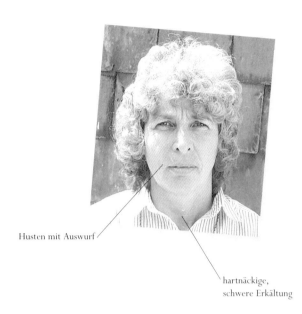

Husten mit Auswurf

hartnäckige, schwere Erkältung

MARGOT WAR 60 Jahre alt. Bei ihr war eine chronische Bronchitis diagnostiziert worden, aber die Medikamente dafür „vertrugen sich nicht mit ihrem Magen". Das Problem bestand schon lange, war aber im letzten Winter sehr schlimm geworden. Von einer schweren Erkältung im November hatte sie sich nicht mehr richtig erholt. Sie hustete große Mengen an gelbem Auswurf aus, und der Husten war so schlimm, daß sie davon fast einen Krampf bekam. Margot hatte seit ihrer Pubertät zwischen 30 bis 40 Zigaretten täglich geraucht. Vor fünf Jahren hatte sie damit endlich aufgehört, als sie ihre erste schwere Bronchitis bekam. Sie gab zu, hin und wieder mal eine zu rauchen, wenn es ihrer Lunge gut geht. Margots Zunge war rot und trocken mit einem dicken, klebrigen, gelben Belag. Ihre Pulse waren schwach und schlüpfrig, vor allem der Lungenpuls.

Ursache und Wirkung sind hier offensichtlich: Margot hatte ihre Lunge durch das lange Rauchen schwer geschädigt. Rauchen zieht Hitze in die Lunge, das die Yin-Säfte aufzehrt, und verursacht eine Schädigung der Lungenfunktion. Margot war auch etwas übergewichtig und allgemein ausgelaugt. Möglicherweise deutete das auf eine beeinträchtigte Milzfunktion, wodurch sich Feuchtigkeit bildete. Mit der Zeit wurde die Feuchtigkeit zu Schleim, der die Lunge verstopfte, die selbst schon Yin-Mangel hatte.

Die Diagnose war feuchte Hitze in der Lunge mit mangelndem Lungen-Yin und allgemein mangelndem Milz-Qi. Die Behandlung zielte also darauf ab, Hitze aus der Lunge zu ziehen, den Schleim zu entfernen, den Husten zu stoppen sowie Lunge und Milz zu stärken.

Dazu wurden Akupunktur und Heilkräuterbehandlungen gegeben: Akupunktur zur Beseitigung von Hitze und Schleim und zur Stärkung der Lunge, Heilkräuter, um die feuchte Hitze aus der Lunge zu ziehen, den Husten zu stoppen und die Lunge zu befeuchten. Der Vorteil einer Heilkräuterbehandlung ist, daß die Zutaten so gewählt werden können, daß sie verschiedene Aspekte der Disharmonie behandeln.

Margot nahm die Kräuter in Pulverform ein. Sie kam einmal die Woche, ca. sechs Wochen lang. Dabei erhielt sie jedesmal Akupunktur. Alle zwei Wochen wurde die Kräutermischung überprüft und angepaßt. Ihr Husten verbesserte sich sehr, und der Schleim nahm stark ab. Sie fühlte sich insgesamt besser und konnte wieder mehr unternehmen. Allerdings gestand sie, wieder „diese eine Zigarette" geraucht zu haben, als sie sich besser gefühlt hatte. Nach acht Wochen wurde die Akupunktur beendet, und Margot nahm nur noch die Kräuter ein. Sie kam nun alle drei Wochen zum Check-up, und nach sechs Monaten war ihr Brustraum freier – so wie schon lange nicht mehr.

Fünfzehn Monate nach ihrem ersten Besuch geht es Margot viel besser, sie fühlt sich viel gesünder. Ab und zu kommt ihr Lungenproblem wieder auf, es macht ihr aber weniger zu schaffen. Akupunktur und besonders die Heilkräuterrezeptur haben ihren Zustand merklich gebessert. Wenn sie weder rauchen noch in stickigen Kneipen passiv mitrauchen würde, könnte ihre Gesundung weiter fortschreiten.

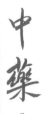

FALLSTUDIE 3

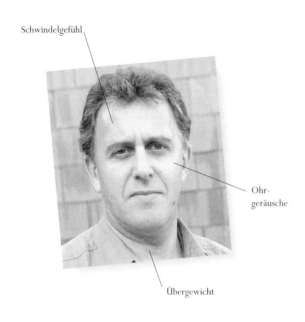

Schwindelgefühl
Ohrgeräusche
Übergewicht

HERBERT STAND als leitender Angestellter einer mittelgroßen Maschinenbaufirma unter hohem Druck. Die Firma befand sich in Fusionsverhandlungen mit einem großen, multinationalen Konzern, und Herbert kämpfte sehr, um seine Position zu behalten. Er glaubte, daß er bei einer Fusion seine Stellung verlieren würde.

Zur Zeit seines ersten Praxisbesuchs arbeitete Herbert etwa fünfzehn Stunden am Tag, und er war auch oft am Wochenende noch in der Firma. Sein Hauptproblem war ein Schwindelgefühl, und manchmal glaubte er, ohnmächtig zu werden. Er sagte, er verliere seine Arbeitkraft und könne seine Aufgaben nicht mehr so erledigen wie früher. Er sagte, daß er nur um 7 Uhr morgens zur Behandlung kommen könne, weil er sonst zu beschäftigt sei, war aber bereit, dafür mehr zu zahlen.

Er war etwas übergewichtig und hatte ein rotes Gesicht. Er klagte über Ohrgeräusche und manchmal auch Kopfschmerzen. Außerdem plagte ihn ein schreckliches Jucken im Genitalbereich, das er sehr lästig und manchmal auch peinlich fand. Sein Puls war schnell, schlüpfrig und sehr voll. Die Zunge war an den Rändern gerötet und hatte einen schmierigen Belag. Während der diagnostischen Befragung war er sehr nervös, und einmal mußte er sogar die Befragung unterbrechen, um auf seinem Handy einen dringenden Anruf zu erledigen.

Aus der diagnostischen Information ging hervor, daß der Schwindel und die anderen „Kopfsymptome" wahrscheinlich durch Schleim verursacht wurden, der die Ausgänge am Kopf blockierte. Außerdem dürfte sein Leber-Qi gestaut sein und sich dadurch mit der Zeit ein Ungleichgewicht der Yin- und Yang-Energien gebildet haben. Die Yang-Energie der Leber stieg dadurch nach oben in den Kopf und nahm den Schleim mit sich.

Behandlungsziel war es, das Leber-Yang zu vermindern, einen gleichmäßigen Qi-Fluß zu fördern und den blockierenden Schleim an den Ausgängen zu entfernen. Die Therapie begann mit einer entspannenden Akupressurmassage. Dies half sehr gut, seine Nervosität zu beseitigen und verbesserte die Wirkung der nachfolgenden Behandlung. Danach kam eine Akupunkturbehandlung, und zusätzlich wurde eine pulverisierte Heilkräutermischung verschrieben, um den Hauptzweck der Behandlung zu unterstützen.

Nach einigen Behandlungen sagte Herbert, daß er sich viel besser fühlen würde – wie „neugeboren". Die Behandlung wurde weitere drei Wochen fortgesetzt. Herbert fühlte sich immer besser und meinte, er könne jetzt damit allein fertigwerden. Herbert kam nach einem halben Jahr wieder, weil er sich wieder unter Druck fühlte. Zu diesem Zeitpunkt war die Fusion im Geschäft bereits erfolgt, und sein Job war gesichert. Sein Hauptproblem war nun die Belastung durch seine neue leitende Stellung in der expandierten Firma.

FALLSTUDIE 4

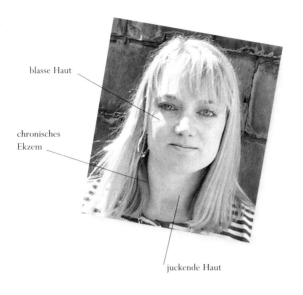

blasse Haut

chronisches Ekzem

juckende Haut

KARIN, 26 JAHRE alt, war Grundschullehrerin. Sie litt seit ihrer Kindheit an chronischen Ekzemen. Sie war deswegen schon im Krankenhaus gewesen und hatte viele Kortisonpräparate bekommen, doch das hatte ihr Problem nicht beseitigen können.

Das Ekzem war an Händen, Armen, Kopf und den Knien am schlimmsten, sie hatte auch Stellen an den Beinen und am Rumpf. Die Haut war sehr trocken, schuppig und juckte stark. Wenn sie kratzte, fing sie sofort an zu bluten. Die schlimmsten Stellen waren an den Händen, wo die Haut oft so trocken wurde, daß sie einriß und sich entzündete. Das war sehr schmerzhaft, und sie konnte weder schreiben noch die Hände überhaupt gebrauchen. Sie versuchte, im Klassenzimmer keine Kreide mehr zu benutzen, weil das das Problem manchmal noch verschlimmerte. Karin war eine dünne, etwas blasse, junge Frau. Ihre Zunge war blaß und sehr trocken. Der Puls war dünn und etwas fadenförmig.

Aus Sicht der chinesischen Medizin ist eine solche Hautkrankheit meist die Folge eines Blutmangels, wodurch Wind in die Meridiane gelangt. Die trockene, schuppige Haut, die blasse Gesichtsfarbe sowie Zunge und Puls weisen auf Blutmangel hin. Der Juckreiz zeigte krankmachenden Windeinfluß in den Meridianen.

Behandlungsziel war es, den Wind aus den Meridianen zu entfernen, das Blut zu stärken und die Haut zu nähren. Obwohl Akupunktur in solchen Fällen auch helfen kann, ist bei Hauterkrankungen eine Heilkräuterbehandlung die Methode der Wahl. Es wurden Kräuter ausgewählt, die Wind austreiben, Yin und Blut tonisieren und die Haut nähren. Es gibt einige klassische Mischungen für ein solches Beschwerdebild, und diese können entsprechend den individuellen Symptomen und Zeichen modifiziert werden.

Karin merkte schon bald, daß die verschiedenen Heilkräuter den Juckreiz sehr schnell beseitigten, doch die Hautwunden waren noch immer sehr trocken und zeigten keine Anzeichen der Besserung. Die Mischung wurde verändert, und nach etwa sechs bis acht Wochen kam es zu einer merklichen Besserung. Drei Monate später war die Haut gesünder, als sie in den letzten Jahren je gewesen war, doch es waren immer noch Ekzeme vorhanden. Die Ekzeme an den Händen führten immer noch zu Einrissen an den Fingergelenken. Nach einem Jahr Heilkräuterbehandlung ist Karins Zustand stabil. Die Haut ist viel besser, und die Hände sind nun auch ekzemfrei. Gelegentlich kommt es zu einem Rückfall, aber Karin hat immer einige Heilkräuter zur Hand, die sie sofort einnimmt, wenn es Probleme gibt. Sie kommt gelegentlich zum Check-up.

FALLSTUDIE 5

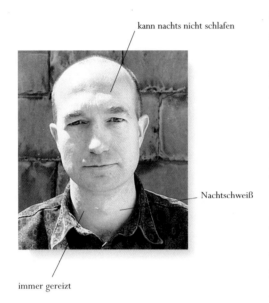

kann nachts nicht schlafen
Nachtschweiß
immer gereizt

FRANK WAR als HIV-positiv diagnostiziert worden, und in den letzten sechs Monaten hatte er das volle Krankheitsbild von AIDS entwickelt. Er versuchte, so gut wie möglich weiterzuleben und bekam auch regelmäßige konventionelle Behandlungen. Er kam in die Praxis, um zu sehen, ob es eine Möglichkeit gäbe, die schlimmsten Auswirkungen seiner Krankheit zu lindern. Seine Hauptbeschwerden waren, daß er wenig bis keine Kraft hatte, nachts nicht schlafen konnte und immer wieder so stark schwitzte, daß er seine Laken zwei- bis dreimal pro Nacht wechseln mußte. Er hatte Herzklopfen und war ständig gereizt, auch seinem Partner und anderen guten Freunden gegenüber. Frank sah sehr dünn, fast abgemagert aus. Seine Haut war trocken, und er hatte Ausschlag im Gesicht und am Rücken. Das Gesicht war rot, und auch die Zunge war gerötet und wie abgehäutet, mit einer roten Zungenspitze. Sein Puls war schnell und fadenförmig.

Frank zeigte die klassischen Symptome von „Leerer Hitze", die durch einen zugrundeliegenden Mangel an Yin-Energie im Körper zustandekommt. Die AIDS-Erkrankung zehrte an den Yin-Säften, und der Körper brannte sozusagen von innen her aus. Die „Leere Hitze" beeinträchtigte auch das Herz-Yin, daher kamen die Schlafstörungen, die Gereiztheit und das Herzklopfen.

Es ist sehr unwahrscheinlich, daß die chinesische Medizin AIDS heilen kann. Doch es gab keinen Grund, warum die Symptome nicht gebessert werden könnten. Behandlungsziel würde das Austreiben der „Leeren Hitze", das Stärken des Yin und die Beruhigung des Herz-Shen sein. In Franks Fall wurde beschlossen, Akupunktur anzuwenden. Es ist für einige Leser sicher überraschend, bei einem Patienten mit voll ausgebildeter AIDS-Symptomatik Akupunktur einzusetzen, doch vorausgesetzt, strikte Hygienemaßnahmen werden befolgt, gibt es keinen Grund, die Akupunktur in einem solchen Fall nicht anzuwenden.

Frank wurde zunächst zweimal wöchentlich behandelt und dann wöchentlich. Nach drei Monaten konnte er viel besser schlafen, was natürlich auch seinen Kräftezustand verbesserte. Er hatte immer noch Nachtschweiß, doch die Intensität war sehr zurückgegangen.

Frank wurde auch ermutigt, einen Qi Gong-Kurs zu besuchen und einige einfache Qi Gong-Haltungen zu erlernen, die ihm helfen könnten. Er tat dies, und auch nach der Beendigung der Akupunkturbehandlung besuchte er weiter den Qi Gong-Kurs.

Nach vier Monaten entschloß sich Frank, die Akupunkturbehandlung zu beenden. Die Krankheit war weit von einer Heilung entfernt, doch die Akupunktur hatte ihm sehr geholfen. Nachdem er jetzt auch besser schlafen konnte, hatte er das Gefühl, sich der Krankheit wieder alleine stellen zu können, indem er regelmäßig Qi Gong übte.

FALLSTUDIE 6

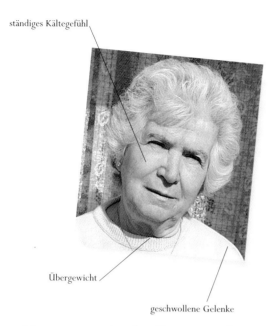

ständiges Kältegefühl

Übergewicht

geschwollene Gelenke

MARTHA WAR 76 und wollte wissen, ob etwas gegen ihre Arthritis getan werden könnte. Sie fühlte sich überall steif und wund, vor allem in den Knien und Sprunggelenken, die geschwollen und berührungsempfindlich waren. Sie hatte Übergewicht und klagte, daß ihre Füße und Finger häufig anschwellen würden. Sie fror sehr leicht, sogar bei schönem Wetter. Sie hatte auch chronischen Durchfall, vor allem frühmorgens. Marthas Zunge war blaß und feucht, ihr Puls langsam und etwas schwammig.

Kälte und Feuchtigkeit waren in Marthas Meridiane eingedrungen. Sie neigen dazu, sich in den Meridianen an den Gelenken einzunisten und rufen arthritische Schmerzen und Schwellungen hervor. Es gab auch Anzeichen eines allgemeinen Yang-Mangels, der durch das Frieren, den chronischen Durchfall und die Zungen- und Pulsmerkmale charakterisiert ist. Yang-Mangel ist ein häufiges und natürliches Merkmal des Alterungsprozesses.

Behandlungsziele waren das Vertreiben von Kälte und Feuchtigkeit aus den Meridianen und die Stärkung der darunterliegenden Yang-Energie. Martha wurde mit Akupunktur, Moxibustion und Heilkräutermitteln behandelt. Auch Schröpfköpfe wurden verwendet, um das Qi an den am schlimmsten betroffenen Bereichen in Fluß zu bringen. Nach zwanzig wöchentlichen Sitzungen hatte sich Marthas Zustand sehr gebessert. Sie entschloß sich, mit Akupunktur aufzuhören, setzte die Einnahme der Heilkräuter aber noch sechs Monate fort. Ihr Zustand blieb sehr stabil.

ZUM SCHLUSS

MIT DIESEN Fallbeispielen wurden kurz typische Disharmonien vorgestellt, die durch eine Behandlung mit chinesischer Medizin profitieren können. Es gibt nur wenige Zustände, bei der die chinesische Medizin nicht ausgesprochen hilfreich sein kann. Man kann sogar darüber streiten, ob die chinesische Therapieform nicht für viele alltägliche Störungsmuster als optimale Behandlungsart zu empfehlen ist.

Es gibt eine zunehmende Anzahl von Praxen, in denen chinesische Medizin als eine vernünftige Gesundheitsvorsorge angeboten wird: von Akupunktur und Heilkräuterkunde über das Angebot von Qi Gong-Kursen und -Therapien bis zur Beratung durch einen Feng Shui-Experten. Im Idealfall sollten diese Dienste zusammen mit anderen ergänzenden Therapien aus der westlichen Medizin angeboten werden.

Die chinesische Medizin ist ein wirkungsvoller Weg, ein breites Spektrum medizinischer Möglichkeiten anzubieten. Sie wird nicht nur das Feld der Therapieformen enorm erweitern, sondern auch die Entwicklung einer feinstofflichen Medizin im neuen Jahrtausend vorantreiben.

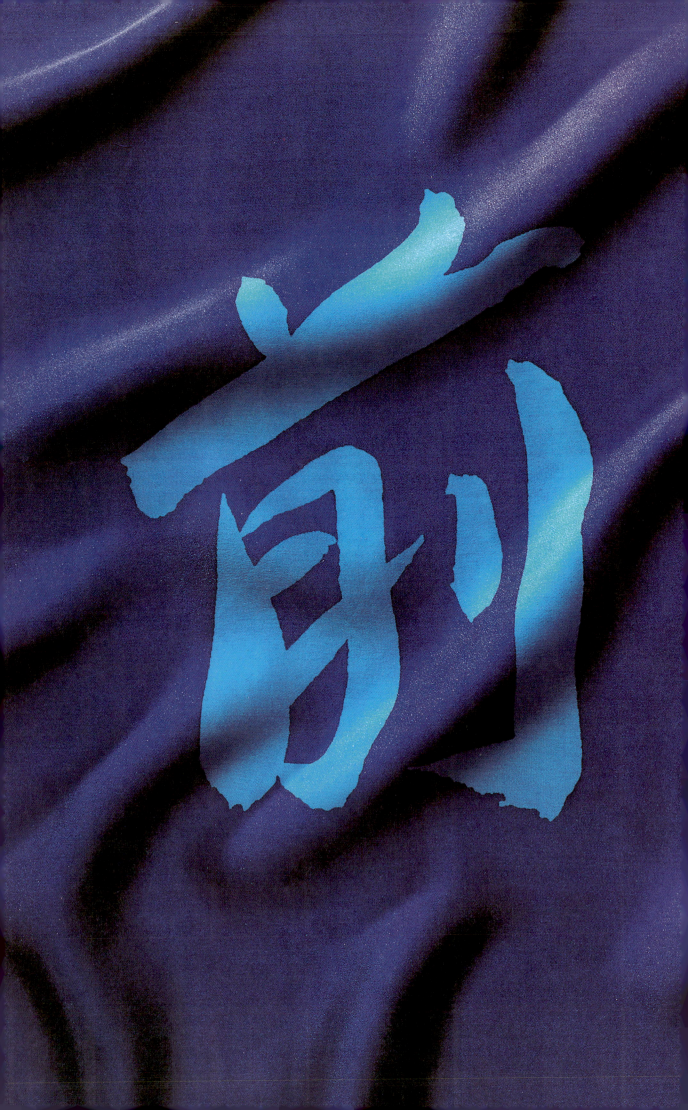

UND

WEITER

✦ ✦ ✦ ✦ ✦

前

DIE NÄCHSTEN SCHRITTE

DIESES BUCH hat auf leichtverständliche Art Theorie und Praxis der chinesischen Medizin beschrieben. Der interessierte Leser hat nun ein gutes Hintergrundwissen, wie dieses faszinierende System funktioniert und was es bei der Behandlung von Gesundheitsproblemen und zur Erhaltung von Gesundheit und Wohlbefinden leisten kann.

Es ist aus der „gebetsmühlenhaften" Wiederholung meiner Empfehlung, einen professionellen und vertrauenswürdigen Therapeuten zu suchen, sicher klar geworden, daß es außerordentlich wichtig ist, zu wissen, zu wem man geht. In diesem Teil des Buches geht es darum, wie man weitere zuverlässige Informationen erhält und wie und wo man einen erfahrenen Therapeuten der chinesischen Medizin findet.

Der Abschnitt „Weitere Literatur" empfiehlt Bücher, die Ihr Verständnis über die verschiedenen Sparten in der chinesischen Medizin vertiefen und erweitern. Der Abschnitt mit den nützlichen Adressen sagt Ihnen, wo Sie einen erfahrenen Therapeuten finden. Jede Information wurde vorher auf Aktualität und Richtigkeit überprüft.

Die chinesische Medizin ist eine faszinierende und lohnenswerte Reise – starten Sie gleich!

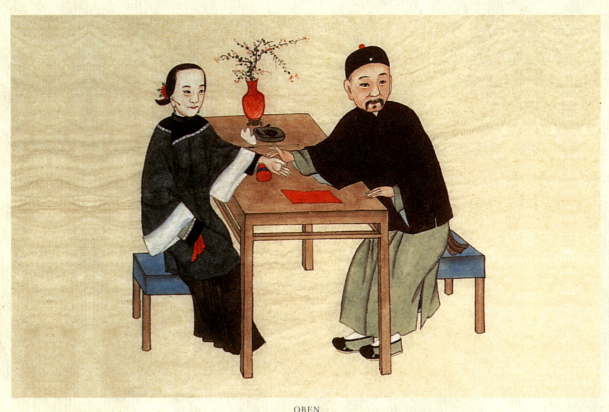

OBEN
Suchen Sie immer die Hilfe eines erfahrenen Spezialisten der chinesischer Medizin.

WEITERE LITERATUR

Folgende Bücherauswahl wird dem interessierten Leser zur Erweiterung seines Wissens über chinesische Medizin empfohlen: Diese Liste ist nicht vollständig, bietet aber eine gute Quelle für weitere Studien.

Bahr, Dr. med. Frank R.
Akupressur
Mosaik-Verlag, München

Bernau, Lutz
Chinesische Atem- und Heilgymnastik
Langenscheidt, München, 1986

Chang, Edward
Gesundheit und Fitness aus dem Reich der Mitte
Scherz/O.W. Barth, 1987

Chuen, Lam Kam
Chi Gong
Mosaik-Verlag, München

Connelly, Dianne M.
Traditionelle Akupunktur: Das Gesetz der Fünf Elemente
Verlag Anna-Christa Endrich, Heidelberg, 1987

Kaptchuk, Ted J.
Das große Buch der chinesischen Medizin
Scherz Verlag, Bern, München

Lao-tse
Tao Te King
Übersetzt von Richard Wilhelm, München, 1993

Leung, Albert Y.
Chinesische Heilkräuter
Diederichs, Köln, 1985

Maciocia, G.
Die Grundlagen der chinesischen Medizin
Verlagsgesellschaft für TCM
Kötzting/Bayer. Wald

Mole, Peter
Akupunktur: Eine Einführung in die chinesische Energiebalancierung
Fischer Taschenbuch Verlag GmbH, Frankfurt/Main, 1996

Pálos, Stephan
Chinesische Heilkunst
O. W. Barth, Bern, 1984

Pálos, Stephan
Atem und Meditation
O. W. Barth, Weilheim, 1968

Paulus, Ernst und Ding Yu-he
Handbuch der traditionellen chinesischen Heilpflanzen
Haug, Heidelberg, 1987

Porkert, Prof. Dr. Manfred
Die chinesische Medizin
Econ Verlag GmbH, Düsseldorf und Wien

Porkert, Manfred
Die theoretischen Grundlagen der chinesischen Medizin. Das Entsprechungssystem
Franz Steiner Verlag, Wiesbaden, 1973

Porkert, Manfred
Klassische chinesische Rezeptur
Acta medicinae Sinensis, 1984

Porkert, Manfred
Klinische chinesische Pharmakologie
Acta medicinae Sinensis, 1978

Porkert, Manfred
Lehrbuch der chinesischen Diagnostik
Acta medicinae Sinensis, 1983

Reid, Daniel
Chinesische Naturheilkunde
Wien, 1988

Ross, Jeremy
Zang Fu – Die Organsysteme der traditionellen chinesischen Medizin
Uelzen, 1992

Sagmeister, Sonja M.
Wohnen mit Feng Shui
Mosaik-Verlag, München, 1997

Schmidt, Wolfgang G. A.
Der Klassiker des Gelben Kaisers zur Inneren Medizin
Freiburg, 1993

Schnorrenberger, Claus C.
Lehrbuch der chinesischen Medizin für westliche Ärzte
Hippokrates, Stuttgart, 1985

Shealy, Dr. Norman C.
Naturheilweisen
Mosaik-Verlag, München, 1997

Stiefvater, Erich W.
Chinesische Atemlehre und Gymnastik
Haug, Heidelberg, 1985

Unschuld, Paul Ulrich
Medizin in China
Beck, München, 1980

Unschuld, Paul U.
Die Praxis des traditionellen Heilsystems
Steiner, Wiebaden, 1973

Worsley, J. R.
Akupunktur – Heilung für Dich
Ryvellus Medienverlag, Seeshaupt und München

Zöller, Josephine
Das Tao der Selbstheilung
Scherz/O. W. Barth, Bern, 1984

WICHTIGE ADRESSEN

Wenn Sie sich in chinesischer Medizin behandeln lassen möchten, sollten Sie sich Ihren Therapeuten sehr sorgfältig aussuchen. Lassen Sie sich ausführlich beraten – am besten von einem Fachverband oder einer anderen objektiven Institution. Hier finden Sie nützliche Namen und Adressen für einige Länder. Diese Institutionen helfen Ihnen auch weiter, wenn Sie Adressen in anderen Ländern benötigen.

ALLGEMEIN

Zentrum für chinesische Medizin
Mittenwalder Str. 5
10961 Berlin

Ausbildung in chinesisicher Medizin
Beate Wulff
Bemmersweg 1 a
44269 Dortmund

Ausbildung in altchinesischer Medizin
Otto-Dix-Str. 46
78244 Gottmadingen

ÖSTERREICH
Österreichische Gesellschaft für Akupunktur und Aurikulotherapie
Huglgasse 1-3
1150 Wien

SCHWEIZ
Schweizerische Ärztegesellschaft für Akupunktur und Chinesische Medizin (SAGA)
Hus am Sportplatz
8134 Adliswil

AKUPUNKTUR

Internationale Medizinische Gesellschaft für Elektroakupunktur n. Voll e.V.
Am Sender 3
47533 Kleve

Internationale medizinische Gesellschaft für Elektroakupunktur n. Voll
Weinstr. Süd 45
67098 Bad Dürkheim

Deutsche Akademie für Akupunktur und Aurikulomedizin e.V.
Connollystr. 26
80809 München

Arbeitsgemeinschaft für Klassische Akupunktur und Traditionelle Chinesische Medizin e.V.
Starnberger Str. 3
82131 Gauting

FENG SHUI

GROSSBRITANNIEN
Feng Shui Network
PO Box 2133
London W1A 1RL

KRÄUTERHEILKUNDE

Gesellschaft der Ärzte für Erfahrungsheilkunde e.V.
Heinrich-Lampert-Akademie für Erfahrungsheilkunde
Fritz-Frey-Str. 21
69121 Heidelberg

MASSAGE

Deutsche Gesellschaft für manuelle Medizin
Markgrafenstr. 14
12623 Berlin

Deutsche Gesellschaft für manuelle Medizin
Heerstr. 162
56154 Boppard

Vereinigung naturheilkundlicher Therapeuten e.V.
Geschäftsstelle
Bahnhofsstr. 21
86150 Augsburg

ÖSTERREICH
Österreichische Ärztegesellschaft für Manuelle Medizin
Speisinger Str. 109
1134 Wien

SCHWEIZ
Gesellschaft Schweizerischer Naturärzte (GSN)
Bruggereggstr. 16
9100 Herisau

NATURHEILKUNDE

Institut für Naturheilkunde
Räcknitzstr. 16
01069 Dresden

Weg der Mitte, Zentrum für ganzheitliche Gesundheit e.V.
Milinowskistr. 35
14169 Berlin

Bürger für Naturheilkunde
Theaterstr. 22
37073 Göttingen

Forum für systemische Analyse und persönliches Wachstum
Textorstr. 64
60594 Frankfurt

Internationelle Gesellschaft für Akupunktur und Chinesische Medizin
Silberbachstraße 10
79100 Freiburg

Gesellschaft für Naturheilkunde Deutschland e.V.
Postfach 402027
80720 München

Deutsche Gesellschaft für Naturheilanwendungen e.V.
Winzerer Str. 47 d
80797 München

Naturheilverein Memmingen e.V.
Zangmeisterstr. 5
87700 Memmingen

ÖSTERREICH
Ärzteforschung für Naturheilverfahren
Eschenbachgasse 3
5020 Salzburg

SCHWEIZ
Gesellschaft Schweizerischer Naturärzte (GSN)
Bruggereggstr. 16
9100 Herisau

SHIATSU

GROSSBRITANNIEN
Shiatsu Society
31 Pullman Lane
Godalming
Surrey GU7 1XY

Tai Chi und Qi Gong

Wasserschloß-Klinik
Bettenwarfen 2–14
26427 Neuharlingersiel

**Nagal-Institut für
ganzheitliche Lebensführung**
Henkenbergstraße 32a
44797 Bochum

**Medizinische Gesellschaft
für Qigong Yangsheng e.V.**
Herwarthstr. 21
53115 Bonn

Traditionelle Chinesische Medizin

**Deutsches Institut für
Traditionelle Chinesische Medizin**
Wielandstraße 43
10625 Berlin

**Arbeitsgemeinschaft für Klassische
Akupunktur und Traditionelle
Chinesische Medizin**
Arbeitskreis Ost
c/o Renate Ilg
Friedelstraße 10
12047 Berlin

**Traditionelle Chinesische
Medizinakademie im Sport-
und Rehabilitationszentrum
Berlin-Spandau**
Stadtrandstraße 555
13589 Berlin

**Institut für Traditionelle
Chinesische Medizin (ITCM)
„Zessin Du"**
Roggenkamp 4
22305 Hamburg

**Arbeitsgemeinschaft für Klassische
Akupunktur und Traditionelle
Chinesische Medizin**
Arbeitskreis Nord,
c/o Herbert Vater
Badallee 2
25832 Tönning

Universität Oldenburg
Zentrum für Wissen-
schaftliche Weiterbildung,
Projekt Traditionelle Chinesische
Heilmethoden und Heilkonzepte
(PTCH)
c/o Johann Bölts
Ammerländer Heerstraße 114–118
26111 Oldenburg

**Arbeitsgemeinschaft für Klassische
Akupunktur und Traditionelle
Chinesische Medizin**
Arbeitskreis West
c/o Inge Sander
Büchel 44
41460 Neuss

**Institut für chinesische
Naturheilverfahren (ICN)**
Kleine Viehstraße 27–31
48653 Coesfeld

**Arbeitsgemeinschaft für Klassische
Akupunktur und Traditionelle
Chinesische Medizin**
Arbeitskreis Mitte
c/o Dirk Berein
Kaiserstraße 82
63065 Offenbach

Therapie- und Fortbildungszentrum
Bergstraße GmbH
Harzstraße 1
64646 Heppenheim

**Traditionelle Chinesische Medizin
Behandlungs- und Ausbildungs-
GmbH**
Stadtplatz 8
67098 Bad Dürkheim

Schule für Chinesische Medizin
Dorfackerstraße 12
72074 Tübingen

**Deutsches Forschungsinstitut
für Chinesische Medizin e.V.
(DFCM)**
Silberbachstraße 10
79100 Freiburg

Societas Medicinae Sinensis
Internationale Gesellschaft für
Chinesische Medizin
Leopoldstraße 17
80802 München

**Arbeitsgemeinschaft für Klassische
Akupunktur und Traditionelle
Chinesische Medizin**
Arbeitskreis Süd
c/o Ute Steinbeiss
Wendelsteinstraße 20
83098 Brannenburg

**Kreiskrankenhaus für
Ganzheitsmedizin Simbach**
Plinganserstraße 10
84359 Simbach am Inn

**Spezialklinik für Naturheil-
verfahren Höhenkirchen**
Bahnhofstraße 16
85635 Höhenkirchen

**Institut für fernöstliche Heilkünste
und meditative Selbstfindung**
c/o Johann Wittmann
Dr.-Max-Herold-Straße 41
91126 Schwabach

TCM Klinik Kötzting
Erste Deutsche Klinik für
Traditionelle Chinesische Medizin
Ludwigstraße 2
93444 Kötzting

**Chinesische Naturheilkunde
Akademie e.V.**
Hans-Dill-Straße 9
95326 Kulmbach

Schweiz
Universität Bern
Kollegiale Instanz für
Komplementärmedizin (KIKOM)
Murtenstraße 11
3010 Bern

Äskulap-Klinik im Park
Zentrum für biologische
Ganzheitsmedizin
6440 Brunnen

Zero Balancing

Grossbritannien
The Zero Balancing Association UK
36 Richmond Road
Cambridge CB4 3PU

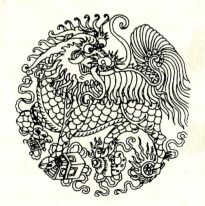

AUF EINEN BLICK

CHINESISCHE THERAPEUTEN spezialisieren sich meist in einer Methode, doch sie haben alle den gleichen theoretischen Hintergrund. Ziel ist es immer, Harmonie zu bewahren oder wiederherzustellen, so daß der Körper sich in einem energetischen Gleichgewicht befindet. Wer an chinesischer Medizin interessiert ist, wird sich fragen, wo er beginnen und welche Methode er versuchen sollte.

Theorieformen sind als „Modalitäten" bekannt, auch wenn sie sich manchmal überschneiden, besitzt jede ihre eigenen wesentlichen Elemente. Sie sind einzeln im Buch aufgeführt. Bei einigen Behandlungen oder vorbeugenden Methoden bleibt der Patient eher passiv (Akupunktur, Moxibustion, Schröpfen, Akupressur, Kräuterheilkunde und Qi Gong-Heilung). Die übrigen sind vorbeugende und aufbauende Therapiemethoden, in denen der Patient eine aktive Rolle spielt (Qi Gong, Tai Chi, Meditation und Feng Shui). Außerdem bietet das Buch Hinweise auf Ernährung und Lebensstil. Auf diesen beiden Seiten sehen Sie auf einen Blick, wo Sie welche Informationen finden.

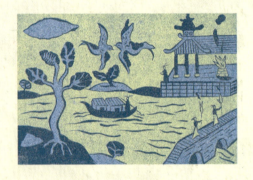

DIE THERAPIEFORMEN

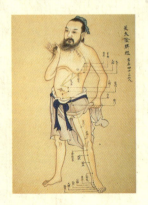

Akupunktur
Seite 131

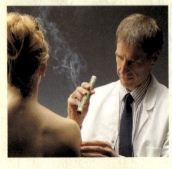

Moxibustion
Seite 142

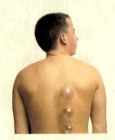

Schröpfen
Seite 145

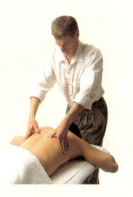
Akupressur
Seite 150

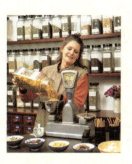
Heilkräuterkunde
Seite 163

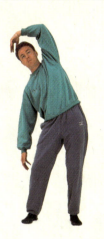
Qi Gong
Seite 189

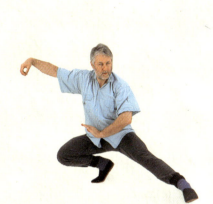
Tai Chi
Seite 206

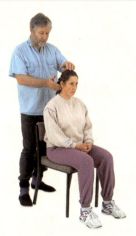
Heilen mit Qi Gong
Seite 208

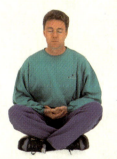
Meditation
Seite 214

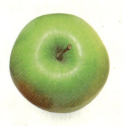
Ernährung
Seite 218

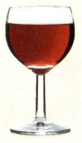
Lebensstil
Seite 222

Feng Shui
Seite 224

GLOSSAR

Abdomen Der Bauchraum zwischen Brust und Becken

Acht Grundmuster Ordnungssystem für diagnostische Informationen in der chinesischen Medizin mit den Aufteilungen Yin, Yang, Innerlich, Äußerlich, Hitze,

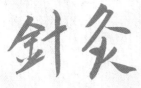

AKUPUNKTUR

Kälte, Übermaß und Mangel

Adipositas Fettsucht

Akupressur Arbeitet nach dem selben Grundprinzip wie die Akupunktur, das Qi wird jedoch durch Druck und Massage anstatt durch Nadeln beeinflußt

Akupunktur Chinesische Heiltherapie, die den Energiefluß im Körper ausgleicht und Stauungen löst. Dazu werden Nadeln in Körperpunkte gestochen, die mit bestimmten Punkten auf den Meridianen korrespondieren. Siehe auch Meridiane

Akupunkturpunkte Bestimmte Stellen am Körper, an denen der Energiefluß in den Meridianen geregelt werden kann

An Mo Die chinesische Bezeichnung für Massage, wörtlich „Schieben und Reiben"

Analgetikum Schmerzstillendes Heilmittel oder Medikament

Angina pectoris Starker Schmerz im unteren Brustkorb, meist auf der linken Seite

Arthritis Schmerzhafte Entzündung von Gelenkweichteilgewebe

Ashi-Punkte Empfindliche Punkte am Körper

Asthma Krampf der Bronchien, der die Luftwege verengt

Aurikular Zum Ohr gehörend

Äußerlich Jeder Faktor, der den Körper von außen beeinflußt

Blut Der chinesische Begriff „Blut" unterscheidet sich von der westlichen Auffassung

Bronchitis Infektion der Luftwege

Chakra Energiezentrum im Körper; beruht auf dem indischen Verständnis von Energiekörpern

Chong Mo „Der Enthemmer", einer der acht Sondermeridiane

Chronisch Für lange Zeit bestehend, ein Zustand, der keine oder eine nur sehr langsame Veränderung zeigt

Dan Tien Energiezentren im Körper. In der chinesischen Medizin gibt es drei; einen oberen (zwischen den Augenbrauen), mittleren (in der Mitte des Rumpfes) und einen unteren (in der Mitte des Abdomens). In Dan Tien wird das Qi gespeichert

Dao/Daoismus Chinesische Philosophie- und Denkschule. Dao bedeutet wörtlich „der Weg";. häufig auch „Tao" geschrieben.

Dayan Qi Gong Wildgans-Qi Gong. Eine Abfolge von Bewegungen, die denen der Wildgans nachgeahmt wurde

Deqi Wörtlich „Erreichen des Qi„ – das Qi-Gefühl beim Nadelsetzen, das der Patient als prickelnd oder taubmachend empfinden kann

Diagnoseverfahren Die Identifizierung einer Krankheit durch ihre Symptome

Disfunktion Fehlfunktion eines Systems oder Organs im Körper

Disharmonie Mangel an Harmonie und Balance im Körper

Drei Schätze Sammelbezeichnung für Qi, Jing und Shen

Dreifacher Erwärmer Siehe San Jiao

Durchfall Häufiges Entleeren von losem (wässrigem) Stuhl

Ekzem Hauterkrankung

Energiekörper Die Energieschichten, die den physischen Körper umgeben

Enuresis Unwillkürliches Bettnässen im Schlaf

Epigastrium Der Teil des Bauchraums vom Brustbein bis zum Nabel

Epilepsie Abnorme Hirnfunktion, die Anfälle verursacht

Equilibrium Ein Zustand der Ausgewogenheit

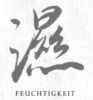

FEUCHTIGKEIT

Extra Fu (Außergewöhnliches Fu) Weniger wichtige, „kleinere" Organe in der chinesischen Medizin

Feng Shui Chinesisches System, um Energiemuster im physischen Umwelt zu analysieren

Feuchtigkeit In der chinesischen Medizin ist Feuchtigkeit ein krankmachender Einfluß, der zu Abgeschlagenheit, müden und schweren Gliedern und allgemeiner Schwäche führt

Fu Die Yang Hohlorgane des Körpers

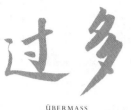

ÜBERMASS

Fülle (Übermaß) Ein Zustand, bei dem Qi, Blut oder Körpersäfte im Ungleichgewicht sind und sich in Körperbereichen ansammeln

Fünf Elemente/Wandlungsphasen System in der chinesischen Medizin, das auf Naturbeobachtung beruht. Es umfaßt die Elemente Wasser, Holz, Feuer, Metall und Erde

Fünf Flächen-Schweiß Charakteristischer Schweiß bei Yin-Mangel, der auf den Handflächen, Fußsohlen und der Brust auftritt

Gan Süß; Geschmacksrichtung zur Bestimmung chinesischer Heilkräuter

Gu Qi Qi, das im Magen durch die Verdauung von Essen und Trinken gebildet wird

Hämophiler Bluter, leidet an einer Erbkankheit, bei der schon kleine Verletzungen schwere Blutungen verursachen

Hegu Akupunkturpunkt Dickdarm 4, wörtlich „Maul des Tigers"

Holistisch Ganzheitlich; System, das Körper, Geist und Seele als Ganzes sieht. Aus dem Griechischen „Holos" = „Ganzes"

Homöostase Neigung des Körperinneren und der Organe, trotz wechselnder äußerer Umstände im Gleichgewicht zu bleiben

Hypertonie Bluthochdruck

Hypochondrium Seitlicher Bereich des Abdomens unter dem Rippenkäfig und den kurzen Rippen

Hypothermie Unterkühlung durch Kälteeinfluß

Innerlich Bezieht sich auf Disharmonien, die im Inneren des Körpers entstehen

Insomnia Einschlafstörung

Ischias Schmerz im unteren Rücken, meist Hinweis auf ein anderes Problem wie z. B. einen Bandscheibenvorfall

Jiao (Dreifacher Erwärmer) Bezieht sich auf die drei „Wärmeleitungen" im Körper, wird auch Erhitzer genannt

Jin Ye Körpersäfte; Jin sind die leichten, klaren, Ye die schwereren, dicken Flüssigkeiten

Jing Chinesische Bezeichnung für die lebenswichtige Essenz, die Quelle des Lebens und des individuellen Wachstums

Jing Luo Zhi Qi Qi, das durch die Meridiane fließt; Leitbahnen-Qi

Ko Zyklus Zyklus der gegenseitigen Kontrolle im Fünf-Elemente-System

Kong Qi Lungen-Qi, das aus der Luft aufgenommen wird

Kontraindikation Jeder Faktor einer Erkrankung, der das Risiko bei einer Behandlungsmethode erhöht und diese daher nicht empfehlenswert macht

Krampfadern Erweiterte oder geschlängelte dicke Venen, besonders an den Beinen

Kreislauf/Sexus Meridian am Arm und Leber-Meridan am Bein. Beides sind Yin-Meridiane und verlaufen in der Mitte der jeweiligen Extremität

Ku Bitter; Geschmacksrichtung zur Bestimmung von chinesischen Heilkräutern

Laogong Akupunkturpunkt in der Mitte der Handfläche – KS 8. Wörtlich übersetzt „Palast der Arbeit"

Läsion Bezeichnung für eine Abnormität oder einen Schaden am Körper; Wunde, Verletzung

Leere Hitze Innere Hitze im Körper als Folge eines Yin-Mangels

Leitbahnen Unsichtbare Wege, auf denen sich das Qi bewegt, auch Meridiane genannt. Sie liegen im Körper und auf dem Körper

Lethargie Starke Schläfrigkeit oder Betäubung

Leukorrhoe Klarer vaginaler Ausfluß, oft Zeichen einer Infektion

Lo Verbindungssystem der korrespondierenden Hauptmeridianen

Mangel-Zustand Störung, die durch die Unfähigkeit des Körpers hervorgerufen wird, das Gleichgewicht zu wahren. Sie entsteht durch eine Fehlfunktion des Zangfu

Mark Die Substanz, die in der Sicht der chinesischen Medizin Gehirn und Rückenmark bildet

Materia medica Arzneimittelbuch, in dem alle chinesischen Heilkräuter exakt beschrieben werden

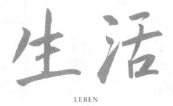

LEBEN

Meditation Konzentrierte, ernste, anhaltende Betrachtung eines religiösen oder spirituellen Themas

Meer des Marks Die Chinesen glauben, daß das Gehirn aus Mark gebildet wird, das dann „Meer" genannt wird

Meridiane Die Bahnen, durch die die Lebensenergie im Körper fließt. In der chinesischen Aku-

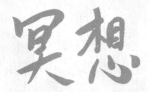
MEDITATION

punktur gibt es insgesamt 59 Meridiane. Die indische Medizin kennt über hundert

Mingmen-Feuer Die ursprüngliche wärmende Energie des Nieren-Yang. Sie ist für die Erhaltung der Körperwärme lebenswichtig

Modalität Faktor, der Symtome bessert oder verschlechtert

Morphologie Form-Lehre von lebenden Organismen und ihren Organen

Moxa Getrockneter Beifuß, der an einer Nadel abgebrannt wird oder als Stäbchen gerollt bei der Moxibation erhitzt wird. Es soll Körper-Qi erwärmen und seinen Fluß anregen. Wird aus der Beifußart *Artemisia vulgaris* hergestellt

Moxibustion Behandlung, bei der Moxakraut verbrannt wird

Mucus Schleimige Flüssigkeit, die von verschiedenen Schleimhäuten im Körper produziert wird

Myocardinfarkt Zerstörung des Herzmuskelgewebes durch Unterbrechung der Blutzufuhr (Herzinfarkt)

Nadis Feinstoffliche Energiekanäle, die die Chakren im Körper miteinander verbinden

Ödem Schmerzlose Schwellung durch Flüssigkeitsansammlung unter der Hautoberfläche

Pädiatrie Medizinisches Fachgebiet: Behandlung von Kindern

Palpation Manuelle Untersuchung durch Betasten

Palpitation Unregelmäßiger/ schneller Herzschlag, anomaler Herzrhythmus

Parkinsonsche Krankheit Eine fortschreitende Krankheit des Nervensystems

Pathogen Krankheitsverursachend

Phlegma Aus Sicht der chinesischen Medizin verursacht eine Disharmonie der Körpersäfte entweder äußeren sichtbaren oder inneren unsichtbaren Schleim

Postnatales oder normales Qi Jing Qi oder Jing, das aus der

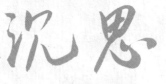
SCHWERMUT

Luft oder der Nahrung gebildet wird

Pränatales oder auch vorgeburtliches, angeborenes, Ursprungs-Qi oder Jing Qi oder Jing, das wir von unseren Eltern erben

Psoriasis Hautkrankheit mit trockener, häufig sehr stark juckender Haut

Psychotisch An einer ernsthaften Geistesstörung leidend

QI

Qi Gong (Qi Kung) Wörtlich übersetzt bedeutet es „Energiepflege". Bewegte und statische Übungen, die für diesen Zweck entwickelt wurden

Qi Ni „Rebellierendes Qi", Qi bewegt sich in die „falsche" Richtung

Qi Xian „Sinkendes Qi"; Qi sinkt nach unten, wenn es zu schwach ist, seine Funktion auszuüben

Qi Xu Qi-Mangel

Qi Zhi Stagnierendes Qi, träge ohne Bewegung

Qi/Chi Chinesische Bezeichnung für die kosmische Lebenskraft oder Lebensenergie, die Basis allen Lebens ist. Sie durchdringt den ganzen Körper und sammelt sich in den Meridianen

Qihai „Meer des Qi" im unteren Dan Tien. Akupunkturpunkt KG 6

Quchi Akupunkturpunkt Dickdarm 11. Wörtlich übersetzt „gekrümmter Teich"

Radial Auf der Seite (Speiche) am Unterarm

Ren Mo Das Dienergefäß, einer der acht Sondermeridiane

Ren Shen Ginsengwurzel

Samen-Palast Die männliche Quelle sexueller Energie im unteren Dan Tien

San Jiao Dreifacher Erwärmer. Funktionsorgan im Zangfu-System

Schröpfen Behandlungstechnik, die Qi und Blut zur Oberfläche zieht. Wird durch Unterdruck in

einem Glas oder einer Bambustasse ausgeführt
Shao Yang Der Dreifache Erwärmer und der Gallenblasenmeridian
Shao Yin Herz- und Lungenmeridian
Shen Wichtiger Aspekt von Geist oder Seele in der chinesischen Medizin
Shen Zyklus Zyklus der gegenseitigen Unterstützung im Fünf Elemente-System
Shiatsu Eine Therapieform, die sich aus der Akupunktur entwickelt hat. Dabei wird mit Finger, Daumen oder Handfläche Druck auf mehr als 600 Akupunkturpunkte ausgeübt; vom japanischen Ausdruck „*shiatsu*", was „Fingerdruck" bedeutet
Stuhl Fäkalien
Suan Sauer; Geschmacksbeschreibung von chinesischen Heilkräutern
Sud, Aufguß Heilkräuterzubereitung, bei der das Pflanzenmaterial (meist hart oder holzig) in Wasser aufgekocht wird, um ein Konzentrat zu erhalten
Tae Mo „Gürtelgefäß", einer der acht Sondermeridiane
Tai Chi Wörtlich übersetzt „Höchste Vollkommenheit". Gewöhnlich bezieht es sich auf Bewegungen der Kampfkunst, daher sollte es korrekterweise „Tai Chi Chuan" („Höchste, vollendete Faust" oder „Kunst des Boxens") heißen
Tai Yang Dünndarm- und Blasenmeridian
Tai Yin Lungen- und Milzmeridian

Tinktur Heilkräuterheilrezeptur, in Alkohol gelöst
Tinnitus Geräusche (Klingeln) in den Ohren, die aus unerfindlichen Gründen auftreten
Tonisieren Vorgang in der chinesischen Medizin, bei dem Blut und Qi gestärkt und gefördert werden
Tou Mo „Lenkergefäß"; einer der acht Sondermeridiane
Toxisch Für den Körper giftig
Trigramm Inschrift mit drei Buchstaben oder Zeichen aus drei Linien

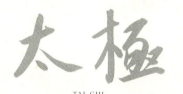
TAI CHI

Tumor Anomales Zellenwachstum im Körper
Verstopfung Zustand, in dem die Darmentleerung unregelmäßig und schwierig ist
Vier Stadien-Modell Diagnosesystem der chinesischen Medizin
Wei Qi „Beschützendes Qi", schützt den Körper vor eindringenden krankmachenden Einflüssen. Dieses Qi fließt direkt unter der Haut
Xian Salzig; Geschmacksbeschreibung von chinesischen Heilkräutern
Xin Scharf; Geschmacksbeschreibung von chinesischen Heilkräutern
Xu Mangel; eine weitverbreitete (bekannte) Disharmonie in der chinesischen Medizin
Xue Chinesische Bezeichnung für „Blut"

Yang Ein Teil der komplementären Polarität in der chinesischen Medizin – der dynamischere, aktivere, wärmendere Aspekt, siehe auch „Yin"
Yang Ming Dickdarm- und Magenmeridian
Yin Der passivere, ruhigere und nachdenklichere Aspekt; siehe auch Yang
Ying Qi Nahrungs-Qi, das den Körper ernährt
Yuan Qi Ursprungs-Qi – siehe auch „vorgeburtliches Qi/Jing"; Qi, das wir von unseren Eltern erben
Zang Die speichernden Yin-Organe im Körper
Zangfu Mit dieser Bezeichnung werden in der chinesischen Medizin alle Yin- und Yang-Organe im Körper zusammengefaßt (die sich sehr von dem Begriff „Organ" in der westlichen Medizin unterscheiden)
Zangfu Zhi Qi Qi, das die Körperorgane ernährt
Zheng Qi Normales Qi; Qi, das durch Meridiane und Körperorgane zirkuliert
Zong Qi „Das Meer von Qi", das sich im Brustkorb aus Gu Qi und Zong Qi ansammelt

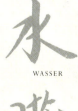
WASSER

ZANG

STICHWORTVERZEICHNIS

Abwehr-Qi (Wei Qi) 32–33, 52, 60, 199, 253
Acht Grundmuster 101–106, 139, 168, 250
Acht Trigramme 224–226
Aconitum 143
Adressen 246–247
AIDS 133, 240
Akupressur 149–161, 250
Akupunktur 131–138
　Definition 250
　Geschichte 14
　Punkte 48–49, 250
　Vorbeugende Maßnahmen 129
Alkohol 96, 222
Altern 117
Analgetikum 250
Angeborenes Jing (Xian Tian Zhi Jing) 36
Angina pectoris 11, 250
Angst 69, 73, 75
Arbeit 81
Ärger 73, 74
Arthritis 78, 241, 250
Ashi-Punkte 97, 131, 250
Asthma 68, 250
Atmung 92, 215
Augen 66, 93
Ausgleichende Technik 136, 150
Äußere, das 250
Außergewöhnliches Fu 57–58, 71, 250
Äußerlich 100
　/Kälte 102
　/Hitze 102, 104

Ba Dua Jin 196
Ba Gua 227, 232–233
Ba Zhen Wan 172–173
Bauchraum 93, 250
Befragen 92–95, 139
Behandlungsgrundsätze 126–127
Beifuß (Artemisia vulgaris) 142
Berg, der 225–226, 232
Betasten (Palpation) 97
Betasten 97–100, 139
Betrachten 89–91, 138–139
Bewegung 89
　der Heilkräuter 165

Bingfeng 156–157
Blase 58
　Akupressur 152
　Leitbahn 46, 50–51
　Kälte 94
　Funktionen 71
　Hitze 94
　Nieren 94
Blut 38–41
　Schröpfen 145
　Mangel 40
　Haarqualität 89
　Herz 62
　Hitze 40
　Nieren 68
　Lebereinfluß 66
　Mark 38
　Bezug zu Qi 40
　Shen 39
　Schlafstörungen 95
　Milzeinfluß 64
　stagnierendes 40, 111
　Zusammenfassung 45
　Gefäße 58
Bodhiddharma 206
Bronchitis 237, 250
Brust 93
Büro 230–231

Chakra 35, 250
Chan Ti 166
Chang San Feng 206
chinesische Mispel, Hustenmittel 173
Chong Mo 250
Chronisch 6, 250

Da Huang 165
Da Zao 165
Daheim 229–230
Dan Tien 54, 195, 214, 250
Dang Shen 181
Daoismus 10, 12, 26, 250
Dauernadeln 135
Dayan Qi Gong 14, 250
Depression 147–148
Deqi 136, 140, 250
Der innere Klassiker 15
Diagnose, Gespräch 138–140
Diagnoseverfahren 89–100
Diagnoseverlauf 250

Diagnostische Grundsätze 128
Diät 82, 96, 113, 118–119, 218–221
Dickdarm 46, 50–51, 58, 71
Die Acht Brokate 196–203
Die Sechs Übel 76
Die wertvollen Pillen der Frauen 172–173
Dienergefäß (Ren Mo), 46, 53, 252
Direkte Moxibustion 143
Disharmonie 73–83, 101–105, 250
Donner 224–226, 232
Drei Schätze 250
Dreifacher Erwärmer, siehe San Jiao
Drogen 96, 223
Du Huo Ji Sheng Tang 169–170
Dubi 158
Dünndarm 46, 50–51, 58, 70–71
Durchfall 52, 64, 77, 94, 250
Disfunktion 250

Eingeweide 94
Ekzem 133, 239, 250
Elektroakupunktur 141
Elixiere 180–181
Ellbogenschmerzen 156
Emotionen
　Disharmonie 73, 96
　Niereneinfluß 69
　Leberwirkung 66
Energiefelder 34
Energiekörper 34, 250
Energiemuster 95
Energien 164
Entwicklung 37, 68
Epigastrium 93, 250
Epilepsie 250
Er Chen Wan 173
Erde 26–27, 225–226, 232
Essenz, siehe Jing

Feng Shui 128–211, 224–233, 250
Fertigpräparate 172–173

Feuchtigkeit 78, 94, 250
Feuer 26–27, 79, 224–226
Fieber 23
Fingernägel, Lebereinfluß 66
Fortpflanzung 37, 68
Freude
　Disharmonie 73–74
　Herzeinfluß 63, 74
　Herzbeuteleinfluß (KS) 63
Frühling, Wind Disharmonie 76
Fu 70–71, 250
　Fu Organe 50–51, 58, 118–119
Fu Ling 164
Fu Zi 143, 166
Fünf Donner Finger 208–209
Fünf Elemente 26–30, 101, 136, 204, 251
Fünf Geschmacksrichtungen 164–165, 220
Fünf Yin– Farbmeditation 217
Furcht 73, 75

Gallenblase 58, 71
　Die Acht Brokate 202
　Leitbahn 46, 50–51
　Funktion 70
　Wirkung auf Hypochondrium 93
Gan (süß) 251
Gehirn 58, 71
Gekochte Nahrung 219
Geschichte 14–15
Geschmack 64, 164
Gesichtsfarbe, Herzeinfluß 62
Gespreizte Klaue 208–209
Getränke 94
Gewöhnlicher Schnupfen 76
Giftig 166, 253
Ginseng 164, 180–181
Gu Qi (Nahrungs–Qi) 32, 38, 251
Gui Pi Wan 173
Gynäkologische Symptome 96

Haar
　Zustand 89
　Niereneinfluß 69, 89
　Lungeneinfluß 61
Hals 93
Handgelenkschmerzen 155
Handschmerzen 155
Haut
　Aussehen 90
　Hitzeeinfluß 62
　Lungeneinfluß 61
　Temperatur 97
Hegu 55, 153, 251
Heilen, Qi Gong 208–209
Heilkräuter in Pulverform 171
Heilkräuterkunde 129, 163–187
Herz 58–59, 62–63
　Blut 62
　Die Acht Brokate 197, 200
　Leitbahn 46, 50–51
　Gesichtsfarbe 62
　Augen 93
　Freude 63, 74
　Wirkungen auf Nase, Hals und Brust 93
　Muster 110–111
Herzbeuteleinfluß (KS) 63
　Qi 62
　Shen 62
　Haut 62
　Schlafstörungen 95
　Schweiß 62, 95
　Zunge 62
　Yang 111
Herzbeutel (KS) 46, 50–51, 54, 58, 63
Himmel 224–226, 232
Hitze 100
　Wirkung auf Blase 94
　im Blut 40
　Körpersäfte 79
　Fallstudien 119, 148
　Mangel 105
　Disharmonie 79
　Trinkmuster 94
　Übermaß 105
　Äußerlich 102, 104
　Leber 79
　Geruch 92
　Sommer 79–80
　Behandlung 127

254

Stimme 92
Yin/Yang 22,
104–105,
Hitzemangel 105
HIV 133, 240
Holismus 12, 251
Holz 26–29
Homöostase 251
Hören 92, 139
Houxi 155
Hua 164
Huan Tiao 159
Huang Di Nei Jing 6
Hypochondrium 93,
251
Hypothermie/Unter-
kühlung 251

I Ching/I Ging 224
Indirekte Moxibustion
143–144
Ingwer 143
Innerlich 100
Ischias 159, 251

Jiangjing 157
Jianlao 156
Jianyu 156
Jin Ye 42–43, 251
Jing 36–37, 251
Nieren 36, 68, 83
Qi 38
Zusammenfassung 45
Jing Luo Zhi Qi
(Leitbahnen Qi) 32,
251

Kälte 100
Wirkung auf Blase 94
Schröpfen 145
Mangel 105
Trinkmuster 94
Übermaß 102, 104
Übungen 102
Leber 77
Geruch 92
Milz 77
Magen 77
Behandlung 127
Stimme 92
Wind 76–77
Winter 77
Yin/Yang 22,
104–105

Kaptschuk, Ted 31
Kinder 137
Kirlian-Photographie 41
Kleidung, Qi Gong 192
Klimatische
Ursachen 96
Knieschmerzen 158
Knoblauch 143
Knöchelschmerzen 159
Knochen 58, 68
Ko Zyklus 26, 28, 251
Konstitution 37, 81
Kontraindikationen
132–133, 167, 251
Kopf 93
Kopfschmerzen 153
Körperfeuchtigkeit 97
Körpersäfte
Trockenheit 80
Feuer/Hitze 79
Lungen 60–61
Zusammenfassung 45
Körpertemperatur 97
Kosmologische
Sequenz 29
Krampfadern 64, 251
Ku (bitter) 251
Kunlun 159

Laogong Punkt 54–55,
251
Lebensweise 81, 96,
129, 211–234
Leber 58–59
Ärger 74
Die Acht Brokate
198, 201
Leitbahn 46, 50–1
Kälte 77
Wirkung auf Ohren
92
Wirkung auf Augen
93
Feuer/Hitze 79
Funktionen 66–67
Wirkung auf
Hypochondrium 93
Muster 114–115
Qi 121
Schlafstörungen 95
Windeinfluß 76
Yin/Yang 22
Leere Hitze/Feuer 79,
105, 251
Leitbahnen 47, 52–53,
132, 165, 251

Lethargie 251
Leukorrhoe 96, 251
Lippen,
Milzeinfluß 64
Lunge 58–59
Die Acht Brokate
196, 201
Leitbahn 46, 50–51
Schröpfen 145
Feuer/Hitze 79
Funktion 60–61
Haar 89
Wirkung auf Nase,
Hals und Brust 93
Muster 108–109
Qi 61
Traurigkeit/
Kummer 74
Wind 76

Mag Xiao 164
Magen 58
Eingeweide 94
Die Acht Brokate 197
Leitbahn 46, 50–51
Kälte 77
Verdauung 94
Epigastrium 93
Feuer 79
Funktion 70
Muster 118–119
Schwitzen 95
Yin 22
Mangel 100, 109 113,
121, 126
Mangelzustand 251
Mark 58
Blutbildung 38
Definition 251
Jing Funktion 37
Niereneinfluß 68
Massage, Akupressur
149–161
Materia medica 163,
166, 251
Meditation 214–217,
252
Meer des Marks 252
Meer des Qi (Qihai) 54,
195, 215, 252
Meer des Qi (Zong Qi)
32, 60, 62, 253
Menstruation 66, 96,
114, 150
Meridiane 35, 46–47,
50–56, 137, 252

Meridiansystem 47–49
Metall 26–29
Milz 58–59
Akupunktur 129
Blut 64
Die Acht Brokate
197, 203
Leitbahn 46,
50–51
Kälte 77
Feuchtigkeit 78
Ernährung 82
Verdauung 94
Epigastrium 93
Funktion 64–5
Lippen 64
Muster 112–113
Schwermut 75
Qi 52, 64, 121
Schlafstörung 95
Geschmack 64
Denken 64–65
Mineralien in der
Heilkräuterkunde
166
Mingmen-Feuer 68,
117, 252
Modalitäten 125, 252
Morphologie 252
Moxa, Moxibustion
141, 142–144, 252
Mucus 252
Muskeln,
Milzeinfluß 64
Mutter und Sohn
Zyklus 28
Myokardinfarkt 252

Nacken
Schmerzen 157
Shen Tao-Technik
160–161
Nadeln 134–137
Nadelschock 141
Nadis 35, 252
Nahrungsumwandlung
38
Nahrungs–Qi (Ying Qi)
32, 253
Nase 93
Lungeneinfluß 61
Nebenwirkung
Akupunktur 141
Nei Dan 191
Neiguan 154
Neijing 125

Nieren 58–59
Blaseneinfluß 94
Blut 68
Knochen 68
Die Acht Brokate
197, 198–199, 202
Leitbahn 46, 50–51
Wirkung auf Ohren
69, 92
Emotionen 69
Furcht 75
Funktionen 68–69
Haar 69, 89
Jing 36, 68, 83
Verbindung zur
Lunge 61
Mark 68
Muster 116–117
Qi 37, 68, 82
Schlafstörungen 95
Wasser 68
Normales Qi (Zheng
Qi) 32, 253

Ödem 61, 64, 252
Ohr–,
–akupunktur 135,
141
Niereneinfluß
69, 92
Organ–Qi (Zangfu Zhi
Qi) 32

Pädiatrie, Definition
252
Palpitation 252
Parkinsonsche
Krankheit 76, 252
Pathogen, Definition
252
Pflaumenblüten-
hämmerchen 135
Physische Erscheinung
89–90
Pillen 172
Postnatales Qi/
Jing 252
Prämenstruelle
Verspannungen
114–115
Prana 34
Psoriasis 133, 177–178,
252
Psychotisch 252
Pulse 98–99

中藥

CHINESISCHE MEDIZIN

Qi 31–35
  Akupressur 150–151
  Akupunktur 140
  Bezug zum Blut 40
  Leitbahnen 47–48
  Schröpfen 145–148
  Definition 252
  Deqi 136
  Energie 35
  Herz 62
  Nieren 37, 68, 82
  Leber 114–115, 121
  Lunge 60–61, 108–109
  Räume 230
  Milz 52, 64, 121
  Magen 70
  Zusammenfassung 45
Qi Gong 128, 189–191, 212
  Definition 252
  Heilen mit 208–209
  Meditation 214
  Vorbeugende Maßnahmen 129
  Qi-Fluß 54–55
Qi Ni (Rebellierendes Qi) 33, 252
Qi Xian (Sinkendes Qi) 33, 252
Qi Xu (Qi-Mangel) 33, 252
Qi Zhi (Stagnierendes Qi) 33, 252
Qihai („Meer des Qi") 54, 195, 215, 252
Qi-Fluß
  Meridiane 51
  Übungen dazu 54–55
  Lebereinfluß 66
  Meditation 216
Quchi 55, 156, 252

Radial 252
Rauchen 96, 222
Räume, Qi 230
Reiseübelkeit 154
Ren Mo (Dienergefäß) 46, 53 252
Ren Shen 164, 180–181, 252
Rhinozerushorn 179
Riechen 92, 139
Rohe Heilkräuter 171
Rohes Essen 219
Rückenschmerzen 157
Ruhender Pol 194–195
Rumpf 93

Salz 14
Samen-Palast 252
San Jiao (Dreifacher Erwärmer) 58, 116, 252
Schamanistische Kultur 14
Schlaf 95
Schlaflosigkeit 95, 251
Schleim 78, 111, 252
Schmerzen 155–159
Schröpfen 141, 145, 252
Schröpfmassage 145
Schulterschmerzen 156
Schwangerschaft 132, 141, 150
Schweiß 61–62, 95, 97, 164
Schwermut 73, 75
Schwindel 154
Sedierungstechnik 151
Sedierungstechniken 150
See 224–226, 232
Sehnen, Lebereinfluß 64–65
Selbsterkenntnis 84–85, 106
Selbsthilfe Akupressur 150–161
Selbsthilfe-Anleitung 192–205
Sexuelle Aktivität 83
Sexuelle Energie 223
Shang Han Lun 6
Shao Yang 253
Shao Yin 253
Shen
  Wirkung auf Blut 39
  Definition 253
  Wirkung auf Herz 62
  Shen Shu 157, 159
Shen Tao-Technik 160–161
Shen Zyklus 26, 28, 253
Sheng Di Huang 164
Shiatsu 149, 253
Shu Punkte 152
Si Wu Tang 178
Sicherheit, Akupunktur 138
Sieben Emotionen 73, 96
Sinkendes Qi (Qi Xian) 33, 252
Sommer
  Bezug zu Feuchtigkeit 78
  Bezug zu Hitze/ Feuer 79–80

Soziales Verhalten 222
Sport 82, 212–213
Stagnierendes Blut (Xue Yu) 40
Stagnierendes Qi (Qi Zhi) 33, 525
Stichtechniken 136–137
Stimme 92
Streß 66, 111, 238
Studenten 112–113
Stuhl 253
Suan (sauer) 253
Sucht 223
Sud 171, 174, 253
Sun Si Miao 6, 218

Tai Chi Chuan 128–129, 189, 206–207, 212, 225, 232, 253
Tai Chi Qi Gong Übung 204–205
Tai Yang 48, 253
Tai Yin 253
Taixi 159
Taoismus siehe Daoismus
TCM (Trad. Chin. Medizin) 136
Temperatur 97
Therapeuten
  Akupressur 149
  Akupunktur 146
  Heilkräuterkunde 176
  Qi Gong 191
Tierische Bestandteile 166, 179
Tiger-Balsam 179
Tigerknochen 179
Tinkturen 172, 175, 253
Tinnitus 92, 253
Tischplazierungen 231
Tonisierungs-Technik 136, 151
Tou Mo (Lenkergefäß) 53, 253
Trauer
  Disharmonie 73–74
  Lungeneinfluß 61
Traurigkeit 73–74
Trigramme 224–226, 253
Trockenheit 80
Tui Na-Therapie 149
Tumor 253

Übermaß
  Fallstudien 115, 119, 121

Kälte 102, 104
  Definition 251
  Hitze 105
  Behandlung 126
Unfälle 83
Unterer Jiao (Unterer Erwärmer) 68
Urin 94
Ursprungs–Qi (Yuan Qi) 32, 38, 253
Uterus 58

Vegetarische Ernährung 219
Verbindungsbahnen 53
Verdauung 94
Verletzungen 82–83, 213
Verstopfung 164–165, 253
Vier Energien 164–165, 220
Vorbeugung 129
Vorsichtsmaßnahmen 150

Wachstumsstörungen 37
Waiguan 156
Wasser
  Ba Gua 232
  Feng Shui 225–226
  Fünf Elemente 26–29
  Niereneinfluß 68
Wechseljahre 105
Wei Dan 191
Wei Qi (Abwehr-Qi)) 32–33, 52, 60, 199, 253
Wei Zhong 158
Wille 214, 216
Wind 76, 145, 225–226, 232
Winter, Kälte 77
Wu Chi-Stellung 194, 215–216, 225
Wu Wei Zi 164

Xian 253
Xin 253
Xixan 158
Xu 253
Xue 253
Xue Xu (Blutmangel) 40
Xue Yu (Stagnierendes Blut) 40

Yang 21–25, 100
  Kälte/Hitze 104–105
  Definition 253
  Fünf Elemente 26–27
  Wirkung auf Kopf 93
  Herz 111
  Organe (Fu) 50–51, 58, 118–119
  Qi 155
  Schwitzen 95
Yang Gu 155
Yang Ming 153
Yangxi 155
Yi Jing 224
Yin 21–25, 100
  Kälte/Hitze 104–105
  Definition 253
  Fünf Elemente 26–27
  Organe (Zang) 50–51, 58–69, 107–117, 253
  Schwitzen 95
Yin Ling Quan 158
Ying Qi (Nahrungs–Qi) 32, 253
Yintang Punkt 153
Yuan Qi (Ursprungs–Qi) 32, 38, 253
Yunnan Pai Yao 173

Zang (Yin Organe) 50–51, 58–69, 107–117, 253
Zangfu 57–69
  Definition 253
  Fünf Yin Farbmeditation 217
  Heilkräuter 165
  Muster 107–119
Zangfu-Disharmonie, Akupunktur 132
Zangfu Zhi 253
Zangfu Zhi Qi (Organ–Qi) 32
Zaubergetränke 181
Zero-Balancing 149
Zheng Qi (Normales Qi) 32, 253
Zhi Ke Chuan Bei Pi Pa Lu 173
Zhongwan 154
Zong Qi 32, 253
Zong Qi, siehe „Meer des Qi"
Zunge 62, 90–91